"十四五"职业教育国家规划教材

供中职药剂、制药技术、中药制药、药品食品检验及相关专业使用

药物分析基础

（第三版）

主　编　王艳秋

副主编　田　洋　李森浩

编　者　（按姓氏汉语拼音排序）

蒋文婧　石河子卫生学校

黎冬玲　梧州市卫生学校

李森浩　南阳医学高等专科学校

田　洋　本溪市化学工业学校

王艳秋　沈阳市中医药学校

肖　东　四川省宜宾卫生学校

颜舒柳　湛江中医学校

杨　敬　沈阳市中医药学校

杨芸芸　晋中市卫生学校

科学出版社

北　京

内 容 简 介

药物分析基础是药剂专业的专业基础课程之一。全书分 2 篇，共计 14 章，主要阐述了药品的质量标准和药典，及药物的鉴别、检查、含量测定等分析方法，介绍了常用药物的结构特点、理化性质与质量分析方法，培养学生运用理论知识解决药物分析工作中常见问题的能力。全书在各章节中穿插了链接、案例等内容，增加了教材的实用性、趣味性，章后配有自测题，明确了教学重点内容。本书在科学出版社"中科云教育"平台配有数字课程，提供教学课件等数字化资源，便于学生自学，帮助学生提高学习效率。

本教材可供药剂、制药技术、中药制药、药品食品检验及相关专业使用。

图书在版编目（CIP）数据

药物分析基础 / 王艳秋主编. —3 版. —北京：科学出版社，2021.1
"十四五"职业教育国家规划教材
ISBN 978-7-03-066813-4

Ⅰ. 药… Ⅱ. 王… Ⅲ. 药物分析–中等专业学校–教材 Ⅳ. R917

中国版本图书馆 CIP 数据核字（2020）第 221695 号

责任编辑：邱 波 谷雨擎 / 责任校对：杨 赛
责任印制：赵 博 / 封面设计：蓝正设计

科 学 出 版 社 出版
北京东黄城根北街 16 号
邮政编码：100717
http://www.sciencep.com

保定市中画美凯印刷有限公司印刷
科学出版社发行 各地新华书店经销
*

2010 年 7 月第 一 版 开本：850×1168 1/16
2021 年 1 月第 三 版 印张：12 3/4
2025 年 2 月第二十次印刷 字数：380 000
定价：45.00 元
（如有印装质量问题，我社负责调换）

前　言

党的二十大报告指出"人民健康是民族昌盛和国家强盛的重要标志。把保障人民健康放在优先发展的战略位置，完善人民健康促进政策。"贯彻落实党的二十大决策部署，积极推动健康事业发展，离不开人才队伍建设。教材是教学内容的重要载体，是教学的重要依据、培养人才的重要保障。本次教材修订旨在贯彻党的二十大报告精神，坚持为党育人、为国育才。

药物分析基础是药剂专业的一门专业基础课程，其任务是培养学生，使其具有高度的药品质量意识和相应的基本技能，能够胜任药品生产、供应、使用和监督管理过程中的分析检验工作，并能解决药品的质量问题。

本书在编写过程中坚持"以就业为导向、以岗位需求为标准"的理念，以"必需、够用"为原则，符合我国中等卫生职业教育的生源特点和就业需求，强化技能培训，紧密联系实际需要和执业药师资格考试的要求，书中所列药物及检验方法与《中国药典》（2020 年版）一致，使本书更具先进性、科学性和适用性。

本书共 14 章，分为总论和各论两篇，在总论中重点介绍了药物的通用分析方法，如药物的鉴别、杂质检查、含量测定；并阐述了药物分析中的基本要求；简单介绍了国内外药典和质量标准的内容；并把药物制剂分析的部分放在前面讲述，利于各论的学习。各论里重点介绍具有代表性的药物及其制剂的质量分析方法，是对总论内容的具体应用，是以药物结构导出其理化性质，由理化性质引出分析方法，强调对药物结构与分析方法的关系的理解。本书内容以掌握原理为主，以引导学生思路为目的，强调培养学生分析问题和解决问题的能力，以更好地培养学生的实践能力和创新能力。在实训指导部分，根据实际工作岗位的特点，介绍了具有代表性的药物及其常用的质量分析方法，使学生进一步熟悉药物的检验操作，力求与实际接轨。

本书在编写过程中参考了其他有关药物分析的书籍，限于编者水平，书中可能存在疏漏之处，恳请使用本书的师生批评指正。

编　者

2022 年 11 月

配 套 资 源

欢迎登录"中科云教育"平台，**免费**数字化课程等你来！

本系列教材配有图片、视频、音频、动画、题库、PPT 课件等数字化资源，持续更新，欢迎选用！

"中科云教育"平台数字化课程登录路径

电脑端
▶ 第一步：打开网址 http://www.coursegate.cn/short/7O4CP.action
▶ 第二步：注册、登录
▶ 第三步：点击上方导航栏"课程"，在右侧搜索栏搜索对应课程，开始学习

手机端
▶ 第一步：打开微信"扫一扫"，扫描下方二维码

▶ 第二步：注册、登录
▶ 第三步：用微信扫描上方二维码，进入课程，开始学习

PPT课件，请在数字化课程中各章节里下载！

目　录

第1篇　总　　论

第2篇　各　　论

第 1 篇

总　　论

第1章

药物分析概述

药物分析基础，对药学专业来说，是一门核心课程，需要学生在学习相关专业基础课的前提下学习。药物分析是一门应用科学，是保证产品质量的必要手段。全面控制药品的质量，保证人民群众使用高质量、安全、有效和稳定的药品，是药学工作者义不容辞的责任。

第1节　药物分析的性质与任务

一、药物分析的性质

药品是指用于预防、治疗、诊断人的疾病，有目的地调节人的生理功能并规定有适应证或者功能主治、用法和用量的物质，包括中药、化学药和生物制品等，是一种关系到人的健康和生命安全的特殊商品。随着人们医疗保健意识不断地提高，人们对药品的质量要求也越来越高。

药品质量的内涵包括药品的真伪、纯度等，最终体现在有效性、安全性、稳定性和均一性方面。

（1）有效性：是指药物在规定的用法用量下，对规定的适应证有预防、诊断和治疗的性能；

（2）安全性：是指药物在规定的用法用量下用于适应证时，对用药患者生命安全的影响程度；

（3）稳定性：是指药物在规定的条件下保持有效性和安全性的能力；

（4）均一性：是指每个单位产品都符合有效性和安全性的要求。

药物分析是一门研究药品全面质量控制的方法学科，即研究检测药物的性状、鉴定药物的化学组成、检查药物的杂质限量以及测定药物组分含量的原理和方法。药物分析所采用的方法主要有化学分析法、仪器分析法、生物化学法，也涉及物理常数测定法。

二、药物分析的任务

药物分析研究的对象是药物，包括化学结构已经明确的天然药物和合成药物及其制剂；也包括合成药物的原料、中间体和副产品，以及药物的降解产物与体内代谢产物等。药物分析的主要任务是根据药品质量标准及《药品生产质量管理规范》（GMP）中有关规定，全面控制药品生产质量，保证药品的安全性和有效性。

1. **对药品质量进行检验分析**　《中华人民共和国药品管理法》规定："药品应当符合国家药品标准。"为确保药品的质量，应严格按照国家规定的药品标准，对药品进行分析检验，做出是否合格的判断。因此，不仅国家设有专门负责药品检验的法定机构，如中国食品药品检定研究院，省、市（县）各级药品检验机构等，药厂、医药公司、医院等机构也设有质量检验部门等，对药品质量严格把关。

2. **对药品生产全过程进行质量控制**　药品的质量是生产出来的，不是检验出来的。这也是药厂实施《药品生产质量管理规范》的实质。为全面控制药品质量，必须对药品的生产全过程进行质量控制，即药品从原料药到中间产品、成品生产全过程的质量分析（包括药品包装材料），不断地改进生产工艺，提高药品的质量和科学管理水平，为临床提供优质的药品。

3. **对药品的储存过程进行监督与控制**　药物分析部门应与药品供应部门密切协作，对药品储存过程的质量进行观察、检测与养护，以便采取科学、合理的储藏条件和管理方法，确保药品质量。

4. 积极开展临床药物分析 药品质量的优劣和临床用药是否合理，直接影响临床疗效。为了保证临床合理用药，应积极开展临床药物分析工作，掌握药物在体内吸收、分布、代谢和排泄的规律。通过监测血药浓度，研究药物本身或药物代谢产物产生毒性的可能性、潜在药物的相互作用、治疗方案的不妥之处，以及评估患者对药物依从性等方面，有利于更好地指导临床用药，减少毒副作用。

三、药物分析课程的学习方法和要求

药物分析是一门研究药物及其制剂的组成、理化性质、真伪鉴别、纯度检查及其有效成分含量测定等的一门方法学科，具有很强的实践性。这就要求我们在药物分析的学习过程中，掌握科学的学习方法。

学习主线：药物结构→理化性质→分析方法。掌握常用的鉴别、检查和含量测定的基本原理与方法，充分理解药物的化学结构、理化性质、存在状况与分析方法之间的关系，综合运用所学知识，解决药品质量问题。要完成本门课程的学习，必须掌握药物分析的"三基"，即：

1. 基本理论 是指药品质量分析方法所依据的有关理论、化学反应的原理及基本规律。

2. 基本知识 是指各类药物的通性、典型药物的特性、一般鉴别试验、杂质检查、制剂分析的特点与基本分析方法、限量、定量计算方法等。这些基本知识具有应用上的广泛性，有"举一反三""触类旁通"之效。

3. 基本操作 是指各类仪器的洗涤、维护、合理选择和正确使用；药物的定性分析技术；杂质检查方法；容量分析中称量、滴定、定量转移、稀释等技术；仪器分析的光谱法、色谱法等分析技术的基本操作。这些基本操作的熟练程度和是否规范直接关系到分析结果的准确性，关系到对被检测药品合格与否的判断，同时也关系到对存在问题的分析与解决方法。

以上三者是相辅相成的，在学习过程中应围绕药物的质量评价问题，抓住"药物结构、理化性质与分析方法"的关系这一条主线。重视实验基本技能的训练，加强理论与实际的联系，融会贯通，找出规律，不断总结，不断提高。

四、药物分析的新进展

由于分析化学、电磁学、色谱学、光谱学等技术的发展，药品质量标准要求的提高，药物分析不断向微量、灵敏、专属、简易、快速和自动化方向发展。

光谱法中的红外、核磁共振、质谱法等测试方法具有高分辨率和专属性，由于所需样品较多及定量方法尚未成熟等多种原因，主要用于药物的定性分析。

药物色谱分析、光谱分析及两谱联用技术是药物分析领域中最主要、最基本的研究手段和方法，发展迅速，如毛细管气相色谱分析法、毛细管电泳分析法、离子色谱分析技术、手性药物的液相色谱分析法、胶束色谱分析法等。两谱联用技术使各种分离手段与灵敏检测技术相结合，提高了检验方法的效能，如气质联用仪、液质联用仪等。

药物的定量分析，是将电子计算机技术、应用数学和经典药物分析在新的层次上的"综合"，是药物分析学科的一个新分支，为药物分析领域开辟了新天地，并向有关数据库的建立、智能模拟和专家系统方向发展。

五、药品的全面质量控制

药品的质量直接关系到用药者的健康与生命。只有质量合格的药品才能供临床应用，不合格的药品一律不得使用。因此药学和医务工作者必须牢固树立药品质量第一的观念。

（一）药品质量管理规范术语

为确保药品的质量能符合药用要求，应对药品的各个环节加强管理，即药品的全面质量控制，包含四个环节：研制→生产→销售→使用。我国对药品质量控制的全过程制订了以下规范。

1.《**药品非临床研究质量管理规范**》（GLP） 非临床研究是指为了评价药品安全性，在实验室条件下，用实验系统进行的各种毒性试验（包括单次给药的毒性试验，生殖毒性试验，致突变、致癌试验）、各种刺激性试验、依赖性试验及与评价药品安全有关的其他毒性试验。实验系统指用于毒性试验的动物、植物、微生物和细胞等。

GLP 正是为提高药品非临床研究的质量，确保实验资料的真实性、完整性和可靠性，保障人民用药安全，根据《中华人民共和国药品管理法》制定的，适用于为申请药品注册而进行的非临床研究。从事非临床研究的机构必须遵循本规范。

2.《**药品生产质量管理规范**》（GMP） GMP 是药品生产和质量管理的基本准则。适用于药品制剂生产的全过程、原料药生产中影响成品质量的关键工序。其中列有"质量管理"专章，GMP 明确规定药品生产企业的质量管理部门应负责药品生产全过程的质量控制和检验的职责。实施 GMP 的目的就是要求对药品生产的全过程进行质量控制和质量跟踪。只有严格按照 GMP 的要求进行管理，才能生产出合格的药品。而检验只是对药品质量的验证。

3.《**药品经营质量管理规范**》（GSP） 为加强药品经营质量管理，依据《中华人民共和国药品管理法》等有关法律、法规，制定本规范。主要内容包括医药商品采购、储存、销售、运输等环节，为确保药品质量所必备的人员资格及职责、硬件设施设备、质量管理程序和制度及文件管理系统等。

4.《**药品临床试验管理规范**》（GCP） 为保证药品临床试验过程规范，结果科学可靠，保护受试者的权益和安全，根据《中华人民共和国药品管理法》，参照国际公认原则而制定。GCP 是临床试验全过程的标准规定，包括方案设计、组织实施、监察、稽查、记录、分析总结和报告。凡进行各期临床试验、人体生物利用度或生物等效性试验，均须按本规范执行。

GLP、GMP、GSP、GCP 四个科学管理规范的执行，加强了药品的研制、生产、经营和使用等环节的管理，全面控制药品质量，有利于加速我国医药产业的发展，提高药业的国际竞争力。

（二）《**药品管理法**》中假药和劣药的规定

《中华人民共和国药品管理法》中规定了假药和劣药的范畴。

有下列情形之一的药品，为假药：

1. 药品所含成分与国家药品标准规定的成分不符；

2. 以非药品冒充药品或者以他种药品冒充此种药品；

3. 变质的药品；

4. 药品所标明的适应证或者功能主治超出规定范围。

有下列情形之一的药品，为劣药：

1. 药品成份的含量不符合国家药品标准；

2. 被污染的药品；

3. 未标明或者更改有效期的药品；

4. 未注明或者更改产品批号的药品；

5. 超过有效期的药品；

6. 擅自添加防腐剂、辅料的药品；

7. 其他不符合药品标准的药品；

禁止未取得药品批准证明文件生产、进口药品；禁止使用未按照规定审评、审批的原料药、包装材料和容器生产药品。

第 2 节　药品的质量标准

一、药品质量标准的定义

由于药品生产厂家的生产工艺、技术水平及设备条件的差异，储运与保存条件不同，都将影响药品的质量。为了加强对药品质量的控制，各个国家制定了统一的标准，把反映药品质量特性的技术参数、指标明确规定下来，形成技术文件，就是药品的质量标准。药品质量标准是评定药品质量、检验药品是否合格的法定依据；是国家对药品的质量、规格和检验方法所做的技术规定；是药品生产、经营、使用、检验和监督管理部门共同遵守的法定依据；是药品的纯度、成分含量、组分、生物有效性、疗效、毒副作用、热原度、无菌度、物理化学性质以及杂质的综合表现。药品质量标准中，不仅规定药品的质量指标（包括检验的项目和限度要求），还规定了检验方法。检验时应按照规定的项目和方法进行检验，符合标准的药品才是合格药品。研发药物需对其质量控制进行系统的、深入的研究，制定出合理的、可靠的质量标准，并不断地修订和完善，以有效控制药品的质量。因此，一个有科学依据、切合实际的药品质量标准应该是从药物的研究试制开始，直至临床使用整个过程研究工作的成果。

二、药品质量标准的分类

药品质量标准对保证药品的质量、促进药品生产、经营和管理，确保用药的安全和有效有着极其重要的作用。《中华人民共和国药品管理法》第二十八条规定，药品应当符合国家药品标准。经国务院药品监督管理部门核准的药品质量标准高于国家药品标准的，按照经核准的药品质量标准执行；没有国家药品标准的，应当符合经核准的药品质量标准。

国务院药品监督管理部门颁布的《中华人民共和国药典》（简称《中国药典》）和药品标准为国家药品标准。

1. **《中国药典》（ChP）**　由国务院药品监督管理部门会同国务院卫生健康主管部门组织药典委员会，负责国家药品标准的制定和修订。《中国药典》是记载药品质量标准的法典，具有全国性的法律约束力。《中国药典》中收载的是防病、治病必需，疗效肯定、不良反应小，有一定的标准规定，能控制或检定质量的品种，以及确能反映我国医药科研成果的新药。

国务院药品监督管理部门设置或者指定的药品检验机构负责标定国家药品标准品、对照品。

2. **部（局）颁标准**　是由国务院药品监督管理部门颁布的标准。包括：国家药品监督管理局审核批准的药品，包括新药、仿制药品和特殊管理的药品等；上版《中国药典》收载而现行版未列入的，疗效肯定，国内仍有生产、使用并需修订的药品；原卫生部颁布的药品标准。

3. **地方标准**　包括各省（自治区、直辖市）的中药材标准和中药饮片炮制规范等。

4. **企业标准**　由药品生产企业自己制订并用于控制相应药品质量的标准，称为企业标准或企业内部标准。企业标准仅在本厂或本系统的管理中有约束力。企业标准主要是增加检验项目或提高限度标准。企业标准在企业创优、企业竞争，特别对保护优质产品、严防假冒等方面均起到十分重要的作用。

随着科学技术的发展和生产工艺技术的不断提高，药品质量标准也相应地提高。如果原有的质量标准不足以控制药品质量时，可以修订某项指标、补充新的内容、增删某些项目，甚至可以改进一些分析检验技术。《中国药典》中收载的某些品种，由于医疗水平、生产技术或分析检验技术的发展而显得陈旧落后，也可降级，甚至淘汰。所以，药品质量标准仅在某一历史阶段有效，并非一成不变。可根据具体情况，修订原有药品质量标准。

三、药品质量标准的内容

国家药品标准的主要内容有名称、结构式、分子式和分子量、含量或效价的规定和测定方法、处方、制法、性状、鉴别、检查、类别、规格、储藏及制剂等。

1. 名称 包括中文名称、汉语拼音名和英文名称，原料药还有化学名称。中文名称是按照《中国药品通用名称》命名的，为药品的法定名称，列入国家药品标准的药品名称为药品通用名称。已经作为药品通用名称的，该名称不得作为药品商标使用，同一种药物不同的生产厂家还有不同的商品名称。

例如：

"复方氨酚烷胺片"为通用名，其生产厂家和商品名如下：

商品名	生产厂家
感叹号	长春海外制药集团有限公司
感康	吉林省吴太感康药业有限公司
新秀	修正药业集团股份有限公司

注：在药品包装盒上，商品名字号应小于药物的通用名

2. 含量或效价的规定 在药品质量标准中又称为含量限度，是指用规定的检测方法测得的有效物质含量范围。对于原料药，其含量限度一般用有效物质的重量百分率（%）表示，为了能准确反映药品的含量，一般将原料药的含量换算成干燥品的含量。用"效价测定"的抗生素或生化药品，其含量限度用效价单位（国际单位 IU）表示。对于药物制剂，其含量的限度一般用标示量的百分率（%）来表示，即标示百分含量。

3. 性状 是药品质量的重要表征之一。性状项下主要描述药物的外观、臭、味、溶解度、稳定性以及物理常数等。

4. 鉴别 是指依据药物的化学结构和理化性质，通过某些化学反应来辨别药物的真伪，不是对未知药物进行鉴别。所用的方法应具有一定的专属性、重现性和灵敏度，操作简便、快速。常用的鉴别方法有化学法、光谱法和色谱法。

5. 检查 药品质量标准的检查项下，主要包括有效性、均一性、安全性与纯度要求等内容。

（1）有效性的检查是指和药物的疗效有关，但在鉴别、检查和含量测定中不能有效控制的项目，如"粒度"的检查等。

（2）均一性主要是检查制剂的均匀程度，如片剂等固体制剂的"重量差异"检查、"含量均匀度"检查等。

（3）安全性是检查药物中存在微量的、能对人体产生特殊作用的、严重影响用药安全的杂质检查，如"热原检查""细菌内毒素"检查等。

（4）纯度是检查项下的主要内容，是对药物中的杂质进行检查。药物在不影响疗效及人体健康的原则下，可以允许生产过程和储藏过程中引入的微量杂质的存在。通常按照药品质量标准规定的项目进行"限度检查"，以判断药物的纯度是否符合限量规定要求，而不需要准确测定其含量，如铁盐的检查、异烟肼中的游离肼的检查。

6. 含量（效价）测定 是指用规定的方法测定药物中有效成分的含量。常用的含量测定方法有化学分析法、仪器分析法、生物学方法，其中用化学分析法和仪器分析法测定的称含量测定，用生物学法测定的称效价测定。药品中有效成分的含量是评价药品质量的重要指标。含量测定必须在鉴别、杂质检查合格的基础上进行。

7. 类别 是指按药品的主要作用、用途或学科划分的类别，如抗高血压药。

8. 储藏 主要规定了药品的储藏条件，如是否需要低温储藏，在一定条件下可储藏多长时间，即药品的有效期。

案例 1-1　　阿司匹林

拼音名：Asipilin
英文名：Aspirin

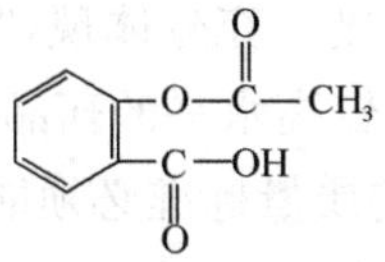

$$C_9H_8O_4 \quad 180.16$$

本品为 2-（乙酰氧基）苯甲酸。按干燥品计算，含 $C_9H_8O_4$ 不得少于 99.5%。

【性状】　本品为白色结晶或结晶性粉末；无臭或微带醋酸臭；遇湿气即缓缓水解。

本品在乙醇中易溶，在三氯甲烷或乙醚中溶解，在水或无水乙醚中微溶；在氢氧化钠溶液或碳酸钠溶液中溶解，但同时分解。

【鉴别】

（1）取本品约 0.1g，加水 10ml，煮沸，放冷，加三氯化铁试液 1 滴，即显紫堇色。

（2）取本品约 0.5g，加碳酸钠试液 10ml，煮沸 2 分钟后，放冷，加过量的稀硫酸，即析出白色沉淀，并发出醋酸的臭气。

（3）本品的红外光吸收图谱应与对照的图谱一致。

【检查】　**溶液的澄清度**　取本品 0.50g，加温热至约 45℃的碳酸钠试液 10ml 溶解后，溶液应澄清。

游离水杨酸　照高效液相色谱法测定。取本品约 0.1g，精密称定，置 10ml 量瓶中，加 1%冰醋酸甲醇溶液适量，振摇使溶解并稀释至刻度，摇匀，作为供试品溶液（临用新制）。取水杨酸对照品约 10mg，精密称定，置 100ml 量瓶中，加 1%冰醋酸甲醇溶液适量使溶解并稀释至刻度，摇匀，精密量取 5ml，置 50ml 量瓶中，用 1%冰醋酸甲醇溶液稀释至刻度，摇匀，作为对照品溶液。照高效液相色谱法试验。用十八烷基硅烷键合硅胶为填充剂；以乙腈-四氢呋喃-冰醋酸-水（20：5：5：70）为流动相；检测波长为 303nm。理论板数按水杨酸峰计算不低于 5000，阿司匹林峰与水杨酸峰的分离度应符合要求。立即精密量取供试品溶液、对照品溶液各 10μl，分别注入液相色谱仪，记录色谱图。供试品溶液色谱图中如有与水杨酸峰保留时间一致的色谱峰，按外标法以峰面积计算，不得过 0.1%。

易炭化物　取本品 0.50g，依法检查，与对照液（取比色用氯化钴液 0.25ml、比色用重铬酸钾液 0.25ml、比色用硫酸铜液 0.40ml，加水使成 5ml）比较，不得更深。

干燥失重　取本品，置五氧化二磷为干燥剂的干燥器中，在 60℃减压干燥至恒重，减失重量不得过 0.5%。

炽灼残渣　不得过 0.1%。

重金属　取本品 1.0g，加乙醇 23ml 溶解后，加醋酸盐缓冲液（pH 值 3.5）2ml，依法检查，含重金属不得过百万分之十。

【含量测定】　取本品约 0.4g，精密称定，加中性乙醇（对酚酞指示液显中性）20ml 溶解后，加酚酞指示液 3 滴，用氢氧化钠滴定液（0.1mol/L）滴定。每 1ml 氢氧化钠滴定液（0.1mol/L）相当于 18.02mg 的 $C_9H_8O_4$。

【类别】　解热镇痛、非甾体抗炎药，抗血小板聚集药。

【储藏】　密封，在干燥处保存。

【制剂】　①阿司匹林片；②阿司匹林肠溶片；③阿司匹林肠溶胶囊；④阿司匹林泡腾片；⑤阿司匹林栓。

四、药品质量标准制订的基本原则

药品质量标准是否科学、合理、可行，直接关系到药品质量的可控性、安全性和有效性。制订药品质量标准必须坚持"质量第一"的原则，充分体现"安全有效、技术先进、经济合理、不断完善"的原则，制订出符合我国国情，具有较高水平的药品质量标准。

1. **必须坚持质量第一的原则**　药品的质量标准必须能够有效地控制药品的质量，确保用药的安全和有效。

2. **要有针对性**　根据药品在生产、流通、使用等各个环节影响质量的因素，有针对性地规定检测的项目，加强对药品内在质量的控制。

3. **检验方法应具有先进性**　随着科学技术的不断发展和提高，检验方法和技术应根据"准确、灵敏、简便、快速"的原则，采用先进的分析方法和技术，不断提高分析的水平。

4. **质量标准中限度的规定**　要在保证药品质量的前提下，根据生产所能达到的实际水平来制订。

自 测 题

一、选择题

【A 型题】（最佳选择题）。说明：每题的备选答案中只有一个最佳答案。

1. 药物分析研究的最终目的应该是（　　）
   A. 提高药品的生产效益
   B. 提高药物分析学科的水平
   C. 保证药物的纯度
   D. 保证用药的安全、合理、有效
   E. 降低药物的毒副作用

2. 以下情形属于假药的是（　　）
   A. 未标明有效期或者更改有效期的
   B. 药品成分的含量不符合国家药品标准的
   C. 变质的
   D. 不注明或者更改生产批号的
   E. 超过有效期的

3. 药品的全面质量控制包括（　　）
   A. 研制→生产→销售→使用
   B. 投料→制剂→包装→销售
   C. 生产→检验→销售→使用
   D. 研制→生产→销售
   E. 生产→检验→包装→销售

4. 《药品生产质量管理规范》的缩写（　　）
   A. GLP　　　B. GMP　　　C. GCP
   D. GSP　　　E. GAP

5. 《药品经营质量管理规范》的缩写（　　）
   A. GLP　　　B. GMP　　　C. GCP
   D. GSP　　　E. GAP

6. 药品是一种特殊商品，与一般商品相比的特殊之处体现在（　　）
   A. 质量　　　　　B. 生产工艺

   C. 用途　　　　　D. 关系到人的健康和生命安全
   E. 外观

7. 药品质量标准是国家对药品质量、规格及检验方法所作的（　　）
   A. 统一说明　　　B. 统一规定及说明
   C. 技术规定　　　D. 技术方法
   E. 统一方法

8. 为保证药品质量，故在生产时必须严格执行的是（　　）
   A. 药品质量标准　　B. 疗效标准
   C. 销售量　　　　　D. 理化性质
   E. A 项和 B 项均是

9. 药品质量标准收载在药典的（　　）部分
   A. 凡例　　　　　B. 品名目次
   C. 索引　　　　　D. 正文
   E. 附录

10. 对盐酸普鲁卡因注射液进行分析检验，结果仅装量差异项不符合质量标准的规定，则该药品为（　　）
    A. 不合格药品，但可供药用
    B. 假药
    C. 合格药品
    D. 不合格药品，不得销售使用
    E. 劣药，可以酌情使用

二、填空题

1. 药品质量的内涵包括：药品的_____、_____，最终应体现在药物的_____、_____、_____均一性。

2. 药品的全面质量控制包括：_____、_____、_____、_____。

3. 药品生产企业实施 GMP 的目的就是要求对药品生产

的全过程进行_____和_____。

4. 药物分析研究的对象是药物，包括化学结构_____的天然药物和合成药物及其制剂，也包括合成药物的原料、中间体和副产品以及药物的降解产物与体内代谢产物等。

三、名词解释

1. 药品
2. 药品的有效性
3. 药品的安全性
4. 药品的稳定性
5. 假药和劣药
6. 质量标准

（王艳秋）

第2章
药典概况

药典是一个国家记载药品标准、规格的法典，具有法律的约束力。我国历史上的第一部药典是唐代的《新修本草》，也是世界上最早颁布的药典。《中华人民共和国药典》简称《中国药典》，是中国用于药品生产和管理的法典，由国家药典委员会编纂，经国务院批准后，由国家药品监督管理局颁布执行。《中国药典》收载的品种为疗效确切、临床需要、安全可靠、工艺合理、标准完善、质量可控的药品。中华人民共和国成立后共出版了11版药典。《中国药典》目前每5年修订一次，其版次用出版的年份表示，现行版是2020年版。

药典一般由国家药品监督管理局主持编纂并颁布实施，国际性药典则由公认的国际组织或有关国家协商编订。药典是从本草学、药物学以及处方集的编著演化而来。药典的重要特点是它的法定性和体例的规范化。

一、《中国药典》

（一）《中国药典》的发展概况

我国是世界上最早颁布药典的国家，早在唐高宗显庆四年（公元659年），李勣（音"绩"）、苏敬等编纂了《新修本草》，又称《唐本草》，由国家颁行，这是国家颁布药典的创始，也是我国历史上第一部药典。民国十九年（1930年），国民政府卫生署编纂了《中华药典》第一版。

中华人民共和国成立后，于1950召开了第一届全国卫生工作会议，并于同年成立了第一届中国药典编纂委员会，其后共编纂出版了11版药典（1953年版、1963年版、1977年版、1985年版、1990年版、1995年版、2000年版、2005年版、2010年版、2015年版和2020年版药典，2020年版为现行版药典）。其中1953年版、1963年版各为一册。1977～2000年版分成一部和二部共两册，其中，一部收载中药材、中成药、由天然产物提取的药物纯品和油脂，二部收载化学合成药、抗生素、生化药品、放射性药品以及药物制剂，同时也收载血清疫苗。《中国药典》2005年版开始分为一部、二部、三部和增补本，一部收载药材及饮片、植物油脂和提取物、成方制剂和单味制剂等1146种，收载附录98个；二部收载化学药品、抗生素、生化药品、放射性药品以及药用辅料等1967种，收载附录137个；三部收载生物制品101种，收载附录140个。在第三部中，首次将《中国生物制品规程》并入药典。2015年版开始分为一部、二部、三部、四部和增补本。

《中国药典》2020年版由一部、二部、三部、四部组成，一部收载药材、饮片、植物油脂、提取物和单味制剂等，二部收载化学药品、抗生素、生化药品及放射性药品，三部收载生物制品及相关通用技术要求，四部收载通用技术要求和药用辅料（图2-1）。

（二）《中国药典》的基本结构和内容

《中国药典》2020年版由一部、二部、三部、四部组成，

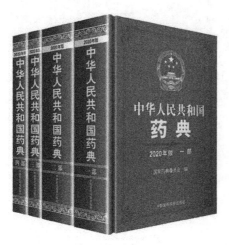

图2-1 中国药典

每部中均由凡例、通用技术要求和品种正文构成。凡例是解释和正确使用《中国药典》2020 年版进行质量检定的基本原则，是对品种正文、通用技术要求以及药品质量检验和检定中有关共性问题的统一规定。通用技术要求包括《中国药典》2020 年版收载的通则、指导原则以及生物制品通则和相关总论。《中国药典》2020 年版各品种项下收载的内容为品种正文。正文部分为所收载药品的质量标准。

凡例和通用技术要求中采用"除另有规定外"这一用语，表示存在与凡例或通用技术要求有关规定不一致的情况时，则在品种正文中另作规定，并据此执行。

1. **凡例** 凡例中的有关规定具有法定的约束力。药品检验分析人员必须能正确理解和使用药典。凡例中的内容摘要如下。

（1）项目与要求

1）溶解度，是药品的一种物理性质，药品的近似溶解度以下列名词术语表示。

极易溶解	系指溶质 1g（ml）能在溶剂不到 1ml 中溶解；
易溶	系指溶质 1g（ml）能在溶剂 1～不到 10ml 中溶解；
溶解	系指溶质 1g（ml）能在溶剂 10～不到 30ml 中溶解；
略溶	系指溶质 1g（ml）能在溶剂 30～不到 100ml 中溶解；
微溶	系指溶质 1g（ml）能在溶剂 100～不到 1000ml 中溶解；
极微溶解	系指溶质 1g（ml）能在溶剂 1000～不到 10 000ml 中溶解；
几乎不溶或不溶	系指溶质 1g（ml）在溶剂 10 000ml 中不能完全溶解。

试验法：除另有规定外，称取研成细粉的供试品或量取液体供试品，置于（25±2）℃一定容量的溶剂中，每隔 5 分钟强力振摇 30 秒钟；观察 30 分钟内的溶解情况，如看不见溶质颗粒或液滴时，即视为完全溶解。

2）制剂的规格，系指每一支、片或其他每一个单位制剂中含有主药的重量（或效价）或含量（%）或装量；注射液项下，如为"1ml：10mg"，系指 1ml 中含有主药 10mg；对于列有处方或标有浓度的制剂，也可同时规定装量规格。

3）储藏项下的规定，系为避免污染和降解而对药品储存与保管的基本要求，以下列名词术语表示：

遮光	系指用不透光的容器包装，例如棕色容器或适宜的黑色材料包裹的无色透明、半透明容器；
避光	系指避免日光照射；
密闭	系指将容器密闭，以防尘土及异物进入；
密封	系指将容器密封以防止风化、吸潮、挥发或异物进入；
熔封或严封	系指将容器熔封或用适宜的材料严封，以防止空气与水分的侵入并防止污染；
阴凉处	系指不超过 20℃；
凉暗处	系指避光并不超过 20℃；
冷处	系指 2～10℃；
常温（室温）	系指 10～30℃。

除另有规定外，储藏项下未规定储藏温度的一般系指常温。

由于注射剂与眼用制剂等的包装容器均直接接触药品，可视为该制剂的组成部分，因而可写为"密闭保存"。

（2）检验方法和限度

1）原料药的含量（%），除另有注明者外，均按重量计。如规定上限为 100%以上时，系指用本药典规定的分析方法测定时可能达到的数值，它为药典规定的限度或允许偏差，并非真实含量；如未规定上限时，系指不超过 101.0%。

2）制剂的含量限度范围，系根据主药含量的多少、测定方法、生产过程和储存期间可能产生的偏差或变化而制定的，生产中应按标示量100%投料。如已知某一成分在生产或储存期间含量会降低，生产时可适当增加投料量，以保证在有效期（或使用期限）内含量能符合规定。

（3）标准品、对照品的规定：标准品、对照品系指用于鉴别、检查、含量或效价测定的标准物质。标准品系指用于生物检定或效价测定的标准物质，其特性量值一般按效价单位（或μg）计，以国际标准物质进行标定；对照品系指采用理化方法进行鉴别、检查或含量测定时所用的标准物质，其特性量值一般按纯度（%）计。对照品除另有规定外，均按干燥品（或无水物）进行计算后使用。

标准品与对照品均应附有使用说明书，一般应标明批号、特性量值、用途、使用方法、储藏条件和装量等。

标准品与对照品均应按其标签或使用说明书所示的内容使用和储藏。

（4）计量的规定

1）试验用的计量仪器均应符合国家质量技术监督部门的规定。

2）本版药典使用的滴定液和试液的浓度，以mol/L（摩尔/升）表示者，其浓度要求精密标定的滴定液用"×××滴定液（YYY mol/L）"表示；作其他用途不需精密标定其浓度时，用"YYY mol/L ×××溶液"表示，以示区别。

3）有关温度的描述，一般以下列名词术语表示：

水浴温度	除另有规定外，均指98～100℃；
热水	系指70～80℃；
微温或温水	系指40～50℃；
室温（常温）	系指10～30℃；
冷水	系指2～10℃；
冰浴	系指约0℃；
放冷	系指放冷至室温。

4）百分比用"%"符号表示，系指重量的比例；但溶液的百分比，除另有规定外，系指溶液100ml中含有溶质若干克；乙醇的百分比，系指在20℃时容量的比例。此外，根据需要可采用下列符号：

%（g/g）	表示溶液100g中含有溶质若干克；
%（ml/ml）	表示溶液100ml中含有溶质若干毫升；
%（ml/g）	表示溶液100g中含有溶质若干毫升；
%（g/ml）	表示溶液100ml中含有溶质若干克。

5）缩写"ppm"表示百万分比，系指重量或体积的比例。

6）缩写"ppb"表示十亿分比，系指重量或体积的比例。

7）液体的滴，系在20℃时，以1.0ml水为20滴进行换算。

8）溶液后标示的"（1→10）"等符号，系指固体溶质1.0g或液体溶质1.0ml加溶剂使成10ml的溶液；未指明用何种溶剂时，均系指水溶液；两种或两种以上液体的混合物，名称间用半字线"-"隔开，其后括号内所示的"："符号，系指各液体混合时的体积（重量）比例。

9）乙醇未指明浓度时，均系指95%（ml/ml）的乙醇。

（5）精确度的规定

1）试验中供试品与试药等"称重"或"量取"的量，均以阿拉伯数码表示，其精确度可根据数值的有效数位来确定，如称取"0.1g"，系指称取重量可为0.06～0.14g；称取"2g"，系指称取重量可为1.5～2.5g；称取"2.0g"，系指称取重量可为1.95～2.05g；称取"2.00g"，系指称取重量可为1.995～2.005g。

"精密称定"系指称取重量应准确至所取重量的千分之一;"称定"系指称取重量应准确至所取重量的百分之一;"精密量取"系指量取体积的准确度应符合国家标准中对该体积移液管的精确度要求;"量取"系指可用量筒或按照量取体积的有效数位选用量具。取用量为"约"若干时,系指取用量不得超过规定量的±10%。

2)恒重,除另有规定外,系指供试品连续两次干燥或炽灼后的重量差异在 0.3mg 以下的重量;干燥至恒重的第二次及以后各次称重均应在规定条件下继续干燥 1 小时后进行;炽灼至恒重的第二次称重应在继续炽灼 30 分钟后进行。

3)试验中规定"按干燥品(或无水物,或无溶剂)计算"时,除另有规定外,应取未经干燥(或未去水、或未去溶剂)的供试品进行试验,并将计算中的取用量按检查项下测得的干燥失重(或水分、或溶剂)扣除。

4)试验中的"空白试验",系指在不加供试品或以等量溶剂替代供试液的情况下,按同法操作所得的结果。含量测定中的"并将滴定的结果用空白试验校正",系指按供试品所耗滴定液的量(ml)与空白试验中所耗滴定液量(ml)之差进行计算。

5)试验时的温度,未注明者,系指在室温下进行;温度高低对试验结果有显著影响者,除另有规定外,应以 25℃±2℃为准。

(6)有关试药、试液、指示剂的规定

1)试验用的试药,除另有规定外,均应根据通则试药项下的规定,选用不同等级并符合国家标准或国务院有关行政主管部门规定的试剂标准。试液、缓冲液、指示剂与滴定液等,均应符合附录的规定或按照附录的规定制备。

2)试验用水,除另有规定外,均系指纯化水。酸碱度检查所用的水,均系指新沸并放冷至室温的水。

3)酸碱性试验时,如未指明用何种指示剂,均系指石蕊试纸。

2. 通用技术要求 主要包括制剂通则、其他通则、通用检测方法。制剂通则系为按照药物剂型分类,针对剂型特点所规定的基本技术要求。通用检测方法系为各品种进行相同项目检验时所应采用的统一规定的设备、程序、方法及限度等。

二、主要国外药典

随着国际经济文化一体化的发展,我国与世界各国的药品贸易逐渐增多,了解国外的药典很有必要。目前世界上有 38 个国家编制了药典,发达国家的药典以《美国药典》、《英国药典》、《日本药局方》和《欧洲药典》具有代表性。

1.《美国药典》(USP) 由美国政府所属的美国药典委员会编辑出版,是美国政府对药品质量标准和检定方法作出的技术规定,也是药品生产、使用、管理、检验的法律依据。《国家处方集》(NF)于 1883 年出第一版,1980 年起并入 USP,但仍分两部分,前面为 USP,后面为 NF。《美国药典-国家处方集》(USP-NF)每年出版一次,目前已经出版到第 43 版,2019 年 12 月份出版,2020 年 5 月1 日生效。每一版本的《美国药典》包含 4 卷及 2 个增补版,除印刷版外,《美国药典》还提供 U 盘版和互联网在线版。

2.《英国药典》(BP) 是英国药品委员会的正式出版物,是英国制药标准的重要来源。《英国药典》不仅为读者提供了药用和成药配方标准以及公式配药标准,而且也向读者展示了许多明确分类并可参照的欧洲药典专著。《英国药典》出版周期不定,最新的版本为 2020 版,2019 年 10 月出版,2020 年 1 月生效。

3.《日本药局方》(JP) 是日本国药典,由日本药局方编辑委员会编纂,日本厚生省颁布执行。它由一部和二部组成,共一册。一部收载有凡例、制剂总则(即制剂通则)、一般试验方法、医药品各论(主要为化学药品、抗生素、放射性药品以及制剂);二部收载通则、生药总则、制剂总则、一般实验方法、医药品各论（主要为生药、生物制品、调剂用附加剂等）、药品红外光谱集、一般信息等。索引置于最后。目前最新版为第十七版，2016年4月1日生效。

4.《欧洲药典》（Ph.Eur） 由欧洲药品质量委员会（EDQM）编辑出版，有英文和法文两种法定文本。《欧洲药典》的基本组成有凡例、通用分析方法（包括一般鉴别试验、一般检查方法、常用物理、化学测定法、常用含量测定方法，生物检查和生物分析，生药学方法）、容器和材料、试剂、正文和索引等。

1977年出版第一版《欧洲药典》，在1980～1996年期间，每年将增修订的项目与新增品种出一本活页本，汇集为第二版《欧洲药典》各分册，未经修订的仍按照第一版执行。

1997年出版第三版《欧洲药典》合订本，并在随后的每一年出版一部增补本，由于欧洲一体化及国际间药品标准协调工作不断发展，增修订的内容显著增多。

2001年7月，第四版《欧洲药典》出版，并于2002年1月生效。第四版《欧洲药典》除了注册之外，还出版了8个增补版。2019年7月，第十版《欧洲药典》出版，2020年1月生效，为现行版药典。

5.《国际药典》（Ph.Int.） 是由世界卫生组织（WHO）编纂，旨在为所选药品、辅料和剂型的质量标准达成一个全球范围统一的标准性文献。其采用的信息是综合了各国实践经验并广泛协商后整理出的。2018年发布的国际药典为最新版本。

被各国广泛使用的药品都注明了优先级。高优先级表示对世界卫生组织卫生计划很重要的药品，并且很可能在其他药典中没有出现，如新药中的抗疟药。

自测题

一、选择题

【A型题】（最佳选择题）。说明：每题的备选答案中只有一个最佳答案。

1. 我国药典的英文缩写为（ ）
   A. BP　　　　　B. CP　　　　　C. JP
   D. ChP　　　　　E. CA

2. 我国现行版药典是（ ）
   A. 1993年版　　　　　B. 1995年版
   C. 2010年版　　　　　D. 2015年版
   E. 2020年版

3. 关于中国药典，最正确的说法是（ ）
   A. 一部药物分析的参考书
   B. 收载所有药物的法典
   C. 一部药物词典
   D. 我国制定的药品标准的法典
   E. 是从事药品生产、使用、科研及药学教育的唯一依据

4. 美国药典的缩写为（ ）
   A. BP　　　　　B. JP　　　　　C. Ph.Int.
   D. Ph.Eur　　　　　E. USP-NF

5. 乙醇未标明浓度时，均指（ ）（ml/ml）的乙醇
   A. 50%　　　　　B. 95%　　　　　C. 98%
   D. 100%　　　　　E. 以上均不对

6. 从哪一年版起我国药典分为四部（ ）
   A. 2015　　　　　B. 1963　　　　　C. 1985
   D. 1990　　　　　E. 2005

7. 下列各类品种中收载在《中国药典》2020年版三部的是（ ）
   A. 生物制品　　　　　B. 化学药物
   C. 中药制剂　　　　　D. 抗生素
   E. 中药材

8. 药物通用检测方法收载于药典的（ ）部
   A. 一部　　　　　B. 二部　　　　　C. 三部
   D. 四部　　　　　E. 每部均有

9. 《中国药典》2020年版中规定，称取"2.00g"系指（ ）
   A. 称取重量可为1.5～2.5g
   B. 称取重量可为1.95～2.05g
   C. 称取重量可为1.995～2.005g
   D. 称取重量可为1.9995～2.0005g
   E. 称取重量可为1～3g

10. 《中国药典》2020年版中规定的避光并不超过20℃系指（ ）
    A. 阴凉处　　　　　B. 避光　　　　　C. 冷处
    D. 密闭　　　　　E. 凉暗处

11. 药典凡例中对于恒重的规定是（ ）
    A. 供试品连续两次干燥后的重量差异在0.5mg以下的重量
    B. 连续两次干燥或烧灼后的重量差异在0.3mg以下

的重量

C. 干燥至恒重的第二次及以后各次称重均应在规定条件下继续干燥1小时后进行

D. 炽灼至恒重的第二次及以后各次称重应在规定条件下炽灼20分钟后进行

E. 干燥或炽灼3小时后的重量

12. 关于对照品的叙述错误的是（　　）

A. 自行制备、精制、标定后使用的标准物质

B. 由国务院药品监督管理部门指定的单位制备、标定和供应的标准物质

C. 按效价单位（或μg）计

D. 均按干燥品（或无水物）进行计算后使用

E. 均应附有使用说明书、质量要求、使用有效期和装量等

13. 热水的温度是（　　）

A. 98～100℃ 　　　　B. 70～80℃

C. 40～50℃ 　　　　 D. 10～30℃

E. 60℃

14. 下列叙述错误的是（　　）

A. %（g/ml）表示溶液100ml中含有溶质若干克

B. 微溶系指溶质1g（ml）能在溶剂100～不到1000ml中溶解

C. 易溶系指溶质1g（ml）能在溶剂1～10ml（不含10ml）中溶解

D. 常温系指10～30℃

E. 通用的检验方法收载在药典的凡例中

15. 中华人民共和国成立后，我国的第一版药典是（　　）

年出版的

A. 1953 　　B. 1963 　　　C. 1985

D. 1990 　　E. 1949

16. 空白试验是（　　）

A. 流体药物的物理性质

B. 指在不加供试品或以等量溶剂替代供试液的情况下，按样品测定方法，同法操作

C. 用对照品代替样品同法操作

D. 用作药物的鉴别，也可反映药物的纯度

E. 可用于药物的鉴别、检查和含量测定

二、填空题

1. 试验用水，除另有规定外，均系指_____；酸碱度检查所用的水，均系指_____。

2. 试验时的温度，未注明者，系指在_____下进行，除另有规定外，应以_____℃为准，常温是指_____℃。

3. 我国历史上第一部药典是_____。

4. "精密称定"系指称取重量应准确至所取重量的_____；"称定"系指称取重量应准确至所取重量的_____；

5. 液体的滴，系指在20℃时，以1.0ml水为_____滴进行换算。

6. 水浴温度除另有规定外，均指_____℃。

三、名词解释

1. 凡例

2. 对照品

（王艳秋）

第3章

药品检验工作机构、基本程序和要求

药品分析检验工作直接关系到药品的质量，因此国家设定了中国食品药品检定研究院，以及省、市级药品检验机构。药品检验工作基本程序是：取样、确定检验依据、检验、记录和报告；检验依据：常规检验以国家药品标准为依据，为保证分析结果的准确，对药品检验工作中涉及的计量器具、分析仪器需检定或校正合格后才可以使用。

第1节　药品检验工作的机构

《中华人民共和国药品管理法》规定："药品应当符合国家药品标准"，不合格的药品不得出厂、销售、使用。药品在出厂前必须经药品生产单位的质量部门检验合格，才能在市场上销售。另外，药品监督管理部门设置的药品检验机构，依法承担药品质量送检、抽查的检验工作。包括国务院药品监督管理部门设置的中国食品药品检定研究院，省（自治区、直辖市）级药品检验机构和地市（自治州、盟区）级药品检验机构，现已取消了县级药品检验机构。这些药品检验机构在药品检验工作中必须保证药品检验的科学性、公正性，切实保证药品的质量和药品生产单位的正当权益。

第2节　药品检验工作的基本程序

药品检验工作是药品质量控制的重要环节，药物分析工作者必须牢固树立药品质量第一的观念，具有高度的责任感、严谨的工作态度，并能正确、熟练地进行各项操作，保证药品检验工作的公正性和客观性。检验工作的基本程序为：

取样→确定检验依据→检验→记录和报告

1. **取样**　分析任何药品首先都需要取样。取样是从一批样品中，按取样规则抽取一定数量具有代表性的样品，供检验用。取样时，应先检查品名、批号、数量、包装情况，符合要求后方可取样。

2. **确定检验依据**　常规检验以国家药品标准为依据；进口药品按注册标准检验；新药、仿制药品按合同或所附资料检验。

取样应具有代表性、科学性、真实性，应全批取样，分部位取样。一次取得的样品至少可供 3 次检验用。

取样量：设总件数（如箱、桶、袋、盒等）为 n，当 $n \leq 3$ 时，应每件取样；当 $n \leq 300$ 时，取样的件数应为 $\sqrt{n} + 1$；当 $n \geq 300$ 时，按 $\dfrac{\sqrt{n}}{2} + 1$ 的件数来取样。

取样时必须填写取样记录，取样容器和被取样包装上均应贴上标签。

3. **检验**　检验时必须按照药品质量标准中规定的项目和操作规范严格进行，并做出正确的判断。只有各项结果全部合格，才能认定该药品为合格。任何一项不合格，则该药品为不合格。

4. **记录**　药品检验记录是记录分析过程中的各项实验方法、条件、操作、实验数据和实验结果等的原始资料，是判断药品质量合格与否的依据。记录的内容必须真实、完整、准确，做到随做随记，不能事后补记。记录不得随意涂改，若写错时，在错误的地方划上单线或双线，在旁边改正重写，并签名。

检验记录的内容和记录顺序如下：

1）品名、规格、批号、数量、来源、检验依据。

2）取样日期、检验日期。

3）检验项目、数据、计算公式及过程、涉及的图谱、结果判定。

4）检验人、复核人签名或盖章。

检验记录作为检验的原始材料，应按规定妥善保存、备查。

案例 3-1 成品检验记录

编号：

品名	平消片		批号		
规格			来源		
物料编码			取样日期	年 月 日	
批量			检验日期	年 月 日	
检验依据	局颁标准中药成方制剂		报告日期	年 月 日	

性状

本品为_____。

结论：

鉴别

（1）取本品粉末 0.5g，加水 5ml，搅拌，放置片刻，滤过，取滤液 1ml，加入 0.2%铝试剂 [$(NH_4)_3C_{19}H_{11}O_3(COO)_3$] 溶液_____滴，溶液呈_____。

结论：

（2）取 [鉴别]（2）项下的滤液 1ml，加亚硝酸钴钠试液_____滴，即生成_____。

结论：

检查

（1）重量差异：操作方法参照《装量差异与重量差异检查操作规程》。

取本品 20 片，精密称定总重量。求得平均片重后，再分别精密称定每片的重量，每片重量与平均片重相比较，超出限度的不得多于 2 片，并不得有 1 片超出限度一倍。重量差异限度为±5%（法定标准不得超过±7.5%）。

20 片总重： 平均片重：

上限： 下限：

结论：

（2）崩解时限：操作方法参照《装量差异与重量差异检查操作规程》。

取供试品 6 片，在盐酸溶液（9→1000）中进行检查，分别置吊篮的玻璃管中，加挡板，启动崩解仪。应在 60 分钟内全部崩解。

崩解时间：

结论：

含量测定

操作方法：取本品 20 片，除去包衣，精密称定；研细，取粉末约 4g，精密称定；置 100ml 具塞锥形瓶中，精密加入氯仿 20ml 与浓氨溶液 1ml，密塞，称定重量，冷浸 48 小时，或超声提取 40 分钟，称重，用氯仿补足损失的重量，充分振摇，滤过，精密量取滤液 10ml，置分液漏斗中，以硫酸溶液（0.5mol/L）提取 4 次，每次 10ml，提取液均以硫酸溶液（0.5mol/L）预先湿润的滤纸滤入

50ml 量瓶中，并以硫酸溶液（0.5mol/L）适量洗涤滤器，洗液并入量瓶中，再加硫酸溶液（0.5mol/L）至刻度，摇匀，精密量取 10ml，置 50ml 量瓶中，加硫酸液（0.5mol/L）至刻度，摇匀，照紫外-可见分光光度法，在 262nm 及 300nm 波长处测定吸收度。本品每片含马钱子以士的宁（$C_{12}H_{22}N_2O_2$）计，应为 0.27～0.33mg（法定为 0.25～0.35mg）。

　　计算公式：每片含士的宁（mg）=50×（0.321A−0.467B）/ N

　　式中，A 为 262nm 处吸收度

　　　　　B 为 300nm 处吸收度

　　　　　N=取样量/平均片重

　　结论：本品按局颁标准中药成分制剂检验，结果_____。

　　检验人：　　　　　　　　复核人：

5. 检验报告书　检验工作完成后根据检验结果，开具检验报告书。检验报告书是对药品质量检验结果的正式凭证，结果判定必须明确、肯定、有依据。检验报告上必须有检验者、复核者和部门负责人的签章，签章应写全名，否则该检验报告无效。

　　检验报告书的内容包括：

　　（1）品名、规格、批号、数量、来源、检验依据、检验目的；

　　（2）取样日期、报告日期；

　　（3）检验项目、标准规定、检验结果、结论；

　　（4）检验人、复核人、部门负责人签名或盖章。

　　报告书的结论应包括检验依据和检验结论。如全检合格，结论写"本品按×××检验，结果符合规定"；如全检中只要有一项不符合规定，结论为"本品按×××检验，结果不符合规定"。

案例 3-2　成品检验报告书

报告书编号：C-046-001

品名	平消片	批号	100102
规格	0.23g×80 片×10 小瓶×10 中盒	物料编码	C-046
批量	110 件 9 瓶	来源	制剂车间
取样数量	9 瓶	取样日期	2018 年 05 月 25 日
检验依据	局颁标准中药成方制剂第二十册	报告日期	2018 年 05 月 28 日

检验项目	标准规定	检验结果
【性状】	本品应为糖衣片或薄膜衣片除去包衣后显深灰色或黑灰色，气微香，味苦涩	本品为薄膜衣片，除去包衣后显深灰色，气微香、味苦涩
【鉴别】		
（1）	应具平消片的显微特征	具平消片的显微特征
（2）	应呈正反应	呈正反应
（3）	应呈正反应	呈正反应
【检查】		
崩解时限	应在 1 小时内	31 分钟
重量差异	应符合规定	符合规定
微生物限度	应符合规定	符合规定
【含量测定】	每片含马钱子以士的宁（$C_{12}H_{22}N_2O_2$）计，应为 0.25mg～0.35mg	0.28mg/片

结论：本品按局颁标准中药成方制剂第二十册检验，结果符合规定。

质量部长：	QC 主任：	复核员：	检验员：

第 3 节　药品检验工作的基本要求

药品检验工作直接关系到药品的质量，关系到人民用药的安全与有效。药品检验工作的各个环节中除了人为因素，还有仪器本身的因素，操作者应该具备规范的操作技能、高度的责任感与质量意识。只具备这些条件，我们的药品检验结果肯定是真实、准确的吗？答案是否定的，因为仪器本身的准确度、稳定性、灵敏度等对结果的影响也是非常大的。因此对药品检验工作中涉及的计量器具、分析仪器均需进行检定或校正，合格后才可以使用，这是药品检验工作的前提，只有做到这些，才能进行药品检验工作。

一、计量器具的检定

计量器具是指单独或连同辅助设备一起用以进行测量的器具。计量器具的检定是确认计量器具是否符合法定要求。计量检定人员根据测量标准，按照法定计量检定规程的要求，对计量器具进行检定，以确定计量器具的准确度、稳定性、灵敏度等是否符合规定，是否可以使用。计量检定必须出具证书或加盖印记、封印等。县级以上人民政府计量行政部门负责进行监督检查。

根据《中华人民共和国依法管理的计量器具目录》，药物分析实验室需要进行计量检定的仪器主要有：天平、pH 值计、分光光度计、（紫外-可见分光光度计、原子吸收分光光度计、红外分光光度计、近红外分光光度计）、旋光仪（旋光计、旋光糖量计）、色谱仪（包括气相色谱仪、液相色谱仪、离子色谱仪、凝胶色谱仪）等。

二、常用分析仪器的使用和校正

1. 分析天平　是定量分析工作中最重要、最常用的精密称量仪器，其称量的准确度对分析的结果影响很大。因此，必须掌握分析天平的正确使用方法，并按规定对分析天平进行校正和检定。

分析天平用于含量测定中供试品、对照品的称量和滴定液的标定等。药物分析实验室使用的分析天平的感量有 1mg、0.1mg 和 0.01mg 三种。为了保证称量的相对误差小于千分之一，当取样量大于 100mg 时，选用感量为 1mg 的分析天平；当取样量为 10～100mg 时，选用感量为 0.1mg 的分析天平；取样量小于 10mg 时，选用感量为 0.01mg 的分析天平。

使用分析天平称量的方法有减量法和增量法两种。用减量法称量时，先将供试品放于称量瓶中，置于天平盘上，称得重量为 W_1，然后取出所需的供试品量，再称得剩余供试品和称量瓶为 W_2，两次称量之差，即 W_1-W_2，即为供试品的重量。使用减量法称量能连续称取若干份供试品，节省称量时间。

使用增量法称量时，先将容器置于天平盘上，称得重量为 W_1，再将供试品加入容器中，再称量为 W_2，两次重量之差 W_2-W_1，即为供试品的重量。需要称一定重量的供试品，常采用增量法。

分析天平应由计量部门定期进行检定，并应置天平室内，有专人保管，负责维护保养。

2. 容量仪器　实验室常用的容量仪器有：移液管、容量瓶、滴定管、量筒和量杯等。容量仪器的容积并不一定与它标示的值完全一致，即刻度不一定十分准确，因此在使用前，对准确度要求较高的工作，必须对容量仪器进行校正。新购进的容量仪器必须校正合格后才能使用，并要求由使用部门定期校正。校正合格的仪器贴上标签，以示区别未校正的和不合格的。

> **链 接**
>
> 某药品生产企业在检验某一药品的过程中，出现检验结果不平行的现象，但检验员又没有查到任何操作中的问题，后来请教药品检验所的老师，老师亲临现场检查指导，发现了一个非常严重的错误，那就是检验过程中所使用的容量瓶、移液管没有校正，因此出现了这样的误差。通过这个问题，可以看出精密容量仪器校正的意义。

玻璃量器的校正均通过称量量器装入或流出水（一般为纯水）的重量 W，再根据该温度下水的

密度 d，计算出量器的实际容积 v，$v=W/d$（ml）。实际容积与标示容积比较，其误差应小于规定数值。

（1）容量瓶：将供试品准确稀释至一定体积时，需使用容量瓶。常用容量瓶的规格有 10ml、25ml、50ml、100ml、250ml、500ml、1000ml 等。

使用及注意事项：①容量瓶在使用前应检查是否漏水，不能久储溶液，尤其是碱性溶液，配好的溶液应倒入试剂瓶中储存；②容量瓶不能用火直接加热或烘烤，以免刻度不准；③配制或稀释液体时，不能用手拿瓶肚，应该用拇指和示指捏住环形标线以上的部位，视线应与液体的弯月面水平。

校正：将容量瓶洗净、晾干，在分析天平上称定重量，加水（水温应与天平室的室温保持一致），使弯月面至容量瓶的标线处，再称定重量，两次称量的差即为瓶中水的重量，查出水在该温度下的密度，即可计算出容量瓶的实际容积。实际容积与标示容积之差应小于允差。一般须测定三次，取其平均值。如一等的容量瓶 100ml 的允差为 ±0.10ml，50ml 的允差为 ±0.05ml，25ml 的允差为 ±0.03ml，均约为容积的千分之一。

校正容量瓶时应注意，在瓶颈内壁标线以上不能挂有水珠，否则会影响校正的结果。若挂有水珠，应用滤纸片轻轻吸去。

（2）移液管：准确移取一定体积的液体时，需使用移液管。移液管有刻度移液管和胖肚移液管（细长中部膨大）两种。规格一般的有 0.1ml、0.2ml、0.5ml、1.0ml、2.0ml、5.0ml、10ml、20ml、50ml 等。

使用及注意事项：①使用时，要用被吸取的溶液润洗三次，以除去管内残留的水分。②量取液体时，用左手拿洗耳球，右手把移液管插入溶液中，当溶液吸至标线以上时，立即用右手示指按住管口，取出，用滤纸擦干外壁，稍松示指，使液面下降至液面的弯月面与标线相切，立即按紧，将移液管垂直放入接受容器中。③管尖与容器壁接触，松开示指，使液体自由流出，流完后再停留15秒。④特别注意：管上标明"吹"字的，要在溶液流到管尖后，立即从管口轻轻吹一下；未标明"吹"字的千万不能吹。

校正：用洁净、干燥的移液管吸入水（水温应与天平室的室温保持一致），擦干外壁，调节水的弯月面恰在标线处，然后把水放入预先已精密称重的小锥形瓶中，盖好瓶塞，再称重，求出水的重量。查出水在该温度下的密度，即可计算出移液管的实际容积。实际容积与标示容积之差应小于允差。一般须测定三次，取其平均值。

（3）滴定管：滴定管是容量分析时用来加入滴定液并用以测量消耗滴定液体积的量器。常用的规格有 10ml、25ml、50ml 等。滴定管读数时可估读到 0.01ml。滴定管分酸式滴定管和碱式滴定管两种（图 3-1），酸式滴定管的下端是玻璃活塞，可盛放酸液和氧化剂溶液，不能盛放碱液；碱式滴定管的下端连接一段橡皮管，内放一玻璃珠，来控制溶液的流出，下端再连接一尖嘴玻璃管，不能盛放酸液和氧化剂。

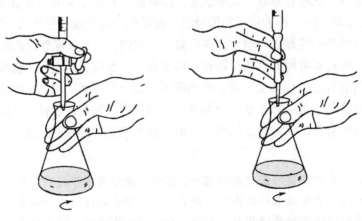

酸式滴定管的操作　　　　碱式滴定管的操作

图 3-1　酸式滴定管与碱式滴定管的操作

使用与注意事项：①由于滴定管的刻度不可能非常均匀，所以在同一实验的各次滴定中，要求溶液的体积应控制在滴定管刻度的同一范围内。例如第一次滴定是在 0～20ml 的范围内，第二次滴定还应该在这个范围内，这样可以消除滴定管刻度不准带来的误差。②一次滴定所用滴定液的体积，不得超过滴定管的最大毫升数，若使用 50ml 滴定管，最好在 30～40ml 范围内，用 25ml 滴定管时，最好在 20～25ml 之间；若溶液的用量太少，读数引起的相对误差也会增加。例如，体积的读数误差一般可认为是 0.02ml，如果滴定液体积为 10ml 时，其百分误差为 0.2%；而体积为 20ml 时，他只等于 0.1%。③滴定结束后滴定管内剩余的溶液应弃去，不得将其倒回原瓶，以免沾污原瓶溶液，随即洗净滴定管，并用蒸馏水冲洗，管尖向下倒控放置。

滴定管的校正：因为滴定管上下粗细不一定均匀，所以应分段校正。在洗净、干燥的滴定管中加入水（水温要与天平室的室温保持一致），并调整至弯月面恰与零刻度相切，由滴定管中放出 5ml 水，至已精密称重的小锥形瓶中，盖好瓶塞，称重，求出放出水的重量，根据该温度下水的密度，计算放出水的实际体积。用同样的方法放出 10ml、15ml、20ml 等水的重量，并计算出滴定管各部分的实际体积，实际体积与标示体积之差应小于允差。一般须测定三次，取其平均值。如一等的滴定管，5ml 的允差为 ±0.01ml，10ml 的允差为 ±0.02ml，25ml 的允差为 ±0.03ml，50ml 的允差为 ±0.05ml。

3. 温度计 一般温度计应于第一次使用前用熔点标准品（中国食品药品检定研究院）进行校正。

三、误差与分析数据的处理

药品检验中测定的数据，由于受分析方法、仪器、试剂、操作者以及偶然因素的影响，不可能绝对准确，总是存在一定的误差。测定中存在的偶然误差，其数据一般符合统计学的规律性，因此需要应用统计学的知识，对分析数据进行处理，才能做出合理的判断。

（一）准确度与误差

准确度是指测量结果与真实值接近的程度。测量值与真实值越接近，结果越准确。准确度的大小用误差来表示。误差是测量值与真实值之差，误差越小，测量的准确度越高。误差按计算方法的不同可分为绝对误差和相对误差，按性质和来源的不同又可分为系统误差和偶然误差。

1. 绝对误差和相对误差 绝对误差是测量值与真实值之差。若以 χ 代表测量值，μ 代表真实值，则绝对误差 δ 为：

$$\delta = \chi - \mu$$

绝对误差可以是正值，也可以是负值，其单位与测量值的单位相同。测量值越接近于真实值，绝对误差越小；反之，绝对误差越大。

相对误差为绝对误差与真实值的比值，相对误差没有单位，用下式表示：

$$相对误差 = \frac{绝对误差}{真实值} \times 100\% = \frac{\delta}{\mu} \times 100\%$$

例如，对某片剂进行含量测定，测得的含量为 0.2035（毫克/片），假设其真实含量为 0.2010（毫克/片），那么，

$$绝对误差 = 0.2035 - 0.2010 = 0.0025（毫克/片）$$

$$相对误差 = \frac{0.2035 - 0.2010}{0.2010} \times 100\% = 1.2\%$$

由于真实值是不容易知道的，因此，当同一样品，随着重复测定次数的增加，所得到的平均值就越接近真实值。故相对误差常以绝对误差与测量值的平均值之比表示。即

$$相对误差 = \frac{绝对误差}{平均值} \times 100\% = \frac{\delta}{\chi} \times 100\%$$

相对误差反应误差在测量值中所占的比例，不受测量值单位的影响，便于比较，所以经常使用。

2. 系统误差和偶然误差 系统误差又称可定误差，是由某种确定的原因引起的，一般有固定的方向（正或负）和大小，重复测定时重复出现。根据误差的来源，系统误差可分为方法误差、仪器误差、试剂误差以及操作误差等。

（1）方法误差：是由分析方法本身不完善或选用不当造成的。如容量分析中滴定反应不完全、干扰离子的影响、指示剂不合适、其他副反应的发生等原因造成的误差。

（2）试剂误差：是由试剂不符合要求而造成的误差，如试剂不纯等。试剂误差可以通过更换试剂来克服，也可以通过空白试验测知误差的大小并加以校正。

（3）仪器误差：是由仪器不够准确造成的误差。例如，天平的灵敏度低，砝码本身重量不准确，滴定管、容量瓶、移液管的刻度不准确等造成的误差。因此，使用仪器前应对仪器进行校正，选用符合要求的仪器；或求出其校正值，并对测定结果进行校正。

（4）操作误差：是由分析者操作不符合要求造成的误差。例如，检验者对滴定终点颜色改变的判断有误，或未按仪器使用说明正确操作等所引起的误差。

偶然误差又叫不可定误差或随机误差，是由偶然的原因所引起的，不能确定。例如，实验室的温度、湿度的变化、仪器电压的偶然波动所造成的误差等。偶然误差的大小和正负都不固定，但仍然有一定的规律性。通过增加平行测定的次数，以平均值作为最后的结果，可以减小偶然误差。

（二）精密度与偏差

精密度是指在相同的测试条件下，同一个均匀样品，经多次测定所得结果相互接近的程度。精密度一般用偏差、标准偏差（S）或相对标准偏差（RSD）来表示。

$$偏差 = 测量值 - 平均值$$

$$相对偏差 = \frac{偏差}{平均值} \times 100\%$$

若对同一样品重复测定了 n 次，第 i 次的测定结果为 χ_i，测定结果的平均值为 $\bar{\chi}$，则标准偏差的计算公式为：

$$S = \sqrt{\frac{\sum_{i=1}^{n}(\chi_i - \bar{\chi})^2}{n-1}}$$

在药物分析中经常使用相对标准偏差来表示精密度，相对标准偏差的计算公式为：

$$RSD = \frac{S}{\bar{\chi}} \times 100\%$$

> **链接** 不同的检测方法对 RSD 值的要求
>
> 1. 滴定法：标定不超过 0.1%；样品的非水滴定不超过 0.2%；其他滴定不超过 0.5%；
> 2. 紫外-可见分光光度法不超过 2.0%；
> 3. 高效液相色谱法不超过 2.0%；
> 4. 气相色谱法：外标法不超过 10.0%；内标法不超过 5.0%。

偏差或相对标准偏差（RSD）越小，说明测定结果越集中，精密度越好。准确度是表示系统误差大小的一个量，而精密度是表示偶然误差大小的一个量。偶然误差小，系统误差不一定小。一个方法的精密度是准确度高的前提，但测量结果的精密度好，准确度不一定高，只有在消除了系统误差的前提下，精密度好，准确度才高。含量测定和杂质的限量测定应考察方法的精密度。对于一个理想的测定结果，既要求有好的精密度，也要求有好的准确度。

案例 3-3

A、B、C、D 四个分析工作者对同一铁标样中的铁含量进行测量，得结果如图 3-2 所示，比较其准确度与精密度。

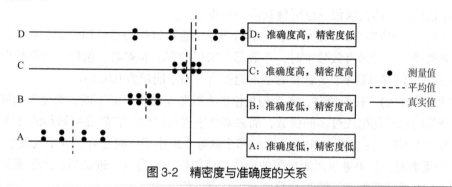

图 3-2　精密度与准确度的关系

（三）提高分析结果准确度的方法

在药物分析实验过程中，对实验结果的要求是相当严格的，我们必须采取一定的措施，将各种误差的影响减至最小，使分析结果达到所要求的准确度。

1. 选择恰当的分析方法　不同的分析方法，灵敏度和准确度不同，重量分析法和滴定分析法的灵敏度虽然不高，但对于高含量组分的测定，能得到较准确的结果，相对误差一般为千分之一，但对于微量组分的测定，一般做不出来，更谈不上准确与否了。而仪器分析对于微量组分的测定灵敏度高，相对误差较大，绝对误差不大，仍能符合准确度的要求。

2. 消除系统误差　系统误差是定量分析中误差的主要来源，可以采用下述方法予以消除。

（1）校准仪器：在对准确度要求较高的实验中，对所使用的仪器，如天平砝码的质量、滴定管、移液管和容量瓶的体积都要进行校准。

（2）对照实验：对照实验用于检验和消除方法、仪器、试剂误差。用含量已知的标准试样或纯物质当做供试品，按所选用的测定方法与未知供试品平行测定，并将测定结果与标准值或纯物质的理论值相对照，便可得出分析误差，用此误差值对未知试样的测定结果加以校正。"对照试验"可以证明试验条件是否正常。若"对照试验"出现正反应，说明试验条件正常，可以排除"假阴性"的结果。

（3）空白试验：是在不加试样的情况下，或以蒸馏水代替供试品溶液，按照与试样完全相同的条件和操作方法进行试验，所得的结果称为空白值，从试样结果中扣除空白值就可以校正误差。空白试验的作用是检验和消除由试剂、分析仪器所引起的系统误差，空白值一般较小，经扣除后可以得到比较准确的测定结果。一般可通过"空白试验"，来避免"假阳性"的结果，若"空白试验"不出现正反应，说明仪器、试剂对试验没有影响。

（4）回收试验：如果没有标准试样做对照试验，或对供试品的组分不清楚时，可做回收试验。方法是向供试品中加入已知量的被测物质，用同法平行测定。制剂的含量测定方法一般用回收试验来考察，根据测定结果按下式计算回收率：

$$回收率 = \frac{测得量}{加入量} = \frac{测得总量 - 样品含量}{加入量} \times 100\%$$

3. 增加平行测定次数　在消除了系统误差之后，适当地增加平行测定次数，可以减小随机误差的影响，提高测定结果的准确度。

（四）有效数字与计算规则

1. 有效数字　在实验中，由于受仪器精度的影响，测量结果的准确度都是有一定限度的。测量值的记录，必须与测量的准确度相符合。在分析工作中实际能测量到的数字称为有效数字，对于有效数字，只允许数的最末一位欠准，而且只能上下差 1。有效数字不仅能表示数值的大小，还可以反映测量的精确程度。

如滴定管：可准确读取到 0.1ml，而小数点后第二位没有刻度，是估计值，不甚准确，有 ±0.01 误差，但该数字并非臆造，记录时应保留。药品检验测定和计算时，要根据测量所能达到的准确度确定有效数字的位数，即只保留一位可疑数值，不要夸大。

从 0 到 9 的 10 个数字中，0 既可以作为有效数字，也可以作为定位用的无效数字，其余的数都只能作为有效数字。在记录有效数字时，小数部分末尾的零不能省略。例如，称量时天平的读数是 0.0210g，表示有 3 位有效数字，1 后面的零不能省略，即不能记为 0.021g。

2. 有效数字的修约　在测量时，各个测量值的有效数字位数可能不同，为便于运算，需舍去多余的尾数，计算时也可能出现过多的位数，需要对数字进行修约。有效数字修约的规则如下：

（1）四舍六入五留双：测量值中被修约的那个数等于或小于 4 时舍弃，等于或大于 6 时，进位。等于 5 且 5 后无数时，如果进位后测量值的末位数成偶数，则进位；进位后，测量值的末位数成奇数，则舍弃。若 5 后还有数，说明修约数比 5 大，宜进位。

例如，将以下的测量值修约为 3 位有效数字，修约的结果为：2.0149 为 2.01，5.2386 为 5.24，3.125001 为 3.13，1.755 为 1.76，4.105 为 4.10。

（2）对原测量值一次修约至所需位数，不能分次修约，例如，将 2.15491 修约为三位数，不能先修约成 2.155 再修约成 2.16，只能一次修约为 2.15。

（3）运算过程中，为了减少舍入误差，可多保留一位有效数字，计算出结果后，再按修约规则，将结果修约至应有的有效数字位数。

在修约标准偏差值或其他表示不确定度的数值时，修约的结果应使准确度的估计值变得更差一些。例如，标准偏差为 0.213，如取两位有效数字，宜修约为 0.22，取一位则为 0.3。

自 测 题

一、选择题

【A 型题】（最佳选择题）。说明：每题的备选答案中只有一个最佳答案。

1. 药品检验工作程序（　　）
   A. 性状、检查、含量测定、检验报告
   B. 鉴别、检查、含量测定、原始记录
   C. 取样、检验（性状、鉴别、检查、含量测定）、记录与报告
   D. 取样、鉴别、检查、含量测定
   E. 性状、鉴别、含量测定、报告

2. 药品检验的最高机构是（　　）
   A. 药品检验所
   B. 省、自治区、直辖市级药品检验机构
   C. 中国食品药品检定研究院
   D. 县级药品检验所
   E. 生产企业的药品检验部门

3. 精密度是（　　）
   A. 测量值与真实值接近的程度
   B. 测量值与平均值之差
   C. 表示该法测量的正确性
   D. 精密度的大小用误差标示
   E. 在相同的测试条件下，同一个均匀样品，经多次测

定所得结果相互接近的程度

4. 称样量越大，天平的称量误差相对（　　）
   A. 越小　　　　B. 越大　　　　C. 相等
   D. 不变　　　　E. 无规律

5. 分析过程中，由于温度的变化所引入的误差应属于（　　）
   A. 仪器误差　　　　　B. 系统误差
   C. 偶然误差　　　　　D. 方法误差
   E. 试剂误差

6. 下列玻璃仪器不能直火加热的是（　　）
   A. 烧杯　　　　　　　B. 容量瓶
   C. 锥形瓶　　　　　　D. 蒸发皿
   E. 试管

7. 在进行鉴别试验时，若怀疑反应结果的可靠性，则应（　　）
   A. 重复鉴别试验　　　B. 重新配制试剂
   C. 分析操作方法　　　D. 寻找原因
   E. 进行对照试验或空白试验

8. 精密量取一定体积的液体，应使用的量器是（　　）
   A. 移液管　　　　　　B. 量筒
   C. 量杯　　　　　　　D. 容量瓶
   E. 滴定管

9. 中国药典规定"精密称定"时，系指重量应准确在所取重量的（　　）
   A. 百分之一 　　　　　B. 千分之一
   C. 万分之一 　　　　　D. 百分之十
   E. 千分之三

10. 减少分析测定中偶然误差的方法为（　　）
    A. 进行对照试验 　　　B. 进行空白试验
    C. 进行仪器校准 　　　D. 进行分析结果校正
    E. 增加平行试验次数

11. 偶然误差是（　　）
    A. 随机误差或不可定误差
    B. 由于仪器陈旧使结果严重偏离预期值
    C. 误差在测量值中所占的比例
    D. 测量值与平均值之差
    E. 测量值与真实值之差

12. 关于移液管的叙述错误的是（　　）
    A. 分刻度移液管和胖肚移液管（细长中部膨大）
    B. 使用时，要用被吸取的溶液润洗三次，以除去管内残留的水分
    C. 移液管吸取液体取出时，应用滤纸擦干外壁
    D. 管尖与容器壁接触，松开示指，使液体自由流出，流完后再停留15秒
    E. 待溶液流到管尖后，立即从管口轻轻吹一下

13. 关于检验记录的叙述错误的是（　　）
    A. 真实 　　　　　　　B. 完整
    C. 准确 　　　　　　　D. 不得随便涂改
    E. 必须由检验人、复核人和部门负责人签字

14. 一次滴定操作的读数误差是（　　）
    A. 0.1ml 　　B. 0.01ml 　　C. 0.2ml
    D. 0.02ml 　　E. 0.5ml

15. 容量瓶、移液管、滴定管校正所用的水应是（　　）
    A. 自来水 　　　　　　B. 纯化水
    C. 蒸馏水 　　　　　　D. 新沸过的冷水
    E. 矿泉水

【B型题】（配伍选择题）。说明：备选答案在前，试题在后。每组题均对应同一组备选答案，每题只有一个正确答案。每个备选答案可重复选用，也可不选用。

（第16～20题备选答案）
   A. 刻度吸管 　　　　　B. 移液管
   C. 滴定管 　　　　　　D. 锥形瓶
   E. 量瓶

16. 用于准确移取一定体积溶液的量器（　　）

17. 一般用于配制和准确稀释溶液的量器（　　）

18. 用于准确测量滴定中所消耗滴定液体积的量器（　　）

19. 滴定操作中，滴定液与被测物质之间进行反应的容器（　　）

20. 用于准确量取在总容积范围内的溶液体积的量器（　　）

（第21～24题备选答案）下列操作应选用的仪器是
   A. 量筒
   B. 分析天平（感量0.1mg）
   C. 分析天平（感量1mg）
   D. 移液管
   E. 容量瓶

21. 含量测定时，取供试品约0.2g，精密称定（　　）

22. 配制硝酸银滴定液时，称取硝酸银17.5g（　　）

23. 标定四苯硼钠液（0.02mol/L）时，精密量取本液10ml（　　）

24. 氯化物检查中，配制标准氯化钠溶液1000ml（　　）

【X型题】（多项选择题）。说明：每题至少有2个或2个以上答案可以选择。

25. 药物分析中常用的精密玻璃仪器有（　　）
    A. 红外光谱仪 　　　　B. 容量瓶
    C. 移液管 　　　　　　D. 滴定管
    E. 锥形瓶

26. 准确度是（　　）
    A. 测量值与真实值接近的程度
    B. 在相同的测试条件下，同一个均匀样品，经多次测定所得结果相互接近的程度
    C. 表示该法测量的重现性
    D. 准确度表示系统误差的大小
    E. 准确度的大小用误差标示

27. 进行药品检验时，要从大量样品中取出少量样品，应考虑取样的（　　）
    A. 真实性 　　　　　　B. 代表性
    C. 科学性 　　　　　　D. 选择性
    E. 多样性

28. 必须经过校正合格后才能使用的玻璃仪器是（　　）
    A. 量筒 　　　　　　　B. 容量瓶
    C. 移液管 　　　　　　D. 滴定管
    E. 量杯

29. 减小或消除系统误差的方法有（　　）
    A. 仪器校正 　　　　　B. 对照试验
    C. 空白试验 　　　　　D. 回收试验
    E. 选择合适的分析方法

30. 下列说法正确的是（　　）
    A. 相对标准偏差（RSD）越小，说明测定结果越集中，精密度越好
    B. 准确度表示系统误差大小的一个量，而精密度表示偶然误差大小的一个量
    C. 偶然误差小，系统误差不一定小
    D. 精密度是准确度高的前提，但测量结果的精密度好，准确度不一定高
    E. 理想的测定结果是精密度高，准确度也高

二、名词解释

1. 有效数字
2. 系统误差
3. 空白试验
4. 偶然误差

三、简答题

1. 说明分析中所用的精密玻璃仪器为什么要校正合格后才能使用?
2. 滴定管为什么要分段校正?
3. 准确度与精密度的关系是什么?
4. 试分析用感量为 0.1mg 的分析天平称量样品,怎样才能减小误差?

（杨　敬）

第4章

药物的鉴别

药物的鉴别试验是根据药物的分子结构、理化性质，用规定的方法判断药物的真伪。主要用以证实鉴别对象是否为标签所示的药物，不能鉴别未知药物。

第1节 鉴别试验的项目

对于鉴别项下规定的实验方法，仅适用于鉴别药物的真伪，对于原料药，还应结合性状项下的外观和物理常数等进行确认。

一、性　状

药物的性状主要反映药物特有的物理性质，如外观、溶解度及其物理常数等。

1. 外观　是指药品的外表感观和色泽，包括药品的聚集状态、晶形、色泽以及臭味等特征，在一定程度上可以反映药物的内在质量。

如链霉素片的性状描述为"本品为糖衣片或薄膜衣片，除去包衣后，显白色至微带黄绿色"。

2. 溶解度　是药物的一种物理性质，在一定程度上反映了药品的纯度。《中国药典》2020 年版采用"极易溶解、易溶、溶解、略溶、微溶、极微溶解、几乎不溶或不溶"来描述药品在不同溶剂中的溶解性能。

3. 物理常数　是评价药品的主要指标之一，其测定结果不仅对药品具有鉴别意义，也反映了该药品的纯度。《中国药典》2020 年版收载的物理常数包括：相对密度、馏程、熔点、凝点、比旋度、折光率、黏度、酸值、皂化值、羟值、碘值、吸收系数等。

案例 4-1　苯甲酸的性状

本品为白色有丝光的鳞片或针状结晶或结晶性粉末；质轻；无臭或微臭；在热空气中微有挥发性；水溶液显酸性反应。

本品在乙醇、氯仿或乙醚中易溶，在沸水中溶解，在水中微溶。

熔点　本品的熔点为 121～124.5℃。

二、一般鉴别试验

一般鉴别试验是以药物的化学结构及其物理化学性质为依据，通过化学反应来鉴别药物的真伪。一般鉴别试验只能证实某一类药物，而不能证实为哪一种药物，需进行专属鉴别试验，方可确认。

《中国药典》2020 年版中一般鉴别试验包括的项目有：丙二酰脲类、托烷生物碱类、芳香第一胺类、有机氟化物、无机金属盐类（钠盐、钾盐、锂盐、铵盐、镁盐、钙盐、钡盐、铁盐、铝盐、锌盐、铜盐、银盐、汞盐、铋盐、锑盐、亚锡盐）、有机酸盐（水杨酸盐、枸橼酸盐、乳酸盐、苯甲酸盐、酒石酸盐）、无机酸盐（亚硫酸盐或亚硫酸氢盐、硫酸盐、硝酸盐、硼酸盐、碳酸盐与碳酸氢盐、醋酸盐、磷酸盐、氯化物、溴化物、碘化物）。

案例 4-2   芳香第一胺的鉴别

鉴别方法：取供试品约 50mg，加稀盐酸 1ml，必要时缓缓煮沸使溶解，放冷，加 0.1mol/L 的亚硝酸钠溶液数滴，滴加碱性 β-萘酚试液数滴，视供试品不同，生成橙黄色到猩红色沉淀。

案例 4-3   丙二酰脲的鉴别

（1）取供试品约 0.1g，加碳酸钠试液 1ml 与水 10ml，振摇 2 分钟，滤过，滤液中逐滴加入硝酸银试液，即生成白色沉淀，振摇，沉淀即溶解；继续滴加过量的硝酸银试液，沉淀不再溶解。

（2）取供试品约 50mg，加吡啶溶液（1→10）5ml，溶解后，加铜吡啶试液 1ml，即显紫色或生成紫色沉淀。

三、专属鉴别试验

专属鉴别试验是证实某一种药物的依据，是根据药物间化学结构的差异及其理化性质的不同，选用某种药物特有的定性反应来鉴别药物的真伪。如巴比妥类药物含有丙二酰脲母核，主要的区别在于 5，5-位取代基和 2-位取代基的不同：苯巴比妥含有苯环、司可巴比妥含有双键，硫喷妥钠含有硫原子，可根据这些取代基的性质，采用各自的专属反应进行鉴别。

综上所述，一般鉴别试验是以某类药物的共同化学结构为依据，根据其相同的理化性质进行药物真伪的鉴别，以区别不同类别的药物；而专属鉴别试验是在一般鉴别试验的基础上，利用各种药物的化学结构差异，来鉴别药物，以区别同类药物或具有相同化学结构部分的各种药物，达到全面确认药物真伪的目的。

第2节 鉴 别 方 法

药物的鉴别方法要求专属性强、重现性好、灵敏度高、操作快速简便等。常用的鉴别方法有化学法、物理常数测定法、色谱法、光谱法和生物学法。

一、化学鉴别法

化学鉴别法是指供试品与规定的试剂发生化学反应，通过观察反应现象（如颜色、沉淀、产生气体、荧光等）或测定生成物的熔点，对药物进行的定性分析。该法必须具有反应迅速、现象明显的特点，而反应是否完全不是主要的。

    1. **呈色法**   指供试品溶液中加入适当的试剂，在一定条件下进行反应，生成易于观察的有色产物。在鉴别试验中最常用的反应类型有：

（1）三氯化铁呈色反应：鉴别含有酚羟基或水解后能产生酚羟基的药物。

（2）茚三酮呈色反应：鉴别氨基酸及氨基糖苷类药物。

（3）异羟肟酸铁反应：鉴别内酯结构的药物。

（4）重氮化-偶合反应：含芳香第一胺或潜在的芳香第一胺的药物所具有的反应。

    2. **沉淀法**   系指供试品溶液中加入适当的试剂，在一定条件下生成不同颜色的沉淀。如：生物碱沉淀试剂的反应；重金属离子的沉淀反应；银镜反应等。

    3. **焰色反应**   金属离子在无色火焰上燃烧，呈现特殊颜色的火焰。

    4. **荧光反应鉴别法**

（1）药物本身在可见光下发射荧光。如：硫酸奎宁溶液显蓝色荧光。

（2）药物与适当试剂反应后发射荧光。如：氯普噻吨加硝酸后紫外灯下显绿色荧光。

二、光谱鉴别法

1. 紫外-可见分光光度（UV）法　具有苯环或共轭体系的有机药物分子在紫外和可见光区（190～800nm 波长）有明显吸收，结构不同的药物会显示不同的吸收光谱，可作为鉴别的依据。但吸收光谱只能反映药物结构中发色基团部分的特征，如其他部分的结构略有不同，对吸收光谱的影响不大。所以此法作为鉴别的专属性不如红外光谱。

常用的鉴别方法有：

（1）最大吸收波长或最小吸收波长；

（2）吸收系数；

（3）规定一定浓度的供试品溶液在最大吸收波长处的吸光度；

（4）比较吸光度的比值；

（5）比较吸收光谱的一致性（图 4-1）。

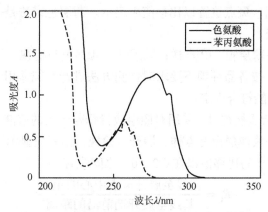

图 4-1　色氨酸和苯丙氨酸的紫外吸收光谱图

色氨酸在 276nm 处有最大吸收峰，$A=1.23$；苯丙氨酸在 258nm 处有最大吸收峰，$A=0.72$

案例 4-4　贝诺酯的鉴别

取本品适量，精密称定，加无水乙醇溶解并定量稀释成每 1ml 中约含 7.5μg 的溶液，照紫外-可见分光光度法测定，在 240nm 的波长处有最大吸收，测定吸光度，按干燥品计算，吸收系数（$E_{1cm}^{1\%}$）为 730～760。

案例 4-5　阿苯达唑的鉴别

取本品约 10mg，精密称定，置 100ml 量中，加冰醋酸 5ml 溶解后，加乙醇稀释至刻度，摇匀，精密量取 5ml，置 50ml 量瓶中，用乙醇稀释至刻度，摇匀，照紫外-可见分光光度法测定，在 295nm 的波长处有最大吸收，在 277nm 的波长处有最小吸收。

2. 红外分光光度法（IR）　是在 4000～400cm^{-1} 波数范围内测定物质的吸收光谱，该法是一种专属性很强、应用较广的鉴别方法。主要用于组分单一、结构明确的原料药物，特别适合用其他方法不易区分的同类药物的鉴别。

红外分光光度法用于药物的鉴别，主要采用标准光谱对照法，比较供试品光谱与对照光谱的一致性，来判定两化合物是否为同一物质。

（1）仪器及其校正：可使用傅里叶变换红外光谱仪或色散型红外分光光度计。用聚苯乙烯薄膜（厚度约为 0.04mm）校正仪器，绘制其光谱，用 3027cm^{-1}、2851cm^{-1}、1601cm^{-1}、1028cm^{-1}、907cm^{-1} 处的吸收峰对仪器的波数进行校正。傅里叶变换红外光谱仪在 3000cm^{-1} 附近的波数误差应不大于 ±5cm^{-1}，在 1000cm^{-1} 附近的波数误差应不大于 ±1cm^{-1}。

仪器的分辨率要求在 3110～2850cm^{-1} 范围内应能清晰地分辨出 7 个峰，峰 2924cm^{-1} 与 2851cm^{-1}

之间的分辨深度不小于18%透光率，峰1601cm^{-1}与1583cm^{-1}吸收带的分辨深度不小于12%透光率。仪器的标准分辨率，除另有规定外，应不低于2cm^{-1}。

（2）供试品的制备及测定：除另有规定外，应按《药品红外光谱集》各卷所收载的光谱图所规定的制备方法制备样品，一般采用溴化钾压片法，通过比较对照图谱与供试品图谱的一致性，来判断供试品的真伪。

三、色谱鉴别法

色谱鉴别法是利用不同组分在不同色谱条件下，具有各自的特征色谱行为（如比移值R_f或保留时间等）进行鉴别。同一种药物在同样条件下的色谱行为是相同的，依此可以鉴别药物及其制剂的真伪。常用方法如下。

1. 薄层色谱鉴别法（TLC）　在实际工作中，一般采用对照品比较法，即将供试品和对照品用同种溶剂配成同样浓度的溶液，在同一薄层板上点样，展开、显色，供试品所显主斑点的颜色、位置应与对照品的主斑点相同，斑点位置以比移值来表示。薄层色谱法是一种简便易行的方法，一般用于药品的鉴别或杂质检查。

（1）操作方法：①制备薄层板；②点样；③展开；④显色与检视。

（2）系统适用性试验：按各品种项下要求对检测方法进行系统适用性试验，使斑点的检测灵敏度、比移值（R_f）的分离效能符合规定。

1）检测灵敏度：系指杂质检查时，采用对照溶液稀释若干倍的溶液与供试品溶液和对照溶液在规定的色谱条件下，在同一块薄层板上点样、展开、检视，前者应显示清晰的斑点。

2）比移值（R_f）：各斑点的比移值以在0.2～0.8之间为宜。

$$R_f = \frac{\text{基线至展开斑点中心的距离}}{\text{基线至展开剂前沿的距离}}$$

3）分离效能：鉴别时，在对照品与结构相似药物的对照品制成混合对照溶液的色谱图中，应显示两个清晰分离的斑点。杂质检查时，在杂质对照溶液用供试品自身稀释的色谱图中，应显示两个清晰分离的斑点，或待测成分与相邻的杂质斑点应清晰分离。

（3）应用

1）鉴别：可采用与同浓度的对照品溶液，在同一块薄层板上点样、展开与检视，供试品溶液所显主斑点的颜色（或荧光）与比移值（R_f）应与对照品溶液的主斑点一致，而且主斑点的大小与颜色的深浅也应大致相同；或采用供试品溶液与对照品溶液等体积混合，应显示单一、紧密的斑点；或选用与供试品化学结构相似的药物对照品与供试品溶液的主斑点比较，两者R_f应不同，或将上述两种溶液等体积混合，应显示两个清晰分离的斑点。

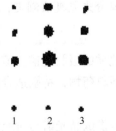

2）杂质检查：可采用杂质对照品法、供试品溶液自身稀释对照法或杂质对照品法与供试品溶液自身稀释对照法并用。供试品溶液除主斑点外的其他斑点应与相应的杂质对照品溶液或系列杂质对照品溶液的主斑点比较，或与供试品溶液的自身稀释对照溶液或系列自身稀释对照溶液的斑点比较，不得更深。

通常应规定杂质的斑点数和单一杂质量，当采用系列自身稀释对照溶液时，也可规定估计的杂质总量（图4-2）。

图4-2　薄层色谱图

1. 0.002%供试液；2. 供试液；3. 0.01%供试液

案例 4-6　头孢拉定的薄层色谱法鉴别试验

取本品和头孢拉定对照品各适量，分别加水制成每1ml中含6mg的溶液。照薄层色谱法试验，吸取上述两种溶液各5μl，照有关物质项下的方法测定，供试品溶液所显主斑点的位置应与对照品溶液的主斑点相同。

2. 高效液相色谱法（HPLC） 是采用高压输液泵将规定的流动相泵入装有填充剂的色谱柱中进行分离测定的色谱方法。注入的供试品，由流动相带入色谱柱内，各组分在柱内被分离，并进入检测器，由积分仪或数据处理系统记录色谱信号。此法专属性较强，但操作费时，故一般在"检查"或"含量测定"项下已采用高效液相色谱法的情况下，才采用此法鉴别。

一般规定，按供试品"含量测定"项下的高效液相色谱法操作条件进行试验，一般要求供试品和对照品色谱峰的保留时间应一致（图 4-3）。

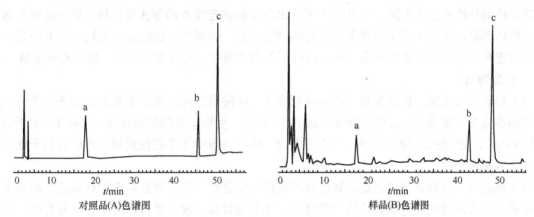

图 4-3　HPLC 法中香加皮中异香草醛、杠柳毒苷和 4-甲氧基水杨醛的图谱

a. 异香草醛　b. 杠柳毒苷　c. 4-甲氧基水杨醛

第 3 节　鉴别试验条件

鉴别试验的目的是判断药物的真伪，以理化反应产生的明显的易于观察的特征变化为依据，因此鉴别试验必须在规定的条件下完成，否则影响结果的判定。影响鉴别反应的因素主要有被测物的浓度、试剂的用量、溶液的温度、pH 值、反应时间、干扰物质等。

1. 溶液的浓度 主要指被鉴别药物的浓度，在鉴别试验中加入的各种试剂一般是过量的。不同的药物浓度对某些鉴别试验的结果产生不同的影响，为使鉴别结果准确，被鉴别药物的浓度须限定在一定范围内。在实际工作中，鉴别试验要求用尽可能少的供试品，观测到更好的效果。在阳性反应结果相同的条件下，供试品越少，说明反应越灵敏，反应灵敏度以最低检出量（又称检出限量）和最低检出浓度（又称界限浓度）来表示。

最低检出量，是应用某一反应，在一定条件下，能够观测出阳性结果的供试品的最小量，其单位通常用微克表示。

最低检出浓度，是应用某一反应，在一定条件下，能够检测出阳性结果供试品的最低浓度。

2. 溶液的温度 温度对化学反应的影响很大，一般温度每升高 10℃，反应速度增加 2～4 倍。但温度升高，也可使某些产物分解，导致颜色变化，使结果判断失误。

3. 溶液的酸碱度 许多鉴别反应都需要在一定酸碱度的条件下进行。酸碱度的作用在于能使各反应物有足够的浓度处于反应活化状态，利于鉴别反应的进行，并使反应生成物处于稳定和易于观测的状态。

4. 干扰成分 在鉴别试验中，药物结构中的其他部分或药物制剂中的其他组分可能参加鉴别反应，对试验结果产生干扰，这时须选择专属性更高的鉴别反应，或分离后再进行鉴别。鉴别试验的专属性是指在其他成分可能存在的条件下，采用的方法能正确测定出被测物的特性。对于鉴别反应，应能与共存的物质或结构相似的化合物区分开，不含被测物的样品，或结构相似的化合物均应呈负反应。

5. 试验时间 有机化合物的化学反应速度一般较慢，反应条件也较多，使鉴别反应完成，需要一定的时间才能获得结果。

第4节 常用物理常数的测定

一、熔 点

熔点是指一种物质由固体熔化成液体时的温度，是物质的一个物理常数。纯的固体物质都有一定的熔点，熔点一般是指一个范围，即物质熔化时初熔至全熔时的一段温度，也称熔距。物质的纯度越高，熔距越小。因此检测药物的熔点，目的是鉴别药物的真伪和纯度。

依照待测药物的性质不同，《中国药典》2020年版测定熔点的方法有三种：第一法用于测定易粉碎的固体药品；第二法用于测定不易粉碎的固体药品，如脂肪、脂肪酸、石蜡、羊毛脂等；第三法用于测定凡士林或其他类似物质。当各品种项下未注明时，均系指第一法。现主要介绍第一法。

1. 测定方法

（1）取供试品适量，研成细粉，除另有规定外，应按照各药品项下干燥失重的条件进行干燥。若该药品不检查干燥失重、熔点范围低限在135℃以上、受热不分解的供试品，采用105℃干燥；熔点在135℃以下或受热分解的供试品，可在五氧化二磷干燥器中干燥过夜或用其他适宜的干燥方法干燥，如恒温减压干燥。

（2）测定时，分取供试品适量，置熔点测定用毛细管中，轻击管壁或借助长短适宜的洁净玻璃管，垂直放在表面皿或其他适宜的硬质物体上，将毛细管自上放入使自由落下，反复数次，使粉末紧密集结在毛细管的熔封端。装入供试品的高度为3mm。另将温度计放入盛装传温液的容器中，使温度计汞球部的底端与容器的底部距离2.5cm以上；加入传温液以使传温液受热后的液面恰在温度计的分浸液线。将传温液加热，待温度上升至较规定的熔点低限约低10℃时，将装有供试品的毛细管浸入传温液，贴附在温度计上（可用橡皮圈或毛细管夹固定），位置须使毛细管的内容物部分恰好在温度计汞球中部。继续加热，调节升温速率为每分钟上升1.0~1.5℃，加热时须不断搅拌使传温液温度保持均匀，记录供试品在初熔至终熔时的温度，重复测定3次，取其平均值，即得。

（3）测定熔融同时分解的供试品时，方法如上所述，但调节升温速率应使每分钟上升2.5~3.0℃；供试品开始局部液化时（出现明显液滴）的温度作为初熔温度；供试品固相消失全部液化（澄清）时的温度作为终熔温度。遇有固相消失不明显时，应以供试品分解物开始膨胀上升时的温度作为终熔温度。某些样品无法分辨其初熔、终熔时，可以其发生突变时的温度作为熔点。熔点测定装置如图4-4所示。

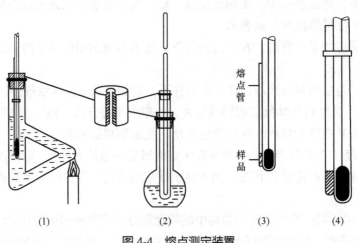

图4-4 熔点测定装置

2. 注意事项

（1）供试品应完全干燥后再测定，水分的存在，影响熔点的观察。

（2）毛细管内装入供试品的量应以高度为3mm为宜；并应研细装紧，无气泡，保证传热均匀，熔点变化明显，易于观察。

（3）测定熔点所用的温度计应校正。

（4）供试品的熔点在80℃以下的，传温液用水；熔点在80℃以上的，传温液用硅油或液体石蜡。

（5）熔点管底未封好会产生漏管。

（6）样品粉碎要细，填装要实，否则产生空隙，不易传热，造成熔程变大。

（7）熔点管必须洁净。

（8）熔点测定过程中遇到有"发毛""收缩""软化""出汗"等现象，不可做初熔的判断。

链 接

1. "发毛"指内容物受热后膨胀发松、物面不平的现象。

2. "收缩"指内容物在"发毛"以后，向中心聚集紧缩或贴在某一边壁上的现象。

3. "软化"指内容物在收缩的同时或在收缩以后变软，形成软质柱状物，并向下弯塌的现象。

4. "出汗"指内容物收缩后在毛细管内壁出现细微液滴，但尚未出现局部液化的明显液滴和持续的熔融过程。

二、比 旋 度

1. **原理** 当平面偏振光通过含有某些光学活性化合物的液体或溶液时，能使偏振光的平面发生旋转，这种现象称旋光现象。旋转的度数称为旋光度，用 α 表示，"+"表示右旋，"−"表示左旋。

比旋度：在一定波长与温度下，偏振光透过每 1ml 含有 1g 旋光性物质的溶液且光路为长 1dm 时，测得的旋光度称为比旋度，用$[\alpha]_D$ 表示，比旋度是物质的物理常数。测定比旋度（或旋光度）可以用于鉴别或检查光学活性药品的纯杂程度，亦可用于测定光学活性药品的含量。

2. **测定方法** 旋光度的测定采用自动旋光仪。除另有规定外，本法系采用钠光谱的 D 线（589.3nm）测定旋光度，测定管长度为 1dm（如使用其他管长，应进行换算），测定温度为 20℃。用读数至 0.01°并经过检定的旋光计。操作步骤如下：

（1）将测定管用供试品所用的空白溶剂冲洗 3～4 遍，缓缓注入适量溶剂。

（2）测定管中若有气泡，应先将气泡浮在凸颈处，通光面两端的雾状液滴，应用擦镜纸揩干。

（3）测定管螺帽不宜旋得过紧，以免产生应力，影响读数。

（4）将测定管放入样品室，测定管安放时，应注意标记的位置和方向，盖上箱盖，校正仪器，使旋光示值为零。

（5）取出测定管，将空白溶液倒出，用供试品溶液冲洗 3～4 遍，将供试品溶液缓缓注入测定管，用擦镜纸擦净测定管，特别要擦净两端的通光面，按相同的位置和方向正确地放入样品室内，盖好箱盖，检测读数，即得供试液的旋光度。用同法读取旋光度 3 次，取 3 次的平均值作为测定结果。按下式计算供试品的比旋度。

（6）测定完毕后，取出测定管，用纯化水洗净，晾干，防尘保存。

对固体供试品：$[\alpha]_D^t = \dfrac{100\alpha}{lc}$

对液体供试品：$[\alpha]_D^t = \dfrac{\alpha}{ld}$

式中：$[\alpha]_D^t$为比旋度；D 为钠光谱的 D 线；t 为测定时的温度，℃；l 为测定管长度，dm；α 为测得的旋光度；d 为液体的相对密度；c 为每 100ml 溶液中含有被测物质的重量（按干燥品或无水物计算），g。

（7）测定完毕后，取出测定管，用纯化水洗净，晾干，防尘保存。

3. **注意事项**

（1）每次测定前应以溶剂作空白校正，测定后，再校正 1 次，以确定在测定时零点有无变动。

如第 2 次校正时发现旋光度差值超过 ±0.01 时表明零点有变动，则应重新测定旋光度。

（2）配制溶液及测定时，均应调节温度至 20℃±0.5℃（或各品种项下规定的温度）。

（3）旋光度的测定一般应在溶液配制后 30 分钟内进行。

供试的液体或固体物质的溶液应充分溶解，供试液应澄清。

（4）物质的旋光度与测定光源、测定波长、溶剂、浓度和温度等因素有关。因此，表示物质的旋光度时应注明测定条件。

（5）测定供试品与空白校正，应按相同的位置和方向放置测定管于仪器样品室，并注意测定管内不应有气泡，否则影响测定的准确度。

（6）测定管使用后，尤其在盛放有机溶剂后，必须立即洗净，以免橡皮圈受损发黏。测定管每次洗涤后，切不可置烘箱中干燥，以免发生变形。

4. 应用

（1）药物的鉴别：具有旋光性的药物，在"性状"项下，一般都收载"比旋度"的检验项目。测定比旋度值可用来鉴别药物或判断药物的纯杂程度。

（2）杂质检查：具有光学异构体的药物，一般具有相同的理化性质，但其旋光性能不同，一般有左旋体、右旋体和消旋体之分，通过测定药物中杂质的旋光度，可以对药物的纯度进行检查。

（3）药物的含量测定：具有旋光性的药物，特别是在无其他更好的方法测定其含量时，可采用旋光度法测定。当比旋度已知时，精密称取一定量的供试品，配成一定浓度的溶液，装入测定管中，测定其旋光度，按下式计算其含量：

$$C = \frac{100 \times a}{[\alpha]_D^t \times l}$$

求出药物的浓度后，根据浓度即可以求出药物的含量。

案例 4-7　葡萄糖注射液的含量测定

方法：精密量取本品适量（约相当于葡萄糖 10g），置 100ml 量瓶中，加氨试液 0.2ml（10% 或 10% 以下规格的本品可直接取样测定），用水稀释至刻度，摇匀静置 10 分钟，依法测定旋光度，与 2.0852 相乘，即得。已知无水葡萄糖的比旋度为 52.75°。

已知：$l=1dm$，$a=+5.1°$

2.0852 是每 1° 旋光度相当于待测溶液每 100ml 中含 $C_6H_{12}O_6 \cdot H_2O$ 的克数。其由来如下：

$$C = \frac{100 \times a}{[\alpha]_D^t \times l}$$

已知无水葡萄糖 $[\alpha]_D^t = 52.75°$　$l=1dm$

当 $a=1°$ 时即有：

$$C = \frac{100 \times 1}{52.75 \times 1} = 1.9958$$

此为旋光度 1° 时相当于被测溶液每 100ml 中无水葡萄糖克数，含水葡萄糖的克数为

$$1.9958 \times \frac{M_{C_6H_{12}O_6 \cdot H_2O}}{M_{C_6H_{12}O_6}} = 1.9958 \times \frac{198.17}{180.17} = 2.0852$$

三、pH 值的测定

pH 值是溶液中氢离子活度的负对数，用来表示溶液的酸度。pH 值测定的装置称为 pH 计或酸度计，由 pH 值测量电极和 pH 值指示器两部分组成。pH 值测定法准确度高，对于酸碱度要求较严的一般用该法测定。除另有规定外，水溶液的 pH 值应以玻璃电极为指示电极，饱和甘汞电极为参比电极的酸度计进行测定，酸度计应按国家规定定期检定（图 4-5）。

1. 仪器的校正　测定前，应采用表 4-1 所示的标准缓冲液进行校正，也可用国家标准物质管理部门发放的标准 pH 值准确至 0.01pH 值单位的各种标准缓冲液校正。

2. 注意事项　测定 pH 值时，应严格按仪器的使用说明书操作，并注意下列事项。

（1）测定前，按各品种项下的规定，选择两种 pH 值约相差 3 个单位的标准缓冲液进行校正，使供试液的 pH 值处于二者之间。

（2）取与供试液 pH 值较接近的第一种标准缓冲液对仪器进行校正（定位），使仪器示值与表列数值一致。

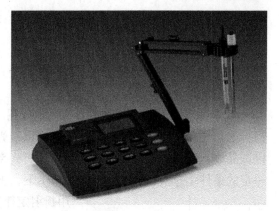

图 4-5　酸度计

表 4-1　不同温度时标准缓冲液的 pH 值

温度℃	草酸盐标准缓冲液	邻苯二甲碳酸氢钾标准缓冲液	磷酸盐标准缓冲液（pH 值 6.8）	硼砂标准缓冲液	氢氧化钙标准缓冲液（25℃）
0	1.67	4.01	6.98	9.64	13.43
5	1.67	4.00	6.95	9.40	13.21
10	1.67	4.00	6.92	9.33	13.00
15	1.67	4.00	6.90	9.28	12.81
20	1.68	4.00	6.88	9.23	12.63
25	1.68	4.00	6.86	9.18	12.45
30	1.68	4.01	6.85	9.14	12.29
35	1.69	4.02	6.84	9.10	12.13
40	1.69	4.04	6.84	9.07	11.98
45	1.70	4.05	6.83	9.04	11.84
50	1.71	4.06	6.83	9.01	11.71
55	1.72	4.08	6.83	8.99	11.57
60	1.72	4.09	6.84	8.96	11.45

（3）仪器定位时，再用第二种标准缓冲液核对仪器示值，误差应不大于±0.02pH 值单位。若大于此偏差，则应小心调节斜率，使示值与第二种标准缓冲液的表列数值相符。重复上述定位与斜率调节操作，至仪器示值与标准缓冲液的规定数值相差不大于 0.02pH 值单位。否则，须检查仪器或更换电极后，再行校正至符合要求。

（4）每次更换标准缓冲液或供试液前，应用纯化水充分洗涤电极，然后将水吸尽，也可用所换的标准缓冲液或供试液洗涤。

（5）在测定高 pH 值的供试品和标准缓冲液时，应注意碱误差的问题，必要时选用适用的玻璃电极测定。

（6）对弱缓冲液（如水）的 pH 值测定，先用邻苯二甲酸氢钾标准缓冲液校正仪器后测定供试液，并重取供试液再测，直至 pH 值的读数在 1 分钟内改变不超过±0.05 为止；然后再用硼砂标准缓冲液校正仪器，再如上法测定；二次 pH 值的读数相差应不超过 0.1，取二次读数的平均值为其 pH 值。

（7）配制标准缓冲液与溶解供试品的水，应是新沸过的冷的纯化水，其 pH 值应为 5.5～7.0。

（8）校正后的仪器不得随意搬动或移动，否则再使用时须重新校正。

（9）标准缓冲液一般可保存 2～3 个月，但发现有浑浊、发霉或沉淀等现象时，不能继续使用。

四、折 光 率

折光率是液体药物的物理常数。测定折光率可以区别不同的药物，也可以检查某些药物的纯杂程度或测定其含量。

1. 基本原理 当光线从一种介质进入另一种介质时，由于光速不同，在分界面上发生折射现象，而折射角与介质密度、分子结构、温度以及光的波长等有关。折射率是指光线在空气中的速度与在供试品中速度的比值。根据折射定律，折光率是光线入射角的正弦与光线折射角的正弦的比值。在一定的条件（介质、温度、光的波长）下，折光率为一常数。

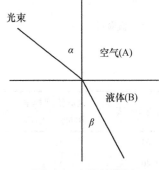

图 4-6 光线的折射

用折射定律表示为：$n=\sin\alpha/\sin\beta$，α 是入射光（空气中）与界面垂线之间的夹角，β 是折射光（在液体中）与界面垂线之间的夹角。入射角正弦与折射角正弦之比等于介质 B 对介质 A 的相对折光率（图 4-6）。用单色光要比白光测得的折光率更为精确，所以测定折光率时，《中国药典》规定，采用钠光谱的 D 线（589.3nm）测定供试品相对于空气的折光率，除另有规定外，供试品的温度应为 20℃，在此条件下测得的折光率以 n 表示。

药品检验中测定的折光率系指光线从空气进入供试品的折光率，透光物质的温度升高，折光率变小；光线的波长越短，折光率就越大。

2. 测定方法 常用阿贝折光仪（图 4-7），由于折光率与温度有关，故阿贝折光仪装有保温层，可通入一定温度的水以保持温度恒定。阿贝折光仪的读数范围为 1.3～1.7，精确至 0.0001。

在测定样品之前，应对折光仪进行校正。先测纯水的折光率，重复两次所得纯水的平均折光率与其标准值比较进行校正，水的折光率 20℃时为 1.3330，25℃时为 1.3325，40℃时 1.3305。除另有规定外，应调节温度至 20℃±0.5℃。

（1）将折光仪与恒温水浴连接，调节所需要的温度，同时检查保温套的温度计是否精确。一切就绪后，打开直角棱镜，用擦镜纸蘸少量乙醇或丙酮轻轻擦洗上下镜面，不可来回擦，只能单向擦，晾干后使用。

（2）达到所需温度后，将 2～3 滴待测溶液均匀地置于磨砂面棱镜上，关闭棱镜，调好反光镜使光线射入。滴加样品时切勿使滴管尖端直接接触镜面，以防造成划痕，滴加液体要适量，分布要均匀，对于易挥发液体，应快速测定折光率。

（3）先轻轻转动左面刻度盘，并在右面镜筒内找到明暗分界线。若出现彩色带，则调节消色散镜，使明暗界线清晰。再转动左面刻度盘，使分界线对准交叉线中心，记录读数与温度，重复 1～2 次。

（4）测完后，应立即擦洗上下镜面，晾干后再关闭折光仪。

3. 折光仪保养

（1）必须注意折光仪棱镜的保护，不能在镜面上造成划痕，滴加液体时，滴管的末端切不可触及棱镜。不能测定强酸、强碱及腐蚀性的液体。

（2）折光仪不能在较高温度下使用，对于易挥发或易吸水的样品测量有些困难，可用滴管从棱镜间小槽滴入。另外对样品的纯度要求也较高。

（3）每次使用后，应认真擦洗镜面，待晾干后再关闭

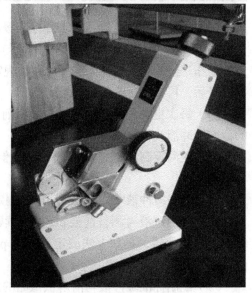

图 4-7 阿贝折光仪结构

棱镜；折光仪不得暴露于阳光下使用或保存，不用时应放入木箱内置于干燥处，放入前应注意将金属夹套内的水倒干净，管口封起来。

4. **应用**　阿贝折光仪操作简便、容易掌握，是有机化学实验室的常用仪器，主要用途为：测定已知化合物折光率与标准值对照，可鉴定化合物的纯度；合成的未知化合物，经过结构及化学分析确证后，测得的折光率可作为一个物理常数记载。将折光率作为检测原料、溶剂、中间体及最终产品纯度的依据之一，多用于液体有机化合物。

五、相 对 密 度

1. **基本原理**　相对密度系指在相同的温度和压力条件下，待测物质的密度与水的密度之比。除另有规定外，温度均为 20℃，纯物质的相对密度在特定的条件下为不变的常数。如果物质的纯度不够，其相对密度也会随之改变。因此测定药物的相对密度，可以检查其纯度。

相对密度的测定，只限于液体药物。测定的方法有两种，比重瓶法和韦氏比重秤法。一般的液体药物，用比重瓶测定，测定时环境温度应略低于 20℃；易挥发的液体相对密度，用韦氏比重秤测定。

2. **测定方法**

（1）比重瓶法（A 法和 B 法）

A 法：取洁净、干燥并精密称定重量的比重瓶（图 4-8A），装满供试品（温度应低于 20℃或各药品项下规定的温度）后，装上温度计（瓶中应无气泡），置 20℃（或各药品项下规定的温度）的水浴中放置 10～20 分钟，使内容物的温度达到 20℃（或各药品项下规定的温度），用滤纸除去溢出侧管的液体，立即盖上罩。然后将比重瓶自水浴中取出，再用滤纸将比重瓶的外面擦净，精密称定，减去比重瓶的重量，求得供试品的重量。将供试品倾去，洗净比重瓶，装满新沸过的冷蒸馏水，再照上法测得同一温度时水的重量，按下式计算，即得。

$$供试品的相对密度 = \frac{供试品重量}{水重量}$$

B 法：取洁净、干燥并精密称定重量的比重瓶（图 4-8B），装满供试品（温度应低于 20℃或各品种项下规定的温度）后，插入中心有毛细孔的瓶塞，用滤纸将从塞孔溢出的液体擦干，置 20℃（或各品种项下规定的温度）恒温水浴中，放置若干分钟，随着供试液温度的上升，过多的液体将不断从塞孔溢出，随时用滤纸将瓶塞顶端擦干，待液体不再由塞孔溢出，迅即将比重瓶自水浴中取出，照上述 A 法，自"再用滤纸将比重瓶的外面擦净"起，依法测定，即得。

（2）韦氏比重秤法：取 20℃时相对密度为 1 的韦氏比重秤（图 4-9），用新沸过的冷水将所附玻璃圆筒装至八分满，置 20℃（或各品种项下规定的温度）的水浴中，搅动玻璃圆筒内的水，调节温度至 20℃（或各品种项下规定的温度），将悬于秤端的玻璃锤浸入圆筒内的水中，秤臂右端悬挂游码于 1.0000 处，调节秤臂左端平衡用的螺旋使平衡，然后将玻璃圆筒内的水倾去，拭干，装入供试液至相同的高度，并用同法调节温度后，再把拭干的玻璃锤浸入供试

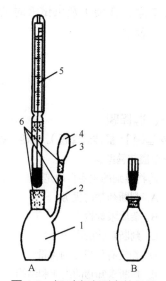

图 4-8　相对密度测定的仪器
1. 比重瓶主体；2. 侧管；3. 侧孔；4. 罩；
5. 温度计；6. 玻璃磨口

液中，调节秤臂上游码的数量与位置使平衡，读取数值，即得供试品的相对密度。

如该比重秤系在 4℃时相对密度为 1，则用水校准时游码应悬挂于 0.9982 处，并应将在 20℃测得的供试品相对密度除以 0.9982。

3. **注意事项**

（1）比重瓶必须洁净、干燥，一定要先称量空比重瓶的重量，再装供试品称重，最后装水称重。

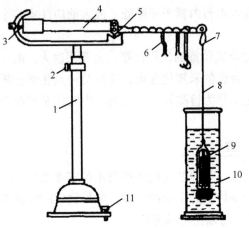

图 4-9　韦氏比重称测定相对密度

1. 支架；2. 调节器；3. 指针；4. 横梁；5. 刀口；6. 游码；7. 小钩；8. 细铂丝；9. 玻璃锤；10. 玻璃圆筒；11. 调整螺丝

（2）装过供试品的比重瓶必须冲洗干净，如供试品为油剂，测定后应尽量倾去，连同瓶塞先用石油醚和氯仿冲洗数次，待油完全洗去，再用乙醇、水冲洗干净，然后依法测定水的重量。

（3）装供试品或水时，应沿瓶壁小心倒入比重瓶内，避免产生气泡，如有气泡，稍放置待气泡消失后再测。供试品为糖浆剂、甘油等黏稠液体，更应缓慢倒入，以免产生气泡。

（4）调温度时应将供试品充满瓶内，不加瓶塞，将瓶放置水浴中，浸渍 10～20 分钟使达 20℃。水浴温度依气温而定，冬季室温低，水浴温度可比规定温度高些，放置后，温度可降到 20℃，再维持一段时间使内外温度达到平衡；夏季室温高，水浴温度可低些，放置后，温度可升至 20℃。温度调好后，将瓶塞小心塞紧，瓶塞毛细管必须充满液体，用滤纸将瓶塞毛细管顶端溢出的液体拭干，再用洁布将瓶全部拭干，此时只能用手指拿住瓶颈，而不能拿瓶肚，以免液体因手温影响而致体积膨胀外溢。

（5）如果室温高于规定温度 20℃时，药典规定用韦氏比重秤测定，如无比重秤，仍可用比重瓶测定。可先将供试液调到略低于 20℃，再注入比重瓶内依法调到 20℃，这样可避免供试液因温度降低使体积缩小，再补充时又要调温。称重时需迅速进行，以免液体膨胀从瓶塞毛细孔溢出。称量时可用一表面皿与比重瓶一起称，以免液体溢出污染天平，同时室温超过 20℃往往使比重瓶在称重时有水蒸气冷凝于比重瓶外壁，故须迅速称重。

（6）韦氏比重秤应安装在固定平放的操作台上，避免受热、冷、气流及震动的影响；玻璃圆筒应洁净，在装水及供试液时的高度应一致；玻璃锤应全部浸入液面内，玻璃锤浸入液面的深度应前后一致。

自测题

一、选择题

【A 型题】（最佳选择题）。说明：每题的备选答案中只有一个最佳答案。

1. 药物鉴别的主要目的是（　　）
   - A. 判断药物的优劣
   - B. 杂质限量检查
   - C. 判断药物的真伪
   - D. 确定有效成分的含量
   - E. 判断未知物的组成和结构

2. 在药品质量标准中，药品的外观、臭、味等内容归属的项目为（　　）
   - A. 性状　　　B. 鉴别　　　C. 检查
   - D. 含量测定　　E. 类别

3. 关于鉴别反应灵敏度的叙述，错误的是（　　）
   - A. 可用最低检出量表示
   - B. 可用最低检出浓度表示
   - C. 用尽可能少的供试品，观测到更好的效果
   - D. 指在一定条件下，在尽可能浓的溶液中检出尽可能少量的供试品
   - E. 在阳性反应结果相同的条件下，供试品越少，说明反应越灵敏

4. 凡是分子结构中具有芳香第一胺的药物均可（　　）
   - A. 与硝酸银反应鉴别
   - B. 用甲醛-硫酸反应鉴别
   - C. 用重氮化-偶合反应鉴别
   - D. 用硫酸反应鉴别
   - E. 用重氮化反应鉴别

5. 薄层色谱法常用的吸附剂为（　　）
   - A. 硅胶　　　　　　　B. 硅藻土
   - C. Na_2CO_3　　　　D. 羧甲基纤维素钠
   - E. $CaSO_4$

6. 薄层色谱法中，用于鉴别药物的参数是（　　）
   - A. 斑点大小　　　　B. 比移值
   - C. 样品斑点迁移距离　D. 展开剂迁移距离
   - E. 斑点颜色

7. 物理常数测定法收载于《中国药典》2020 年版的

（　　）部

A. 一部　　　　B. 二部　　　　C. 三部

D. 四部　　　　E. 凡例

8. 下列哪个不属于物理常数（　　）

A. 熔点　　　　　　　B. 吸收系数

C. 比旋度　　　　　　D. 旋光度

E. 相对密度

9. 比旋度是指（　　）

A. 当偏振光透过长 1dm、浓度为 1% 的溶液，在一定波长与温度下测得的旋光度

B. 当偏振光透过长 1dm、浓度为 1g/100ml 的溶液，在一定波长与温度下测得的旋光度

C. 当偏振光透过长 1cm、浓度为 1g/ml 的溶液，在一定波长与温度下测得的旋光度

D. 当偏振光透过长 1dm、浓度为 1mg/ml 的溶液，在一定波长与温度下测得的旋光度

E. 当偏振光透过长 1dm、浓度为 1g/ml 的溶液，在一定波长与温度下测得的旋光度

10. 一溶液置 2 分米长的测定管中，测得旋光度为 +5.6°，将此溶液稀释为原来的两倍仍在原条件下测定则旋光度为（　　）

A. +5.6°　　　　　　B. +2.8°

C. 11.2°　　　　　　D. −5.6°

E. 9°

11. 具有旋光性的药物，结构中应含有的基团是（　　）

A. 手性碳原子　　　　B. 碳-碳双键

C. 酚羟基　　　　　　D. 羰基

E. 碳-碳三键

12. 《中国药典》规定，"熔点"是指（　　）

A. 固体初熔时的温度

B. 固体全熔时的温度

C. 供试品在毛细管内收缩时的温度

D. 固体熔化时自初熔至全熔时的一段温度

E. 供试品在毛细管内开始局部液化时的温度

13. 可用旋光度法检测的药物是（　　）

A. 具有立体结构的药物

B. 含有共轭体系的药物

C. 脂肪族药物

D. 结构中含手性碳原子的药物

E. 结构中含氢键的药物

【X 型题】（多项选择题）。说明：每题至少有 2 个或 2 个以上答案可以选择。

14. 化学鉴别法是指供试品与规定的试剂发生化学反应，通过观察（　　）对药物进行定性分析

A. 颜色　　　　B. 沉淀　　　　C. 产生气体

D. 荧光　　　　E. 测定生成物的熔点

15. 测定旋光度可应用于（　　）

A. 药物鉴别　　　　　B. 药物杂质检查

C. 药物含量测定　　　D. 药物的结构确认

E. 药物的临床试验

16. 用于药物鉴别试验的色谱法有（　　）

A. TLC 法　　　　　　B. IR 法

C. UV 法　　　　　　D. HPLC 法

E. PC 法

17. 用于药物鉴别试验的光谱法有（　　）

A. TLC 法　　　　　　B. IR 法

C. UV 法　　　　　　D. HPLC 法

E. PC 法

18. 紫外-可见分光光度法常用的鉴别方法有（　　）

A. 最大吸收波长或最小吸收波长

B. 吸收系数

C. 规定一定浓度的供试品溶液在最大吸收波长处的吸光度

D. 比较吸光度的比值

E. 比较吸收光谱的一致性

二、填空

1. 相对密度是指_____。测定相对密度时的温度，除另有规定外，均为_____，其方法有_____、_____，测定的目的是检测液体药物的_____。

2. 测定熔点时，如供试品的熔点在 80℃ 以下的，传温液用_____；熔点在 80℃ 以上的，传温液用_____或_____。

3. 用红外光谱鉴别药物时，主要比较供试品光谱与对照光谱的_____。

4. 薄层色谱法中比移值（R_f）的含义是_____，主要应用于药物的_____和_____。

三、名词解释

1. 比旋度

2. 专属鉴别试验

3. 熔距

四、简答题

一般鉴别试验和专属鉴别试验的区别。

（杨　敬）

第 **5** 章

药物的杂质检查

药物中的杂质是影响药物纯度的主要因素。药物的纯度即药物的纯净程度，是反映药品质量优劣的一个重要指标。药物在生产和储藏过程中，都可能引入杂质，药物中的杂质有的会影响药物的疗效和稳定性，有的甚至危害人体健康，因此检查药物中的杂质，控制药物的纯度，是保证药品质量和疗效的一个重要方面。

药物的纯度和化学试剂的纯度是不同的，即药用规格与试剂规格，前者主要从用药的安全性、有效性以及对药物稳定性的影响等方面考虑，后者是从杂质可能引起的化学变化、试剂使用范围和目的来考虑的，并不考虑杂质的生理作用及毒副作用。药物只有合格品与不合格品，而化学试剂可根据其所含杂质的量分为不同的等级（如基准试剂、色谱纯、优级纯、分析纯及化学纯等），因此不能以化学试剂代替药物。

> **链接**
> ### 青霉素为什么会引起过敏反应
> 青霉素是由 β-内酰胺和噻唑两个环组成的小分子药物，它本身没有抗原性，不能直接引发过敏反应。研究认为青霉素过敏反应的过敏原是制剂中高分子杂质。在培养发酵青霉素过程中，可同时形成青霉噻唑蛋白、多肽等具有强致敏性物质，若在青霉素生产工艺中未能完全去除就将残留在青霉素制品中，而成为重要的过敏原。近年来国内经过大量病例的临床观察和试验研究，发现杂质含量随生产厂家、生产工艺和批号的不同而不同。减少青霉素过敏反应的关键是提高产品纯度，严格控制高分子杂质的含量。

第 1 节　杂质的概述

杂质的检查收载在药品质量标准的"检查"项下，检查的项目一般按杂质的名称命名，如"铁盐"、"重金属"、"砷盐"等。除此以外，药物的纯度还与药品的性状、理化常数、含量测定等项目有关。

（一）杂质的来源

药物中的杂质，主要有两个来源：一是由生产过程中引入；二是在储存过程中产生。

1. 生产过程中引入的杂质

（1）药物在生产合成过程中，由于所用原辅料不纯，或未反应完全、反应中间体或副产物在精制时未能完全除去而引入杂质。例如以水杨酸为原料合成阿司匹林时，可能由于乙酰化不完全而引入水杨酸。

（2）生产中所用溶剂的残留以及与生产器皿接触而带入杂质。在生产中使用金属器皿、管道和不耐酸碱的金属工具，可能引入砷盐和铅、铁、铜、锌等金属杂质。

（3）药物在制成制剂的过程中，也可能产生新的杂质。如盐酸普鲁卡因注射剂在高温灭菌过程中，可能水解为对氨基苯甲酸和二乙氨基乙醇，而干燥的盐酸普鲁卡因原料药不会存在这两种杂质，因此《中国药典》2020 年版中盐酸普鲁卡因原料药不检查对氨基苯甲酸，而其注射剂则要求检查此杂质。

2. 储藏过程中产生　药物在储藏过程中，由于保管不善，或储藏时间过长，在外界条件如温度、湿度、日光、空气的影响下，或因微生物的作用可能发生水解、氧化、分解、异构化、晶型转变、聚合、潮解和发霉等变化，而产生的有关杂质。如青霉素的水溶液遇碱易水解为青霉酸，受热可进一步分解为 D-青霉胺和青霉醛而使青霉素失效。此外，在水分和适宜的温度下，微生物可使一些有机药物霉变失效。

（二）杂质的分类

药物中的杂质可按不同的标准分为不同的类型。

1. 按杂质的来源分类　可分为一般杂质和特殊杂质。

一般杂质是指在自然界中分布广泛，在多种药物的生产和储藏过程中容易引入的杂质，如氯化物、硫酸盐、重金属等。

特殊杂质是指在个别药物的生产和储藏过程中引入的杂质，如阿司匹林中的游离水杨酸；肾上腺素中的肾上腺酮等。

2. 按杂质的性质分类　可分为信号杂质（指示性杂质）和毒性杂质。

信号杂质本身一般对人体无害，但其含量的多少可以反映出药物的纯净程度，如氯化物、硫酸盐等，如含量过多，表明药物的纯度差。

毒性杂质对人体有毒害作用，如重金属、砷盐、氰化物等，所以在质量标准中应加以严格控制，以保证用药的安全。

链接　　　　　为什么有的人原来对某种药品不过敏，后来却过敏了？

人体原来没有接触过某种药品，身体里没有对这种药品的抗体，一般不会发生过敏反应。接触过这种药品后，身体里有了抗体，再遇到这种药品，就可能发生过敏反应。另外，有些人的过敏反应主要是对药品里的杂质、辅料、添加剂过敏。不同厂家采用不同的生产工艺或生产设备，不同的辅料、添加剂，产品的杂质情况不同，也会出现"原来不过敏，后来过敏"的情况。

第 2 节　杂质的限量检查与计算

一、杂质的限量

药物在生产和储存过程中，会不可避免地引入杂质，但要把药物中的杂质完全除掉，会增加生产工艺上的难度，使成本增加。从药物的生产、储藏、使用上来看，不仅不可能，也没有必要完全除去，因此在不影响疗效、不产生毒性以及便于生产、制剂和储藏的原则下，药物中允许有少量的杂质存在。药物中所含杂质的最大允许量，叫做杂质限量，通常用百分之几（%）或百万分之几（ppm）来表示。对危害人体健康，影响药物稳定性的杂质，必须严格控制其限量，如砷盐、重金属、氰化物等。

二、限量检查与计算

药物中杂质的检查，一般不要求测定其含量，而只检查其是否超过限量，这种杂质的检查方法叫做杂质的限量检查。药品质量标准中的杂质检查多为限量检查。

杂质的限量检查有以下三种方法。

1. 对照法　杂质限量检查时多数采用对照法。

对照法是指取一定量被检杂质的标准溶液与一定量供试品溶液在相同条件下处理后，比较反应结果（比色或比浊），从而判断供试品中所含杂质是否符合限量规定。对照法的特点是只需通过供试液与对照液比较即可判断药物中所含杂质是否符合限量规定，不需测定杂质的准确含量。目前，各国药典主要采用该法作为药物中杂质的检查方法。

药物中杂质的限量可用下式计算：

$$杂质限量 = \frac{杂质的最大允许量}{供试品量} \times 100\%$$

由于供试品中所含杂质的量是通过与一定量杂质标准溶液进行比较来确定的，杂质的最大允许量即是杂质标准溶液的浓度（C）与体积（V）的乘积，因此杂质限量（L）的计算可用下式表示：

$$杂质限量 = \frac{标准溶液的浓度 \times 标准溶液的体积}{供试品量} \times 100\%$$

即

$$L = \frac{C \cdot V}{m_s} \times 100\%$$

式中，C（g/ml）为杂质标准溶液浓度；V（ml）为杂质标准溶液的体积；m_s（g）为供试品量。

使用此法时，须遵循平行操作原则，注意所用仪器、器皿的对称性，供试溶液和对照溶液应在完全相同的条件下进行，如加入的试剂、反应的温度、放置的时间等均应相同。只有这样，反应的结果才有可比性。

案例 5-1　二羟丙茶碱中氯化物的检查

取本品 0.25g，加水 5ml 与氢氧化钠试液 1.0ml，煮沸 30 秒钟，放冷，依法检查，与标准氯化钠溶液（每 1ml 相当于 10μg 的 Cl）7.0ml 用同一方法制成的对照液比较，不得更浓。计算氯化物杂质的限量。

解：$L = \dfrac{C \cdot V}{m_s} \times 100\% = \dfrac{10 \times 10^{-6} \times 7.0}{0.25} \times 100\% = 0.028\%$

案例 5-2　二羟丙茶碱中重金属的检查

取本品 1.0g，加醋酸盐缓冲液（pH 值 3.5）2ml 与水适量使溶解成 25ml，依法检查，含重金属不得过百万分之二十，应取标准铅溶液（每 1ml 相当于 10μg 的 Pb）多少毫升？

解：$L = \dfrac{C \cdot V}{m_s}$

则 $V = \dfrac{Lm_s}{C} = \dfrac{20 \times 10^{-6} \times 1.0}{10 \times 10^{-6}} = 2.0(ml)$

2. 灵敏度法　灵敏度法是在指供试品溶液中加入一定量的试剂，在一定反应条件下，不得有正反应出现，来判断杂质是否符合限度规定。本法的特点是以该检测条件下的灵敏度来控制杂质限量，不需对照物质。

3. 比较法　是指取一定量的供试品按该药品项下的方法处理，测得待检杂质的吸光度、旋光度、pH 值等与规定的限量比较，不得更大。比较法的特点是，可以准确测得杂质的响应值（吸光度、旋光度、pH 值等）并与规定限量比较，不需要对照物质。

案例 5-3　纯化水酸碱度检查

取本品 10ml，加入甲基红指示液 2 滴不得显红色，另取 10ml，加溴麝香草酚蓝 5 滴不得显蓝色。

案例 5-4　盐酸甲氧明中酮胺的检查

取本品，加水溶解并稀释制成每 1ml 中约含 1.5mg 的溶液，照紫外-可见分光光度法，在 347nm 的波长处测定，吸光度不得过 0.06。

案例 5-5　苄达赖氨酸中酸碱度的检查

取本品 1.0g，加水 50ml 溶解后，依法测定，pH 值应为 5.5～7.5。

第 3 节　一般杂质的检查方法

一、氯化物检查法

在药物的生产过程中，经常用到盐酸或将药物制成盐酸盐的形式而被引入。氯化物作为信号杂质，可以反映出药物的纯净程度以及生产过程和储存条件是否正常，因此要控制药物中氯化物的量。

1. 检查原理　利用氯化物在硝酸酸性溶液中与硝酸银试液作用，生成氯化银的白色浑浊，再与一定量标准氯化钠溶液在相同条件下生成的氯化银浑浊比较，判断供试品中的氯化物是否符合规定限量。

$$Cl^- + Ag^+ \longrightarrow AgCl\downarrow（白）$$

2. 标准氯化钠溶液的配制　称取氯化钠基准物 0.165g，置 1000ml 量瓶中，加水适量使其溶解并稀释至刻度，摇匀，作为贮备液。临用前，精密量取贮备液 10ml，置 100ml 量瓶中，加水稀释至刻度，摇匀，即得（每 1ml 相当于 10μg 的 Cl）。

3. 操作方法

（1）供试品溶液的制备：除另有规定外，取各品种项下规定量的供试品，加水溶解使成 25ml（溶液如显碱性，可滴加硝酸使成中性），再加稀硝酸 10ml；溶液如不澄清，应滤过；置 50ml 纳氏比色管中，加水使成约 40ml，摇匀，即得供试溶液。

（2）对照溶液的制备：另取该品种项下规定量的标准氯化钠溶液，置 50ml 纳氏比色管中，加稀硝酸 10ml，加水使成 40ml，摇匀，即得对照溶液。

于供试溶液与对照溶液中，分别加入硝酸银试液 1.0ml，用水稀释至 50ml，摇匀，在暗处放置 5 分钟，同置黑色背景上，从比色管上方向下观察，比较所产生的浑浊（供试管的浑浊不得比对照管的浑浊深）。

供试溶液如带颜色，除另有规定外，可取供试品溶液两份，分别置 50ml 纳氏比色管中，一份中加硝酸银试液 1.0ml，摇匀，放置 10 分钟，如显浑浊，可反复滤过，至滤液完全澄清，再加规定量的标准氯化钠溶液与水适量使成 50ml，摇匀，在暗处放置 5 分钟，作为对照溶液；另一份中加硝酸银试液 1.0ml 与水适量使成 50ml，摇匀，在暗处放置 5 分钟，按上述方法与对照溶液比较，即得。

4. 注意事项

（1）加入硝酸可避免 CO_3^{2-}、PO_4^{3-}、SO_4^{2-} 等杂质的干扰，同时还可加速氯化银浑浊的生成并产生较好的乳浊；

（2）供试溶液如不澄清，可预先用含硝酸的水洗净滤纸中的氯化物，再滤过供试溶液，使其澄清；

（3）供试溶液与对照溶液在加入硝酸银试液后，应立即充分摇匀，以防止局部过浓而影响产生的浑浊；比浊前在暗处放置 5 分钟，是为了避免光线直接照射使单质银析出；

（4）由于氯化银为白色沉淀，比较时应将比色管置黑色背景上，从上向下观察浊度，较易判断；

（5）应选用配对、无色、直径大小相等、刻度高低一致的纳氏比色管。用后的比色管应立即清洗，不得用毛刷刷洗，以免损伤比色管，影响观察结果；

（6）供试液与对照液同时操作，加入试剂顺序一致；

（7）标准 NaCl 溶液 1ml 相当于 10μg 的 Cl，50ml 溶液中含 50～80μg 的 Cl 所显浑浊梯度明显，相当于标准 NaCl 溶液 5～8ml。

二、硫酸盐检查法

硫酸盐也是一种广泛存在于自然界中的信号杂质，硫酸盐检查是检查药物中的 SO_4^{2-}。

1. 检查原理　硫酸盐在盐酸酸性溶液中与氯化钡作用生成硫酸钡浑浊液，与一定量的标准硫酸钾溶液在同一条件下生成的浑浊液比较，以检查供试品中硫酸盐的限量。

$$Ba^{2+} + SO_4^{2-} \longrightarrow BaSO_4 \downarrow （白色）$$

2. 标准硫酸钾溶液的配制　精密称取硫酸钾 0.181g，置 1000ml 量瓶中，加水适量使溶解并稀释至刻度，摇匀，即得（每 1ml 相当于 $100\mu g$ 的 SO_4^{2-}）。

3. 操作方法

（1）供试品溶液的制备：除另有规定外，取各品种项下规定量的供试品，加水溶解使成约 40ml（溶液如显碱性，可滴加盐酸使成中性）；溶液如不澄清，应滤过；置 50ml 纳氏比色管中，加稀盐酸 2ml，摇匀，即得供试溶液。

（2）对照溶液的制备：另取该品种项下规定量的标准硫酸钾溶液，置 50ml 纳氏比色管中，加水使成约 40ml，加稀盐酸 2ml，摇匀，即得对照溶液。

于供试溶液与对照溶液中，分别加入 25%氯化钡溶液 5ml，用水稀释至 50ml，充分摇匀，放置 10 分钟，同置黑色背景上，从比色管上方向下观察，比较所产生的浑浊（供试管的浑浊不得比对照管的浑浊深）。

供试品溶液如带颜色，除另有规定外，可取供试品溶液两份，分别置 50ml 纳氏比色管中，一份中加 25%氯化钡溶液 5ml，摇匀，放置 10 分钟，如显浑浊，可反复滤过，至滤液完全澄清，再加规定量的标准硫酸钾溶液与水适量使成 50ml，摇匀，放置 10 分钟，作为对照溶液；另一份中加 25%氯化钡溶液 5ml 与水适量使成 50ml，摇匀，放置 10 分钟，按上述方法与对照溶液比较，即得。

4. 注意事项

（1）加盐酸使溶液成酸性，可防止碳酸钡或磷酸钡等沉淀生成，以 50ml 中加入稀盐酸 2ml，灵敏度最佳；

（2）供试溶液如需过滤，应预先用盐酸酸化的水洗净滤纸中可能带来的硫酸盐，再滤过供试溶液，使其澄清；

（3）25%氯化钡溶液相对稳定，不必临用前新鲜配制，存放时间过久，如有沉淀析出，即不能使用，应予重配，加入 25%氯化钡溶液后，应充分摇匀，以免影响浊度；

（4）应将供试管与对照管同置黑色背景上，自上向下观察浊度，较易判断。

三、铁盐检查法

药物中铁盐的存在，可使药物发生化学反应而变质，因此需要控制药物中铁盐杂质的限量。《中国药典》2020 年版采用硫氰酸盐法检查药品中的铁盐。

链接　　　　　　　　　　　　　　　**铁盐过量的危害**

铁虽然是人体必需的微量元素，当摄入过量或误服过量的铁制剂时可能导致铁中毒。

急性铁中毒多发生在儿童。当儿童过量口服外层包有彩色艳丽糖衣片的固体铁剂或液体铁剂制成的糖浆后，1 小时左右就可出现急性中毒症状，上腹部不适、腹痛、恶心呕吐、腹泻、黑便，甚至面部发紫、昏睡或烦躁，急性肠坏死或穿孔，最严重者可出现休克而导致死亡。

慢性铁中毒多发生在 45 岁以上的中老年人中，男性居多。由于长期服用铁制剂或从食物中摄铁过多，使体内铁量超过正常的 10～20 倍，就可能出现慢性中毒症状，肝、脾有大量铁沉着，可表现为肝硬化、骨质疏松、软骨钙化、皮肤呈棕黑色或灰暗、胰岛素分泌减少而导致糖尿病。对青少年还可使生殖器官的发育受到影响。

---

1. 检查原理　利用供试溶液中的三价铁在盐酸酸性溶液中与硫氰酸铵生成红色的可溶性硫氰酸铁配位化合物，与一定量标准铁溶液用同法处理后进行比色，来检查药物中铁盐的限量。

$$Fe^{3+} + 6SCN^- \xrightarrow{\ H^+\ } [Fe(SCN)_6]^{3-} （红色）$$

2. 标准铁溶液的制备　称取硫酸铁铵 [$FeNH_4(SO_4)_2 \cdot 12H_2O$] 0.863g，置 1000ml 量瓶中，加水溶解后，加硫酸 2.5ml，用水稀释至刻度，摇匀，作为贮备液。临用前，精密量取贮备液 10ml，置 100ml 量瓶中，加水稀释至刻度，摇匀，即得（每 1ml 相当于 10μg 的 Fe）。

3. 操作方法　除另有规定外，取各品种项下规定量的供试品，加水溶解使成 25ml，移置 50ml 纳氏比色管中，加稀盐酸 4ml 与过硫酸铵 50mg，用水稀释使成 35ml 后，加 30% 硫氰酸铵溶液 3ml，再加水适量稀释成 50ml，摇匀，如显色，立即与标准铁溶液一定量制成的对照溶液（取该品种项下规定量的标准铁溶液，置 50ml 纳氏比色管中，加水使成 25ml，加稀盐酸 4ml 与过硫酸铵 50mg，用水稀释使成 35ml，加 30% 硫氰酸铵溶液 3ml，再加水适量稀释成 50ml，摇匀）比较，观察比较两管所产生的颜色（供试管的颜色不得比对照管的颜色深）。

如供试管与对照管色调不一致时，可分别移至分液漏斗中，各加正丁醇 20ml 提取，待分层后，将正丁醇层移置 50ml 纳氏比色管中，再用正丁醇稀释至 25ml，比较，即得。

4. 注意事项

（1）本法用硫酸铁铵配制标准铁溶液，并加入硫酸防止铁盐水解，使易于保存。标准铁贮备液应存放于阴凉处，存放期如出现浑浊或其他异常情况时，不得再使用；

（2）在盐酸酸性溶液中进行，可防止 Fe^{3+} 水解，在中性或碱性溶液中，Fe^{3+} 水解生成棕色或棕红色的产物，影响检查；

（3）加入氧化剂过硫酸铵，可将供试品中可能存在的 Fe^{2+} 氧化成 Fe^{3+}，同时可防止硫氰酸铁受光照还原或分解褪色；

（4）铁盐与硫氰酸根离子的反应是可逆的，加入过量的硫氰酸铵可以增加硫氰酸铁的稳定性，提高反应灵敏度，还能消除氯化物与铁盐生成配位化合物引起的干扰；

（5）本法以 50ml 溶液中含 Fe^{3+}10～50μg 为宜，在此范围内，所显色泽梯度明显，易于比色。

四、重金属检查法

链接

重金属的来源与危害

自然界存在着很多重金属，比如锌、镉、铜、铅等，这些重金属同样存在于人体内，是人体的必需元素。但是，人体内的重金属一旦超过正常的量，容易造成慢性中毒。

重金属可以通过大气、水、食物进入人体。污水中重金属含量往往较高，浇灌土壤后也容易产生污染。存在于土壤中的重金属，起风时，这些细小的尘土携带着人们根本察觉不到的重金属，通过人的呼吸作用就会进入人体。人吃了被重金属污染的土壤上种出来的农作物，很容易受到重金属的毒害。普通的清洗或烹调对清除农作物中的重金属作用都不大。

人体内正常的铅含量应该在 0.1 毫克/升，如果含量超标，容易引起贫血，损害神经系统。而幼儿大脑受铅的损害要比成人敏感得多。

重金属是指在规定实验条件下能与硫代乙酰胺或硫化钠作用显色的金属杂质，如银、铅、汞、铜、镉、铋、锑、锡、钴、镍等。药品在生产过程中遇到铅的机会较多，铅在体内易积蓄中毒，故检查时以铅（Pb）作为重金属的代表，以硝酸铅配制标准铅溶液。

标准铅溶液的制备：称取硝酸铅 0.1599g，置 1000ml 量瓶中，加硝酸 5ml 与水 50ml 溶解后，用水稀释至刻度，摇匀，作为贮备液。临用前，精密量取贮备液 10ml，置 100ml 量瓶中，加水稀释至刻度，摇匀，即得（每 1ml 相当于 10μg 的 Pb）。本液仅供当日使用。配制与贮存用的玻璃容器均不得含铅。

《中国药典》2020 年版重金属检查收载了三种方法。

（一）第一法（硫代乙酰胺法）

本法适用于供试品不经有机破坏，能溶于水、稀酸和乙醇，在酸性溶液中（pH 值应为 3.0～3.5）显色的重金属限量检查，为最常用的方法。

1. 检查原理　硫代乙酰胺在弱酸性（pH 值 3.5 乙酸盐缓冲液）条件下水解，产生硫化氢，与重金属离子（以 Pb^{2+} 为代表）生成黄色到棕黑色的硫化物均匀混悬液，与一定量标准铅溶液经同法处理后所呈颜色比较，以判断供试品中的重金属含量是否超过限量。

$$CH_3CSNH_2 + H_2O \xrightarrow{pH3.0\sim3.5} CH_3CONH_2 + H_2S$$

$$Pb^{2+} + H_2S \longrightarrow PbS\downarrow + 2H^+$$

2. 操作方法

（1）对照溶液和供试溶液的制备：除另有规定外，取25ml纳氏比色管三支，甲管中加标准铅溶液一定量与醋酸盐缓冲液（pH值3.5）2ml后，加水或各品种项下规定的溶剂稀释成25ml，乙管中加入按各品种项下规定的方法制成的供试品溶液25ml，丙管中加入与乙管相同重量的供试品，加配制供试品溶液的溶剂适量使溶解，再加与甲管相同量的标准铅溶液与醋酸盐缓冲液（pH值3.5）2ml后，用溶剂稀释成25ml；若供试品溶液带颜色，可在甲管中滴加少量的稀焦糖溶液或其他无干扰的有色溶液，使之与乙管、丙管一致；再在甲、乙、丙三管中分别加硫代乙酰胺试液各2ml，摇匀，放置2分钟，同置白纸上，自上向下透视，当丙管中显出的颜色不浅于甲管时，乙管中显示的颜色与甲管比较，不得更深。如丙管中显出的颜色浅于甲管，应取样按第二法重新检查。

（2）如在甲管中滴加稀焦糖溶液或其他无干扰的有色溶液，仍不能使颜色一致时，应取样按第二法检查。

（3）供试品如含高铁盐影响重金属检查时，可在甲、乙、丙三管中分别加入相同量的维生素C 0.5～1.0g再照上法检查。

3. 注意事项

（1）重金属硫化物生成的最佳pH值是3.0～3.5，因此选用乙酸盐缓冲液（pH值3.5）2.0ml调节pH值；

（2）配制与储存用的玻璃容器均不得含铅；

（3）供试品若有高铁盐存在，在弱酸性溶液中可氧化硫化氢析出硫，产生浑浊影响比色，可分别于甲、乙、丙三管中加入相同量的维生素C 0.5～1.0g，使高铁离子还原为亚铁离子，再照上述方法检查。如葡萄糖酸亚铁中重金属的检查；

（4）标准铅溶液为每1ml相当于10μg的Pb，适宜目视比色的浓度范围为每27ml溶液中含10～20μg的Pb，相当于标准铅溶液1～2ml；

（5）显色剂硫代乙酰胺试液用量经实验证明以2.0ml时呈色最深，显色时间一般为2分钟；以10～20μg的Pb与显色剂所产生的颜色为最佳目视比色范围。

（二）第二法（炽灼残渣法）

本法适用于含芳环、杂环以及不溶于水、稀酸、乙醇的有机药物，供试品需灼烧破坏，取炽灼残渣项下遗留的残渣，经处理后在酸性溶液中进行显色。

1. 检查原理 重金属可能会与芳环、杂环形成较牢固的价键，先将供试品在500～600℃炽灼破坏后，使供试品中与有机分子结合的重金属游离，经处理后，再按第一法进行检查。

2. 操作方法

（1）供试溶液的制备：除另有规定外，取各品种项下规定量的供试品，按炽灼残渣检查法进行炽灼处理，然后取遗留的残渣；加硝酸0.5ml，蒸干，至氧化氮蒸气除尽后（或取供试品一定量，缓缓炽灼至完全炭化，放冷，加硫酸0.5～1.0ml，使恰湿润，用低温加热至硫酸除尽后，加硝酸0.5ml，蒸干，至氧化氮蒸气除尽后，放冷，在500～600℃炽灼使完全灰化），放冷，加盐酸2ml，置水浴上蒸干后加水15ml，滴加氨试液至对酚酞指示液显微粉红色，再加醋酸盐缓冲液（pH值3.5）2ml，微热溶解后，移置纳氏比色管，加水稀释成25ml，作为乙管。

（2）对照溶液的制备：另取配制供试溶液的试剂，置瓷皿中蒸干后，加醋酸盐缓冲液（pH值3.5）2ml与水15ml，微热溶解后，移置纳氏比色管甲管中，加标准铅溶液一定量，加水稀释成25ml，作为甲管。再在甲、乙两管中分别加硫代乙酰胺试液各2ml，摇匀，放置2分钟，同置白纸上，自上向下透视，乙管中显出的颜色与甲管比较，不得更深。

3. 注意事项

（1）炽灼温度越高，重金属损失越多，因此应控制炽灼温度在 500～600℃。

（2）炽灼残渣加硝酸处理，必须蒸干，至氧化氮蒸气除尽，防止亚硝酸氧化硫代乙酰胺水解产生的硫化氢而析出硫，影响比色。

（3）含钠盐或氟的有机药物在炽灼时能腐蚀瓷坩埚而引入重金属，应改用铂坩埚或硬质玻璃蒸发皿。例如乳酸钠溶液中重金属的检查因乳酸钠对重金属离子有掩蔽作用，不能采用第一法检查，故采用第二法检查，因本品是碱金属盐，所以规定用铂或石英坩埚。

（4）配制供试品溶液时，如使用的盐酸超过 1ml，氨试液超过 2ml，或加入其他试剂进行处理者，除另有规定外，甲管溶液应取同样同量的试剂置瓷皿中蒸干后，加醋酸盐缓冲液（pH 值 3.5）2ml 与水 5ml，微热溶解后，移置纳氏比色管中，加标准铅溶液一定量，再用水或各品种项下规定的溶剂稀释成 25ml。

（三）第三法（硫化钠法）

本法适用于能溶于碱而不溶于稀酸（或在稀酸中即生成沉淀）的药物。如磺胺类，巴比妥类药物。

1. 检查原理　以硫化钠为显色剂，Pb^{2+} 与 S^{2-} 在碱性条件下生成 PbS 微粒的混悬液，与一定量标准铅溶液经同法处理后所呈颜色比较。

$$Pb^{2+} + Na_2S \xrightarrow{\text{NaOH}} PbS\downarrow（黄色～棕黑色）$$

2. 操作方法　除另有规定外，取供试品适量，加氢氧化钠试液 5ml 与水 20ml 溶解后，置纳氏比色管中，加硫化钠试液 5 滴，摇匀，与一定量的标准铅溶液同样处理后的颜色比较，不得更深。

> **链接**
>
> ### 铅与铅中毒
>
> 铅及其化合物对人体各组织均有毒性，中毒途径可由呼吸道吸入其蒸气或粉尘，然后呼吸道中吞噬细胞将其迅速带至血液；或经消化道吸收，进入血循环而发生中毒。铅毒主要抑制细胞内含巯基的酶，而使人体的生化和生理功能发生障碍，引起小动脉痉挛损伤毛细血管内皮细胞，影响能量代谢导致卟啉代谢紊乱阻碍高铁血红蛋白的合成，改变红细胞及其膜的正常性能，阻抑肌肉内磷酸肌酸的再合成等从而出现一系列病理变化，其中以神经系统肾脏造血系统和血管等方面的改变更为显著。

五、砷盐检查法

砷具有很强的致癌、致突变和致畸作用，因此必须严格控制药物中砷盐的限量。《中国药典》2020 年版收载了两种方法，即第一法（古蔡氏法）和第二法（二乙基二硫代氨基甲酸银法）。第一法用作药品中砷盐的限量检查，第二法既可检查药品中砷盐限量，又可用作砷盐的含量测定，两法并列，应根据各品种项下规定的方法选用。

> **链接**
>
> ### 砷的污染与危害
>
> 砷元素（As）属于类金属，单质砷没有毒性，若暴露于空气中，极易被氧化成剧毒的三氧化二砷。常见的砷化合物有三氧化二砷（砒霜）、二硫化二砷（雄黄）、三硫化二砷（雌黄）、三氯化砷等。砷在自然界中多以化合物的形态存在于铅、铜、银、锑及铁等金属矿中，空气、水、土壤及动植物体内一般含量很少。由于砷的广泛存在和使用，在环境化学污染物中，砷成为最常见、危害居民健康最严重的污染物之一。
>
> 环境污染引起的砷中毒多是蓄积性慢性中毒，表现为神经衰竭、多发性神经炎、肝痛、肝大、皮肤色素沉着和角质化以及周围血管疾病。现代流行病学研究证实，砷中毒与皮肤病、肝癌、肺癌、肾癌等有密切关系。此外，砷化合物对胚胎发育也有一定的影响，可致畸胎。

标准砷溶液的制备：称取三氧化二砷 0.132g，置 1000ml 量瓶中，加 20%氢氧化钠溶液 5ml 溶解后，用适量的稀硫酸中和，再加稀硫酸 10ml，用水稀释至刻度，摇匀，作为贮备液。临用前，精密量取贮备液 10ml，置 1000ml 量瓶中，加稀硫酸 10ml，用水稀释至刻度，摇匀，即得（每 1ml 相当于 1μg 的 As）。

（一）第一法（古蔡氏法）

1. 检查原理　古蔡氏法是利用金属锌与酸作用产生新生态的氢，与药品中微量砷盐反应生成具有挥发性的砷化氢，遇溴化汞试纸产生黄色至棕色的砷斑，与同一条件下定量标准砷溶液所产生的砷斑比较，以判定砷盐的限量。

$$As^{3+} + 3Zn + 3H^+ \longrightarrow 3Zn^{2+} + AsH_3 \uparrow$$

$$AsO_3^{3-} + 3Zn + 9H^+ \longrightarrow 3Zn^{2+} + 3H_2O + AsH_3 \uparrow$$

AsH_3 遇溴化汞试纸，产生黄色至棕色的砷斑：

$$AsH_3 + 2HgBr_2 \longrightarrow 2HBr + AsH(HgBr)_2$$

$$AsH_3 + 3HgBr_2 \longrightarrow 3HBr + As(HgBr)_3$$

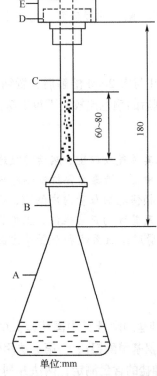

单位:mm

图 5-1　古蔡氏法检砷装置

A. 标准磨口锥形瓶；B. 中空的标准磨口塞；
C. 导气管；D. 具孔的有机玻璃旋塞；E. 具
孔的有机玻璃旋塞盖

2. 操作方法　古蔡氏法检查砷的装置见图 5-1。

测试时，于导气管 C 中装入醋酸铅棉花 60mg（装管高度为 60～80mm），再于旋塞 D 的顶端平面上放一片溴化汞试纸（试纸大小以能覆盖孔径而不露出平面外为宜），盖上旋塞盖 E 并旋紧，即得。

标准砷斑的制备：精密量取标准砷溶液 2ml，置 A 瓶中，加盐酸 5ml 与水 21ml，再加碘化钾试液 5ml 与酸性氯化亚锡试液 5滴，在室温放置 10 分钟后，加锌粒 2g，立即将照上法装妥的导气管 C 密塞于 A 瓶上，并将 A 瓶置 25～40℃水浴中，反应 45 分钟，取出溴化汞试纸，即得。

若供试品需有机破坏后再行检砷，则应取标准砷溶液代替供试品，照该品种项下规定的方法同法处理后，依法制备标准砷斑。

检查法：取按各品种项下规定方法制成的供试品溶液，置 A 瓶中，照标准砷斑的制备，自"再加碘化钾试液 5ml"起，依法操作。将生成的砷斑与标准砷斑比较，不得更深。

3. 注意事项与说明

（1）药品中存在的微量砷常以三价的亚砷酸盐或五价的砷酸盐存在，五价砷在酸性溶液中也能被金属锌还原为砷化氢，但生成砷化氢的速度比三价砷慢，故在反应液中先加入碘化钾和氯化亚锡作为还原剂，将五价砷还原为三价砷；碘化钾被氧化生成的碘又可被氯化亚锡还原为碘离子，后者与反应中产生的锌离子能形成稳定的配位离子，有利于生成砷化氢的反应不断进行。

（2）如供试品中存在锑盐，将干扰砷盐检查，所以本法不适用供试品含锑盐的砷盐检查。但在药典规定的实验条件下，100μg 的锑存在也不至于干扰测定，实验中加入氯化亚锡与碘化钾可抑制锑化氢的生成，有效地抑制锑的干扰。

（3）供试品和锌粒中可能含有少量硫化物，在酸性溶液中产生硫化氢气体，干扰实验，故用醋酸铅棉花吸收除去硫化氢，避免硫化氢与溴化汞试纸作用产生的硫化汞色斑干扰试验结果。因此导气管中的醋酸铅棉花要保持疏松、干燥，不要塞入近下端，使砷化氢以适宜的速度通过。

（4）制备溴化汞试纸所用滤纸应选用质地疏松的中速定量滤纸，所显砷斑色调鲜明，梯度有规律，溴化汞试纸一般宜新鲜制备。

（5）锌粒大小影响反应速度，需选用能通过一号筛的细粒、不含砷的锌为宜，如使用锌粒较大时，用量酌情增加，反应时间亦应延长 1 小时；反应温度一般控制在 30℃左右，冬季可置温水浴中，如反应太快，宜适当降低反应温度，使砷化氢气体能被均匀吸收。

（6）制备标准砷斑或标准砷对照液，应与供试品检查同时进行。因溴化汞试纸与砷化氢作用灵敏，但生成的砷斑不稳定，反应中应保持干燥及避光，并立即比较，时间长砷斑会褪色。标准砷贮备液存放时间一般不宜超过一年。

（7）供试品若为硫化物、亚硫酸盐、硫代硫酸盐等，在酸性溶液中生成硫化氢或二氧化硫气体，与溴化汞作用生成黑色硫化汞或金属汞，干扰检查。应先加硝酸处理，使其氧化成硫酸盐，除去干扰。

（8）供试品若为铁盐，能消耗碘化钾、氯化亚锡等还原剂，影响测定条件，并能氧化砷化氢，干扰测定，故应先加酸性氯化亚锡试液，将高铁离子还原为亚铁离子再检查。

（二）第二法（二乙基二硫代氨基甲酸银法）

1. 检查原理 本法是将生成的砷化氢气体导入盛有二乙基二硫代氨基甲酸银试液的管中，使之还原为红色胶态银，与同一条件下定量的标准砷溶液所制成的对照液比较，或在 510nm 的波长处测定吸光度，以判定砷盐的限度或测定含量。

2. 操作方法 二乙基二硫代氨基甲酸银法检砷的装置（图 5-2）。

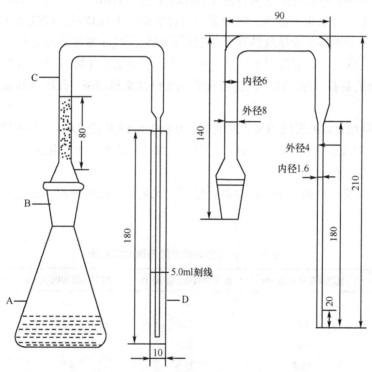

图 5-2 二乙基二硫代氨基甲酸银法检砷的装置（单位：mm）

A. 标准磨口锥形瓶；B. 中空的标准磨口塞；C. 导气管；D. 平底玻璃管

测试时，于导气管 C 中装入醋酸铅棉花 60mg（装管高度约 80mm），并于 D 管中精密加入二乙基二硫代氨基甲酸银试液 5ml。

标准砷对照液的制备：精密量取标准砷溶液 5ml，置 A 瓶中，加盐酸 5ml 与水 21ml，再加碘化钾试液 5ml 与酸性氧化亚锡试液 5 滴，在室温放置 10 分钟后，加锌粒 2g，立即将导气管 C 与 A 瓶密塞，使生成的砷化氢气体导入 D 管中，并将 A 瓶置 25～40℃水浴中反应 45 分钟，取出 D 管，添加三氯甲烷至刻度，混匀，即得。

若供试品需经有机破坏后再行检砷，则应取标准砷溶液代替供试品，照各种项下规定的方法同法处理后，依法制备标准砷对照液。

检查法：取照各品种项下规定方法制成的供试品溶液，置 A 瓶中，照标准砷对照液的制备，自"再加碘化钾试液 5ml"起，依法操作。将所得溶液与标准砷对照液同置白色背景上，从 D 管上方向下观察、比较，所得溶液的颜色不得比标准砷对照液更深。必要时，可将所得溶液转移至 1cm 吸收池中，照紫外-可见分光光度法在 510nm 波长处以二乙基二硫代氨基甲酸银试液作空白，测定吸光度，与标准砷对照液按同法测得的吸光度比较，即得。

六、溶液颜色检查法

药物溶液颜色是否正常可以反映药物的纯度。溶液颜色检查是控制药品有色杂质的限量。有色杂质可由生产过程中引入或是在储存过程中产生。《中国药典》2020 年版四部中溶液颜色检查法项下收载了三种检查方法：目视比色法、分光光度法和色差计法。

检查原理：将药物溶液的颜色与规定的标准比色液相比较，或在规定的波长处测定其吸光度，以检查其颜色。

（一）目视比色法

目视比色法是将供试品溶液的颜色与各色调标准比色液进行比较，以判断结果。

1. **检查法** 除另有规定外，取各品种项下规定量的供试品，加水溶解，置于 25ml 的纳氏比色管中，加水稀释至 10ml；另取规定色调和色号的标准比色液 10ml，置于另一 25ml 的纳氏比色管中，两管同置白色背景上，自上向下透视，或同置白色背景前，平视观察，供试品管呈现的颜色与对照管比较，不得更深。如供试品管呈现的颜色与对照管颜色深浅非常接近或色调不完全一致，使目视观察无法辨别两者的深浅时，应改用第三法（色差计法）测定，并将其测定结果作为判定依据。

2. **标准比色液的制备** 标准比色液由 3 种有色无机盐重铬酸钾、硫酸铜和氯化钴按不同比例配制而成。

（1）原液：比色用重铬酸钾液每 1ml 溶液中含 0.800mg 的 $K_2Cr_2O_7$，为黄色原液；比色用硫酸铜液每 1ml 溶液中含 62.4mg 的 $CuSO_4 \cdot 5H_2O$，为蓝色原液；比色用氯化钴液每 1ml 溶液中含 59.5mg 的 $CoCl_2 \cdot 6H_2O$，为红色原液。

（2）贮备液：按表 5-1 精密量比色用氯化钴液、比色用重铬酸钾液、比色用硫酸铜液与水，混合摇匀，即得。

表 5-1　各种色调标准贮备液的配制表

色调	比色用氯化钴液/ml	比色用重铬酸钾液/ml	比色用硫酸铜液/ml	水/ml
绿黄色	–	27	15	58
黄绿色	1.2	22.8	7.2	68.8
黄色	4.0	23.3	0	72.7
橙黄色	10.6	19.0	4.0	66.4
橙红色	12.0	20.0	0	68.0
棕红色	22.5	12.5	20.0	45.0

（3）标准比色液：按表 5-2 精密量取各色号调标准贮备液与水，混合摇匀，即得。

表 5-2　各种色调色号标准比色液的配制表

色号	0.5	1	2	3	4	5	6	7	8	9	10
贮备液/ml	0.25	0.5	1.0	1.5	2.0	2.5	3.0	4.5	6.0	7.5	10.0
加水量/ml	9.75	9.5	9.0	8.5	8.0	7.5	7.0	5.5	4.0	2.5	0

检查时根据该药物有色杂质的颜色及限量要求，选择一定色号的标准比色液作为对照，进行比较。

品种项下规定的"无色"系指供试品溶液的颜色相同于水或所用溶剂，"几乎无色"系指供试品溶液的颜色不深于相应色调 0.5 号标准比色液。

（二）分光光度法

分光光度法是通过测定溶液的吸光度来检查药物中有色杂质的限量，更能反映溶液颜色的变化，吸光度不得超过规定值。

检查法：除另有规定外，取各供试品项下规定量的供试品，加水溶解并使成 10ml，必要时滤过，滤液照紫外-可见分光光度法于规定波长处测定，吸光度不得超过规定值。

案例 5-6　维生素 C 的溶液颜色检查

取本品 3.0g，加水 15ml，振摇使溶解，将溶液经 4 号垂熔玻璃漏斗滤过，取滤液，照紫外-可见分光光度法，在 420nm 的波长处测定吸光度，不得过 0.03。

（三）色差计法

色差计法是使用具备透射测量功能的测色色差计直接测定溶液的透射三刺激值，对其颜色进行定量表述和分析的方法。当目视比色法较难判定供试品与标准比色液之间的差异时，应采用本法进行测定与判断。供试品溶液与标准比色液之间的颜色差异，可以通过分别比较他们与水之间的色差值来测定，也可以通过直接比较他们之间的色差值来测定。

七、澄清度检查法

澄清度是将药品溶液与规定的浊度标准液相比较，用以检查溶液的澄清程度，用于控制药品中的微量不溶性杂质。在一定程度上反映药品的质量和生产工艺水平，是控制注射用原料药纯度的重要指标。除另有规定外，应采用第一法进行检测。

品种项下规定的"澄清"，系指供试品溶液的澄清度与所用溶剂相同，或不超过 0.5 号浊度标准液的浊度。"几乎澄清"，系指供试品被誉为的浊度介于 0.5 号至 1 号浊度标准液的浊度之间。

检查原理：药品溶液中如存在细微颗粒，当直射光通过溶液时，可引起光的散射和吸收现象，溶液微显浑浊。《中国药典》2020 年版收载的澄清度检查法是用规定级号的浊度标准溶液与供试品溶液比较，以判定药品溶液的澄清度或其浑浊程度。

（一）第一法（目视法）

1. **检查法**　除另有规定外，按各品种项下规定的浓度要求，在室温条件下将用水稀释至一定浓度的供试品溶液与等量的浊度标准液分别置于配对的比浊用玻璃管中，在浊度标准液制备 5 分钟后，在暗室内垂直同置于伞棚灯下，照度为 1000 lx，从水平方向观察、比较。除另有规定外，供试品溶解后应立即检视。

第一法无法准确判定两者的澄清度差异时，改用第二法进行测定并以其测定结果进行判定。

2. **制备浊度标准贮备液**　称取于 105℃干燥至恒重的硫酸肼 1.00g，置 100ml 量瓶中，加水适量使溶解，必要时可以在 40℃的水浴中温热溶解，并用水稀释至刻度，摇匀，放置 4～6 小时；取此溶液与等容量的 10%乌洛托品溶液混合，摇匀，于 25℃避光静置 24 小时，即得。该溶液置冷处避光保存，可在 2 个月内使用，用前摇匀。

3. **制备浊度标准原液**　取浊度标准贮备液 15.0ml，置 1000ml 量瓶中，加水稀释至刻度，摇匀，取适量，置 1cm 吸收池中，照紫外-可见分光光度法，在 550nm 的波长处测定，其吸光度应在 0.12～0.15 范围内。该溶液应在 48 小时内使用，用前摇匀。

4. **制备浊度标准液**　取浊度标准原液与水，按表 5-3 配制，即得。浊度标准液应临用时制备，使用前充分摇匀。

表 5-3　浊度标准液的配制表

级号	0.5	1	2	3	4
浊度标准原液/ml	2.50	5.0	10.0	30.0	50.0
水/ml	97.50	95.0	90.0	70.0	50.0

（二）第二法（浊度仪法）

供试品溶液的浊度可以采用浊度仪测定。溶液中不同大小，不同特性的微粒物质包括有色物质均可使入射光产生散射，通过测定透射光或散射光的强度，可以检查供试品溶液的浊度。仪器测定模式通常有三种类型，透射光式、散射光式和透射光-散射光比较测量模式（比率浊度模式）。

案例 5-7　头孢呋辛钠的溶液澄清度检查

取本品 5 份，各 0.6g，分别加水 5ml 使溶解，溶液应澄清；如显浑浊，与 1 号浊度标准液比较，均不得更浓。

八、炽灼残渣检查法

有机药物经炽灼炭化后，再加硫酸湿润，低温加热至硫酸蒸气除尽后，于高温（700～800℃）炽灼至完全灰化，使有机物质破坏分解变为挥发性物质逸出，残留的非挥发性无机杂质（多为金属氧化物或无机盐类）成为硫酸盐，即为炽灼残渣。加硫酸处理是使杂质转化为稳定的硫酸盐。该法主要检查药物中混入的各种无机杂质。

1. **检查方法**　取供试品 1.0～2.0g 或各品种项下规定的重量，置已炽灼至恒重的坩埚中（如供试品分子结构中含有碱金属或氟元素，则应使用铂坩埚）中，精密称定，缓缓炽灼至完全炭化，放冷；除另有规定外，加硫酸 0.5～1ml 使湿润，低温加热至硫酸蒸气除尽后，在 700～800℃炽灼使完全灰化，移置干燥器内，放冷，精密称定后，再在 700～800℃炽灼至恒重，计算限量。

计算公式：

$$炽灼残渣(\%) = \frac{炽灼至恒重后残渣重量}{供试品重量} \times 100\%$$

2. **注意事项**

（1）炽灼至恒重的第二次炽灼时间不少于 30 分钟。

（2）如供试品的炽灼残渣需留作重金属检查，则炽灼温度必须控制在 500～600℃。

（3）如供试品中含有碱金属或氟元素时，可腐蚀瓷坩埚，应使用铂坩埚。

（4）供试品的取用量应根据残渣的限量和称量误差决定。样品量过多，时间长；过少，误差大。当限量为 0.1% 时，取样量约为 1.0g；大于 0.1% 时，取样可在 1.0g 以下。

（5）灰化时应缓缓加热，直至完全灰化，再固定温度，避免高温时骤然膨胀而溢出。

（6）挥发性无机药物如氯化铵等受热挥发或分解，残留非挥发性杂质，也按上述方法检查炽灼残渣。

九、易炭化物检查法

易炭化物检查法是检查药物中遇硫酸易炭化或易氧化而呈色的有机杂质。此类杂质中，多数的结构是未知的，用硫酸呈色的方法可以简便地控制其总量。

1. **原理**　检查时，将一定量的供试品加入硫酸中溶解后，静置，产生的颜色与标准比色液（或用比色用重铬酸钾溶液、比色用硫酸铜溶液或比色用氯化钴溶液配制的对照液）比较，以控制易炭化物限量。

2. **操作方法**　取内径一致的比色管两支，甲管中加各品种项下规定的对照溶液 5ml；乙管中加硫酸 [含 H_2SO_4 94.5%～95.5%（g/g）] 5ml 后，分次缓缓加入规定量的供试品，振摇使溶解。除另有规定外，**静置 15 分钟后**，将甲、乙两管同置白色背景前，平视观察，乙管中所显颜色不得较甲管更深。

3. **注意事项**　供试品如为固体，应先研成细粉，如需加热才能溶解时，可取供试品与硫酸混合均匀，加热溶解后，放冷，再移置比色管中。

十、干燥失重测定法

干燥失重是指药物在规定条件下干燥至恒重后所减失的重量，通常以百分率表示。减失的重量主要是水分、结晶水及其他挥发性物质，如乙醇等。干燥失重测定法常采用常压恒温干燥法、恒温减压干燥法及干燥器干燥法，后者又分常压、减压两种。

常压恒温干燥法是将供试品置于烘箱中加热干燥至恒重，适用于对热较稳定的药品。

恒温减压干燥法是将供试品置于恒温减压干燥箱中进行，恒温减压下干燥至恒重，适用于对热较不稳定或其水分较难除尽的药品。

干燥器干燥法是将供试品置于干燥器内，利用干燥剂干燥至恒重，适用于易升华或受热易分解的药品，减压有助于除去水分与挥发性物质。

（一）操作方法

取供试品，混合均匀（如为较大的结晶，应先迅速捣碎使成 2mm 以下的小粒），称取约 1g 或各品种项下规定的重量，置于供试品相同条件下干燥至恒重的扁形称量瓶（图 5-3）中，精密称定，除另有规定外，在 105℃干燥至恒重。由减失的重量和取样量计算供试品的干燥失重。

计算公式：

$$干燥失重(\%)=\frac{干燥至恒重后减失的重量}{供试品重量}\times100\%$$

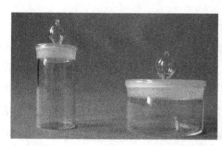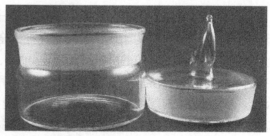

图 5-3　柱形称量瓶与扁柱形称量瓶

（二）注意事项与说明

（1）称量瓶应在与供试品测定相同的条件干燥至恒重，干燥过程中的第二次及以后各次称重均应在规定条件下继续干燥 1 小时后进行。

（2）为了使水分及挥发性物质易于挥散，供试品应平铺在扁形称量瓶中，厚度不可超过 5mm，如为疏松物质，厚度不可超过 10mm。

（3）称量瓶和盖应标记，避免混淆。放入烘箱或干燥器进行干燥时，应将瓶盖取下，置称量瓶旁，或将瓶盖半开进行干燥；取出时，须将称量瓶盖好。置烘箱内干燥的供试品，应在干燥后取出置干燥器中放冷至室温（一般需 30～60 分钟），然后精密称重。

（4）除另有规定外，常压恒温干燥法干燥温度为 105℃。有的药物含结晶水，在 105℃水分不易除去，可提高干燥温度，如枸橼酸钠，要求在 180℃干燥至恒重。供试品如未达规定的干燥温度即熔化时，应先将供试品于较低的温度下干燥至大部分水分除去后，再按规定条件干燥。某些受热逐渐分解而达不到恒重的药物，则采用一定温度下干燥一定时间减失的重量代表干燥失重，如右旋糖苷 20 的干燥失重测定，要求在 105℃干燥 6 小时，减失重量不得过 5.0%。

（5）当用减压干燥器（通常为室温）或恒温减压干燥器（温度应按各品种项下的规定设置。生物制品除另有规定外，温度为 60℃）时，除另有规定外，压力应在 2.67kPa（20mmHg）以下。

（6）干燥器中常用的干燥剂为无水氯化钙、硅胶或五氧化二磷；恒温减压干燥器中常用的干燥剂为五氧化二磷。应及时更换干燥剂，使其保持在有效状态。除另有规定外，温度为 60℃。干燥剂应保持在有效状态，硅胶应显蓝色；五氧化二磷应呈粉末状，如表面呈结皮现象时应除去结皮物；无水氯化钙应呈块状。

（7）整个操作过程必须戴手套，不能裸手直接接触称量瓶。

（8）称量时应迅速，加热后从烘箱中取出称量瓶时，须将瓶盖盖好，再迅速放入干燥器中，冷却至室温，避免药物或称量瓶裸露在空气中吸收水分，使测定结果误差大。

（9）干燥失重应同时做平行试验两份。

十一、水分测定法

药品中的水分包括结晶水和吸附水。水分的存在可使药物的含量降低，还可导致药物的水解、霉变，因此应对药品中的水分进行限量控制。《中国药典》2020 年版采用第一法（费休氏法）、第二法（烘干法）、第三法（减压干燥法）、第四法（甲苯法）和第五法（气相色谱法）测定药物中的水分，二部、三部品种适用于第一法、第四法，一部品种适用于第二法、第三法、第四法、第五法。

（一）第一法（费休氏法）

费休氏法的特点是操作简便、专属性强、准确度高，适用对遇热易破坏的样品的测定。费休氏法中有容量滴定法和库仑滴定法，现以容量滴定法为例。

1. **检查原理** 本法是根据碘和二氧化硫在吡啶和甲醇溶液中与水定量反应的原理来测定水分。所用仪器应干燥，并能避免空气中水分的侵入；测定应在干燥处进行。采用的标准滴定液称费休氏试液，是由碘、二氧化硫、吡啶和甲醇按一定比例组成。

$$I_2 + SO_2 + H_2O \rightleftharpoons 2HI + SO_3$$

由于上述反应是可逆的，为了使反应向右进行完全，加入无水吡啶定量地吸收 HI 和 SO_3，形成氢碘酸吡啶和硫酸酐吡啶。但硫酸酐吡啶不稳定，加入无水甲醇使其转变成稳定的甲基硫酸氢吡啶。

吡啶和甲醇不仅参与滴定反应，而且还起溶剂作用。指示滴定终点可采用下列两种方法：①自身作指示剂法，即利用碘的颜色指示终点，由浅黄色变为红棕色（微过量的费休氏试剂中碘的颜色）；②永停滴定法，按永停滴定法操作，当滴定至电流计指针突然偏转，并持续数分钟不退回时，即为滴定终点。永停测定法灵敏、准确。

2. **费休氏试液的制备与标定**

（1）配制：称取碘（置硫酸干燥器内 48 小时以上）110g，置干燥的具塞锥形瓶（或烧瓶）中，加无水吡啶 160ml，注意冷却，振摇至碘全部溶解，加无水甲醇 300ml，称定重量，将锥形瓶（或烧瓶）置冰浴中冷却，在避免空气中水分侵入的条件下，通入干燥的二氧化硫至重量增加 72g，再加无水甲醇使成 1000ml，密塞，摇匀，在暗处放置 24 小时。

也可以使用稳定的市售费休氏试液。市售的费休氏试液可以是不含吡啶的其他碱性试剂，或不含甲醇的其他伯醇类等制成；也可以是单一的溶液或由两种溶液临用前混合而成。

本试液应遮光，密封，置阴凉干燥处保存。临用前应标定滴定度。

（2）标定：精密称取纯化水 10～30ml，采用水分测定仪直接标定；或精密称取纯化水 10～30ml，置干燥的具塞锥形瓶中，除另有规定外，加无水甲醇适量，在避免空气中水分侵入的条件下，用费休氏试液滴定至溶液由浅黄色变为红棕色，或用电化学方法指示终点；另作空白试验，按下式计算费休氏试液的滴定度：

$$F = \frac{W}{A - B}$$

式中，F 为滴定度，即每 1ml 费休氏试液相当于水的重量（mg）；W 为称取纯化水的重量（mg）；A

为滴定所消耗费休氏试液的容积（ml）；B 为空白所消耗费休氏试液的体积（ml）。

3. 供试品的测定　精密称取供试品适量（消耗费休氏试液 1～5ml），除另有规定外，溶剂为无水甲醇，用水分测定仪直接测定，或精密称取供试品适量，置干燥的具塞锥形瓶中，加溶剂适量，在不断振摇（或搅拌）下用费休氏试液滴定至溶液由浅黄色变为红棕色，或用永停滴定法指示终点；另作空白试验，按下式计算：

$$供试品中的水分含量（\%）=\frac{(A-B)\times F}{W}\times100\%$$

如供试品吸湿性较强，可称取供试品适量置干燥的容器中，密封（可在干燥的隔离箱中操作），精密称定，用干燥的注射器注入适量无水甲醇或其他适宜溶剂，精密称定总重量，振摇使供试品溶解，测定该溶液水分。洗净并烘干容器，精密称定其重量。同时测定溶剂的水分。按下式计算：

$$供试品中的水分含量（\%）=\frac{(W_1-W_3)c_1-(W_1-W_2)c_2}{W_2-W_3}\times100\%$$

式中，W_1 为供试品、溶剂和容器的重量（g）；W_2 为供试品、容器的重量（g）；W_3 为容器的重量（g）；c_1 为供试品溶液的水分含量（g/g）；c_2 为溶剂的水分含量（g/g）。

对热稳定的供试品，亦可将水分测定仪和市售卡氏干燥炉联用测定水分。即将一定量的供试品在干燥炉或样品瓶中加热，并用干燥气体将蒸发出的水分导入水分测定仪中测定。

4. 注意事项

（1）供试品取样量可根据费休氏试液的 F 值及供试品含水限量来决定，一般取相当于消耗费休氏试液 1～5ml 的供试品量为宜。F 值应在 4.0mg/ml 左右为宜，低于 3.0mg/ml 以下时终点不灵敏，不宜再用。

（2）所用仪器应干燥，并能避免空气中水分的侵入；测定操作宜在干燥处进行。

（3）费休氏试液对试剂的纯度要求较高，特别是试剂的含水量应控制在 0.1% 以下。

（4）整个操作应迅速，不宜在阴雨空气湿度太大时进行测定。

（5）费休氏法不适用于测定氧化剂、还原剂以及能与费休氏试液生成水的化合物，如铬酸盐、过氧化物、硫代硫酸盐、硫化物、碱性氧化物以及含氧弱酸盐等，一些羰基化合物如活泼的醛、酮与试剂中的甲醇作用，形成缩醛和水，干扰测定，也不适宜用费休氏法测定水分。

案例 5-8　注射用青霉素钠的水分测定

精密称取本品 0.7540g，置干燥具塞锥形瓶中，加无水甲醇 5ml，不断振摇，将水分提出，然后用费休氏试液滴定，至溶液由浅黄色变为红棕色，消耗费休氏试液 2.15ml；另取无水甲醇 5ml，同法测定，消耗费休氏试液 0.15ml，求本品的含水量（每 1ml 费休氏试液相当于 3.52mg 的水）。（本品含水分不得过 1.0%）

解：$H_2O(\%)=\dfrac{(A-B)\cdot F}{W}\times100\%$

$$=\frac{(2.15-0.15)\times3.52}{0.7540\times1000}\times100\%$$

$$=0.93\%$$

（二）第二法（烘干法）

测定法：取供试品 2～5g，如果供试品的直径或长度超过 3mm，在称取前应快速制成直径或长度不超过 3mm 的颗粒或碎片平铺于干燥至恒重的扁形称量瓶中，厚度不超过 5mm，疏松供试品不超过 10mm，精密称定，开启瓶盖在 100～105℃干燥 5 小时，将瓶盖盖好，移置干燥器中，放冷 30 分钟，精密称定，再在上述温度干燥 1 小时，放冷，称重，至连续两次称重的差异不超过 5mg 为止。根据减失的重量，计算供试品中含水量（%）。本法适用于不含或少含挥发性成分的药品。

（三）第三法（减压干燥法）

测定法：取直径 12cm 左右的培养皿，加入五氧化二磷干燥剂适量，铺成 0.5～1.0cm 的厚度，放入直径 30cm 的减压干燥器中。取供试品 2～4g，混合均匀，取 0.5～1.0g，置已在供试品同样条件下干燥并恒重的称量瓶中，精密称定，打开瓶盖，放入上述减压干燥器中，抽气减压至 2.67kPa（20mmHg）以下，并持续抽气半小时，室温放置 24 小时。在减压干燥器出口连接无水氯化钙干燥管，打开活塞，待内外压一致，关闭活塞，打开干燥器，盖上瓶盖，取出称量瓶迅速精密称定重量，计算供试品中的含水量（%）。

本法适用于含有挥发性成分的贵重药品。中药测定用的供试品，一般先破碎并需通过二号筛。

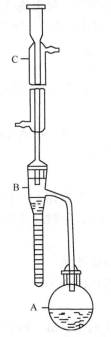

图 5-4　甲苯法测水分装置

A. 500ml 短颈圆底烧瓶；B. 水分测定管；
C. 直形冷凝管（外管长 40cm）

（四）第四法（甲苯法）

本法适用于含挥发性成分药物的水分测定，一般适用于中药。

仪器装置如图 5-4 所示。使用前，全部仪器应清洁，并置烘箱中烘干。测定法：取供试品适量（相当于含水量 1～4ml），精密称定，置 A 瓶中，加甲苯约 200ml，必要时加入干燥、洁净的无釉小瓷片数片或玻璃珠数粒，连接仪器，自冷凝管顶端加入甲苯至充满 B 管的狭细部分。将 A 瓶置电热套中或用其他适宜方法缓缓加热，待甲苯开始沸腾时，调节温度，使每秒钟馏出 2 滴。待水分完全馏出，即测定管刻度部分的水量不再增加时，将冷凝管内部先用甲苯冲洗，再用饱蘸甲苯的长刷或其他适宜方法，将管壁上附着的甲苯推下，继续蒸馏 5 分钟，放冷至室温，拆卸装置，如有水黏附在水分测定管的管壁上，可用蘸甲苯的铜丝推下，放置使水分与甲苯完全分离（可加亚甲蓝粉末少量，使水染成蓝色，以便分离观察）。检读水量，并计算成供试品的含水量（%）。

测定用的甲苯须先加水少量充分振摇后放置，将水层分离弃去，经蒸馏后使用。

中药测定用的供试品，一般先破碎成直径不超过 3mm 的颗粒或碎片；直径和长度在 3mm 以下的可不破碎。

（五）第五法（气相色谱法）

一般用于有机试剂中微量水分的测定。

色谱条件与系统适用性试验直径为 0.18～0.25mm 的二乙烯苯-乙基乙烯苯型高分子多孔小球作为载体，或采用极性与之相适应的毛细管柱，柱温为 140～150℃，热导检测器检测。注入无水乙醇，照气相色谱法测定，应符合下列要求。

（1）理论板数按水峰计算应大于 1000，理论板数按乙醇峰计算应大于 150；

（2）水和乙醇两峰的分离度应大于 2；

（3）用无水乙醇进样 5 次，水峰面积的相对标准偏差不得大于 3.0%。

对照溶液的制备：取纯化水约 0.2g，精密称定，置 25ml 量瓶中，加无水乙醇至刻度，摇匀，即得。

供试品溶液的制备：取供试品适量（含水量约 0.2g），剪碎或研细，精密称定，置具塞锥形瓶中，精密加入无水乙醇 50ml，密塞，混匀，超声处理 20 分钟，放置 12 小时，再超声处理 20 分钟，密塞放置，待澄清后倾取上清液，即得。

测定法：取无水乙醇、对照溶液及供试品溶液各 1～5μl，注入气相色谱仪，测定，即得。

对照溶液与供试品溶液的配制须用新开启的同一瓶无水乙醇。

用外标法计算供试品中的含水量。计算时应扣除无水乙醇中的含水量，方法如下：

对照溶液中实际加入的水的峰面积=对照溶液中总水峰面积-K×对照溶液中乙醇峰面积

供试品中水的峰面积=供试品溶液中总水峰面积−K×供试品溶液中乙醇峰面积

$$K = \frac{\text{无水乙醇中水峰面积}}{\text{无水乙醇中乙醇峰面积}}$$

十二、残留溶剂测定法

药品中的残留溶剂是指在原料药或辅料的生产中，以及在制剂过程中使用过，但在工艺过程中未能完全去除的有机溶剂。有些有机溶剂对人体有害，残留在药物中会影响药物的安全性，残留溶剂测定是检查及控制药物中的有害残留溶剂。

有机溶剂按其毒性分为三类：第一类毒性较大，可致癌并对环境有害，应尽量避免使用（如苯、四氯化碳等）；第二类溶剂对人有一定毒性，应限量使用（如乙腈、三氯甲烷等）；第三类溶剂对人的健康危害较小，可推荐使用（如乙醇、乙酸、正丁酸等）。《中国药典》2020 年版第四部附表 1 中的规定第一、第二、第三类溶剂的名称和残留限度；对其他溶剂，应根据生产工艺的特点，制定相应的限度，使其符合产品规范、药品生产质量管理规范（GMP）或其他基本的质量要求。

《中国药典》2020 年版采用气相色谱法检查药物中的残留溶剂，收载了下列几种测定法：第一法为毛细管柱顶空进样等温法，当需要检查有机溶剂的数量不多，且极性差异较小时，可采用此法；第二法为毛细管柱顶空进样系统程序升温法，当需要检查的有机溶剂数量较多，且极性差异较大时，可采用此法；第三法为溶液直接进样法，主要适用于企业对生产工艺中特定的残留溶剂的控制，可采用填充柱，亦可采用适宜极性的毛细管柱。

残留溶剂测定法可用如下方法进行计算：①限度检查。除另有规定外，按品种项下规定的供试品溶液浓度测定。以内标法测定时，供试品溶液中被测溶剂峰面积与内标峰面积之比不得大于对照品溶液的相应比值；以外标法测定时，供试品溶液中被测溶剂峰面积不得大于对照品溶液的相应峰面积。②定量测定。按内标法或外标法计算各残留溶剂的量。

第 4 节　特殊杂质检查

药物中的特殊杂质是指该药物在生产和储藏过程中可能引入的中间体、副产物以及分解产物等特有杂质。特殊杂质因药物的品种不同而异，如阿司匹林中的游离水杨酸、硫酸阿托品中的莨菪碱、肾上腺素中的酮体、咖啡因中的其他生物碱等。药物中特殊杂质的检查，主要根据药物和杂质在理化性质上的差异来进行的。特殊杂质的检查方法列入各药品质量标准的检查项下。

一、利用药物和杂质在物理性质上的差异进行检查

物理性质包括臭味、挥发性、颜色、溶解行为及旋光性等。

1. 臭味及挥发性的差异　利用药物中存在的杂质具有特殊的臭味，来判断该杂质的存在。如乙醇中杂醇油的检查：取本品 10ml，加水 5ml 与甘油 1ml，摇匀后，分次滴加在无臭的滤纸上，使乙醇自然挥散，始终不得发生异臭。

利用药物和杂质在挥发性方面的差异，可用于检查乙醇、麻醉乙醚、樟脑和碘等挥发性药物中的不挥发物，用以控制不挥发性杂质的量。如樟脑中不挥发物的检查：取本品 2.0g，在 100℃加热使樟脑全部挥发并干燥至恒重，遗留残渣不得过 1mg。

2. 颜色的差异　利用药物和杂质在一定的溶剂中所显颜色的不同，来控制其有色杂质的量。盐酸阿扑吗啡中溶液的颜色检查法为：取本品 0.10g，加新沸过的冷水 10ml，缓缓振摇溶解后，立即与对照液比较，不得更深。

3. 溶解行为的差异　有些药物可溶于水、有机溶剂或酸、碱中，而其杂质不溶，或杂质可溶而药物不溶，利用该性质可检查药物中的杂质。如乙醇中水不溶性物质的检查：取本品，与同体积的水混合后，溶液应澄清；在 10℃放置 30 分钟，溶液仍应澄清。

4. **旋光性质的差异**　利用药物与杂质在旋光性质上的差异，测定比旋度（或旋光度）来检查杂质的限量。如硫酸阿托品为消旋体，无旋光性，而莨菪碱为左旋体，因此硫酸阿托品中莨菪碱的检查，是将硫酸阿托品配制成每毫升中含 50mg 的溶液，规定测得的旋光度不得过–0.40°。

5. **对光吸收性质的差异**　药物和杂质的结构不同，因而对光吸收的性质也不同，可以利用他们对光吸收性质上的差异来检查药物中的杂质。如盐酸苯海索中哌啶苯丙酮的检查：其样品溶液在 247nm 波长处测定吸光度，不得大于 0.50。

二、利用药物和杂质在化学性质上的差异进行检查

利用药物与杂质在化学反应现象上的差异，选择杂质特有的反应，检查杂质是否符合规定。

1. **杂质与一定试剂反应产生颜色**　利用该性质检查杂质时，是规定一定反应条件下不得产生某种颜色；或与杂质对照品在相同条件下所呈现的颜色进行目视比色；也可用分光光度法测定其吸收度，应符合规定。

2. **杂质与一定试剂反应产生沉淀**　如检查氯化钠中的钡离子，利用钡离子与硫酸根离子的沉淀反应进行检查。

3. **杂质与一定试剂反应产生气体**　如氧化锌中碳酸盐的检查：取本品 2.0g，加水 10ml 混合后，加稀硫酸 30ml，置水浴上加热，不得产生气泡（CO_2）。

4. **氧化还原性的差异**　利用药物和杂质的氧化性或还原性的不同来检查杂质。如维生素 E 中生育酚的检查，利用生育酚具还原性，可被硫酸铈定量氧化来控制生育酚的限量：取本品 0.10g，加无水乙醇 5ml 溶解后，加二苯胺试液 1 滴，用硫酸铈滴定液（0.01mol/L）滴定，消耗的硫酸铈滴定液（0.01mol/L）不得过 1.0ml。

5. **酸碱性的差异**　利用药物与杂质的酸碱性不同，来检查杂质的限量。例如，苯巴比妥中苯巴比酸及其他酸性物质的检查：取本品 0.20g，加水 10ml，煮沸搅拌 1 分钟，放冷，滤过，取滤液 5ml，加甲基橙指示液 1 滴，不得显红色。

三、利用药物和杂质在色谱行为上的差异进行检查

近年来，色谱法被广泛地应用于特殊杂质的检查，常用的方法有薄层色谱法、高效液相色谱法、气相色谱法等，是利用药物和杂质在色谱行为上的差异将杂质分离和检测。如盐酸奎宁中金鸡纳碱的检查，以辛可尼丁为对照品，规定照薄层色谱法测定，供试品溶液中的杂质斑点，与对照品溶液的主斑点比较，不得更深；甲硝唑中 2-甲基-5-硝基咪唑的检查，以 2-甲基-5-硝基咪唑为对照品，规定照高效液相色谱法，供试品溶液的色谱图中，2-甲基-5-硝基咪唑不得大于 1.0%；苯甲醇中苯甲醛的检查：以苯甲醛为对照品，规定照气相色谱法，在柱温 130℃测定，含苯甲醛不得过 0.2%。

> **链接**　**当事人对药品检验结果有异议怎么办？**
>
> 当事人对药品检验机构的检验结果有异议的，可以自收到药品检验结果之日起七日内向原药品检验机构或者上一级药品监督管理部门设置或者指定的药品检验机构申请复验，也可以直接向国务院药品监督管理部门设置或者指定的药品检验机构申请复验。受理复验的药品检验机构必须在国务院药品监督管理部门规定的时间内作出复验结论。

📖 自 测 题

一、选择题

【A 型题】（最佳选择题）。说明：每题的备选答案中只有一个最佳答案。

1. 临床所用药物纯度与化学试剂纯度的主要区别是
（　　）

A. 所含杂质的生理效应不同

B. 所含有效成分的量不同

C. 化学性质及化学反应速度不同

D. 所含有效成分的生理效应不同

E. 所含杂质的量不同

2. 药物中杂质的限量是指（　　）
   A. 杂质是否存在　　　　　B. 杂质的准确含量
   C. 杂质的最低量　　　　　D. 杂质的最大允许量
   E. 确定杂质的数目

3. 药物的纯度合格是指（　　）
   A. 符合分析纯试剂的标准规定
   B. 绝对不存在杂质
   C. 杂质不超过标准中杂质限量的规定
   D. 对病人无害
   E. 不存在对人体有害的杂质

4. 杂质检查一般为（　　）
   A. 限量检查　　　　　　　B. 含量检查
   C. 检查最低量　　　　　　D. 检查最大允许量
   E. 用于原料药检查

5. 药物中氯化物杂质检查的一般意义在于它（　　）
   A. 是有疗效的物质
   B. 是对药物疗效有不利影响的物质
   C. 是对人体健康有害的物质
   D. 是影响药物稳定性的物质
   E. 可以考核生产工艺和企业管理是否正常

6. 采用 Na_2S 作显色剂检查重金属的条件是（　　）
   A. 弱酸性　　　　　　　　B. 碱性
   C. 中性　　　　　　　　　D. 强酸性

7. 药物中硫酸盐检查时，所用的标准对照液为（　　）
   A. 标准氯化钡溶液　　　　B. 标准醋酸铅溶液
   C. 标准硝酸银溶液　　　　D. 标准硫酸钾溶液
   E. 以上都不对

8. 古蔡氏法检测砷时，砷化氢气体与下列哪种物质作用生成砷斑（　　）
   A. 氯化汞　　　　　　　　B. 溴化汞
   C. 碘化汞　　　　　　　　D. 硫化汞
   E. 硝酸汞

9. 检查某药品杂质限量时，称取供试品 W（g），量取标准溶液 V（ml），其浓度为 C（g/ml），则该药品的杂质限量（%）为（　　）
   A. $\dfrac{VW}{C} \times 100\%$　　　　B. $\dfrac{CW}{V} \times 100\%$
   C. $\dfrac{VC}{W} \times 100\%$　　　　D. $\dfrac{W}{CV} \times 100\%$
   E. $\dfrac{C}{W} \times 100\%$

10. 用硫代乙酰胺法检查重金属，其 pH 值范围应控制在（　　）
    A. 2.0～3.5　　　　　　　B. 3.0～3.5
    C. 6.0～6.5　　　　　　　D. 7.0～8.5
    E. 9.0～10.5

11. 在药品的生产过程中出现的机会较多，而且在人体内又易积蓄中毒的重金属杂质是（　　）
    A. 银　　　　　　　　　　B. 汞

    C. 铅　　　　　　　　　　D. 铜

12. 检砷装置中塞入醋酸铅棉花，是为了吸收（　　）
    A. 氢气　　　B. 溴化氢　　　C. 硫化氢
    D. 砷化氢　　　E. 锑化氢

13. 1ppm 是（　　）
    A. 千分之一　　　　　　　B. 万分之一
    C. 十万分之一　　　　　　D. 百万分之一

14. 《中国药典》2020 年版中用硫氰酸盐法检查铁盐杂质时，将供试品中的 Fe^{2+} 氧化成 Fe^{3+}，使用的氧化剂是（　　）
    A. 硫酸　　　　　　　　　B. 过硫酸铵
    C. 硫代硫酸钠　　　　　　D. 过氧化氢
    E. 高锰酸钾

15. 检查重金属杂质，加入硫代乙酰胺试液，其作用是（　　）
    A. 稳定剂　　　　　　　　B. 显色剂
    C. 掩蔽剂　　　　　　　　D. 络合剂
    E. 增溶剂

16. 炽灼残渣检查法，《中国药典》2020 年版规定的温度是（　　）
    A. 900～1000℃　　　　　B. 800～900℃
    C. 700～800℃　　　　　　D. 600～700℃
    E. 500～600℃

17. 常压恒温干燥法中，《中国药典》2020 年版规定的干燥温度一般为（　　）
    A. 80℃　　　B. 90℃　　　C. 100℃
    D. 105℃　　　E. 120℃

18. 若炽灼残渣留作重金属检查，则炽灼温度应为（　　）
    A. 900～1000℃　　　　　B. 800～900℃
    C. 700～800℃　　　　　　D. 600～700℃
    E. 500～600℃

19. 下列各项杂质中不属于一般杂质的是（　　）
    A. 氯化物　　　　　　　　B. 铁盐
    C. 水杨酸　　　　　　　　D. 重金属
    E. 硫酸盐

20. 含挥发性成分的中药的水分测定采用的方法是（　　）
    A. 甲苯法　　　　　　　　B. 常压恒温干燥法
    C. 减压恒温干燥法　　　　D. 费休氏法
    E. 干燥器干燥法

【B 型题】（配伍选择题）。说明：备选答案在前，试题在后。每组题均对应同一组备选答案，每题只有一个正确答案。每个备选答案可重复选用，也可不选用。

（第 21～25 题备选答案）以下各项杂质检查中所使用的试剂为：
    A. 硫代乙酰胺试液　　　　B. 氯化钡试液
    C. 硝酸银试液　　　　　　D. 氯化亚锡试液
    E. 硫氰酸铵试液

21. 药物中铁盐检查（　　）
22. 药物中砷盐检查（　　）
23. 药物中硫酸盐检查（　　）
24. 药物中重金属检查（　　）
25. 药物中氯化物检查（　　）

（第26～30题备选答案）以下各项杂质检查中要求在酸性条件下进行，所用的酸分别为：

A. 盐酸
B. 硫酸
C. 硝酸
D. 醋酸盐缓冲液
E. 磷酸

26. 氯化物的检查（　　）
27. 硫酸盐的检查（　　）
28. 铁盐的检查（　　）
29. 重金属的检查（　　）
30. 砷盐的检查（　　）

【X型题】（多项选择题）。说明：每题至少有2个或2个以上答案可以选择。

31. 药物中引入杂质的途径有（　　）
A. 生产过程中
B. 服用过程中
C. 使用过程中
D. 储藏过程中
E. 运输过程中

32. 干燥失重测定时，常用的干燥方法有（　　）
A. 常压恒温干燥法
B. 加压干燥法
C. 干燥剂干燥法
D. 减压恒温干燥法
E. 炽灼干燥法

33. 检查重金属杂质，常用的显色剂是（　　）
A. 硫化钠
B. 硫酸钠
C. 硫化铁
D. 硫代乙酰胺
E. 硫化铵

34. 《中国药典》2020年版规定的一般杂质检查中不包括的项目是（　　）
A. 硫酸盐检查
B. 氯化物检查
C. 溶出度检查
D. 重金属检查
E. 铁盐检查

35. 易在药物生产过程中引入的杂质有（　　）
A. 副产物
B. 中间体
C. 原料
D. 重金属

E. 水解物

二、填空题

1. 药物的纯度是指_____。
2. 药物中存在的杂质，主要来源于两个方面，一是_____；二是_____。
3. 药物中的杂质按其来源分类，可分为一般杂质和_____。
4. 药物的杂质限量，通常用_____或_____来表示。
5. 干燥器中常用的干燥剂为_____、_____或_____；恒温减压干燥器中常用的干燥剂为_____。
6. 重金属是指_____。
7. 《中国药典》2020年版规定，重金属检查以_____作为重金属的代表。
8. 甲苯法测水分时，甲苯先用水饱和的原因是_____。

三、名词解释

1. 杂质限量
2. 恒重
3. 炽灼残渣
4. 干燥失重
5. 无色
6. 澄清

四、计算题

1. 取葡萄糖0.15g置100ml量瓶中，加水稀释至刻度，摇匀，取25ml置50ml纳氏比色管中，加稀硝酸10ml，再加入0.1mol/L硝酸银试液1ml，用水稀释至刻度，摇匀，放置5min，与标准氯化钠溶液（每1ml相当于10μg的Cl）1.5ml制成的对照液比较，不得更浓，计算其氯化物限量。

2. 呋塞米中砷盐的检查：取本品适量，依法检查，取标准砷溶液（每1ml相当于1μg的As）2.0ml，含砷量不得过0.0002%。问应供取试品多少克？

3. 取葡萄糖2.0g，加水23ml，溶解后加醋酸盐缓冲液（pH值为3.5）2ml，依法检查其重金属，含重金属不得超过5ppm。问应取标准铅溶液多少毫升（每1ml相当于10μg的Pb）？

（李森浩）

药物的含量测定方法包括化学分析法和仪器分析法。化学分析法又包括重量分析法和容量（滴定）分析法；仪器分析法包括紫外-可见分光光度法、荧光分光光度法、原子吸收分光光度法、红外分光光度法、高效液相色谱法、气相色谱法、电泳法等。本章主要介绍常用的滴定分析法、紫外-可见分光光度法、荧光分光光度法、高效液相色谱法和气相色谱法。

第 1 节　容量分析法

容量分析法又称滴定分析法，是化学分析中的重要方法之一，在药物分析中具有重要的实用价值，占据重要的地位。滴定操作的基本仪器、装置见图 6-1。

一、概　　述

滴定分析法指使用滴定管将已知准确浓度的溶液，滴加到被测物质的溶液中，直到所加的试剂与被测组分恰好定量反应完全为止，根据滴定液的浓度和所消耗的体积，计算出待测组分的含量。已知准确浓度的溶液称为标准溶液（滴定分析中也称滴定液），浓度以 mol/L 表示；将标准溶液从滴定管滴加到样品溶液的过程称为滴定；滴加的标准溶液与待测组分恰好反应完全这一点，称为化学计量点；在化学计量点时，反应往往不易被人所察觉，通常都是在待测溶液中加入指示剂，利用指示剂颜色的突变来判断化学计量点的到达，指示剂发生颜色变化的转变点，称为滴定终点；实际分析操作中滴定终点（实际终点）与化学计量点（理论终点）不可能恰好重合，他们之间往往存在很小的误差，该误差称为滴定误差；滴定误差的大小，取决于滴定反应和指示剂的性能及用量，所以选择适当的指示剂是滴定分析的重要环节。

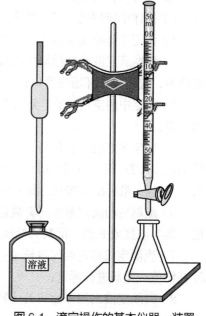

图 6-1　滴定操作的基本仪器、装置

二、滴定液的配制和标定

1. 有关概念

（1）基准物质：指能用于直接配制或标定标准溶液的物质。基准物质应满足条件如下：

1）试剂的组成应与其化学式完全相符；

2）试剂纯度应足够高，一般大于 99.9%以上，杂质含量不影响分析的准确度；

3）试剂性质稳定；

4）试剂按反应式定量进行，应无副反应。

（2）滴定度（T）：即每毫升滴定液相当于被测物质的质量（克或毫克）。

2. 滴定液（标准溶液）的配制和标定

（1）直接法：准确称取一定量基准物质，溶解后配成一定体积的溶液，根据物质的质量和体积即可计算出该滴定液的准确浓度。如精制 EDTA、$K_2Cr_2O_7$、优级纯 $AgNO_3$ 的配制。

（2）间接法：很多物质不能直接用来配制标准溶液，但可将其先配制成一种近似于所需浓度的溶液，然后用基准物质来标定其准确浓度。如 HCl、NaOH、$KMnO_4$、$Na_2S_2O_3$ 滴定液等。

（3）滴定液的标定：是指根据规定的方法，用基准物质或标准溶液准确测定滴定液浓度的过程。

（4）校正因子（F）：表示滴定液准确浓度与标示浓度的比值。其范围应在 0.95～1.05 之间，超出该范围应加入适当的溶质或溶剂予以调整，并重新标定。

案例 6-1　0.1mol/L 盐酸滴定液的配制与标定

1. **配制方法**　取盐酸 9.0ml，加水稀释至 1000ml，即得。

2. **标定方法**　基准物为无水碳酸钠，指示剂为甲基红-溴甲酚绿混合指示液，每 1ml 的盐酸滴定液（0.1mol/L）相当于 5.30mg 的无水碳酸钠。

如经标定后其真实浓度为 0.1012 mol/L，则该滴定液的 F 值为：

$$F = \frac{真实浓度}{标示浓度} = \frac{0.1012}{0.1} = 1.012$$

问题：0.1mol/L 盐酸滴定液的配制与标定属于哪种方法？为什么？

（5）标定的注意事项

1）操作中所用的天平、滴定管、容量瓶和移液管均应校正合格；

2）标定工作应在室温（10～30℃）下进行，并记录标定时的温度；

3）根据滴定液的消耗量选用适宜的滴定管，盛装滴定液前，先用少量滴定液淋洗三次，盛装滴定液后，应用小烧杯盖住管口；

4）标定中的空白试验，是指在不加供试品或以等量溶剂代替供试液的情况下，按同法滴定所得的结果；

5）标定工作应由初标者和复标者在相同条件下各做 3 份平行试验，3 份平行试验结果的相对标准偏差（RSD）不得大于 0.1%；初标者的平均值和复标者的平均值的相对标准偏差（RSD）也不得大于 0.1%；最后结果按初、复标两者的平均值计算，取 4 位有效数字；

6）配制后的滴定液按药典规定的储藏条件储存，并在瓶外贴上标签，注明滴定液名称、标示浓度、真实浓度或 F 值、配制和标定日期、标定时的温度、配制者、标定者、复标者等；

7）当滴定液标定时间过长（一般不超过 3 个月）、或标定与使用时的温度超过 10℃时，应加温度补偿值或重新进行标定；

8）当滴定液出现浑浊或其他异常情况时，不得使用；倒出剩余的滴定液不得再倒回原瓶，避免污染。

三、滴定的分类

根据滴定反应的方式可分为直接滴定法、间接滴定法；根据反应的类型则分为酸碱滴定、氧化还原滴定、沉淀滴定、配位滴定、非水滴定等。

（一）按反应方式分类

1. **直接滴定法**　用滴定液直接滴定被测物质溶液的方式，是最基本、最常用的滴定方式。例如，以盐酸滴定液滴定氢氧化钠溶液等。阿司匹林原料药的含量测定就是采用酸碱直接滴定法。

其含量计算公式：

$$含量(\%) = \frac{V \times T \times F \times 10^{-3}}{m} \times 100\%$$

做空白试验时，应扣除空白消耗的体积，即

$$含量(\%) = \frac{(V-V_0) \times T \times F \times 10^{-3}}{m} \times 100\%$$

式中：V 为供试品消耗滴定液的体积（ml）；V_0 为空白试验消耗滴定液的体积（ml）；F 为滴定液浓度校正因子；T 为滴定度（mg/ml）；m 为供试品的重量（g）。

2. 间接滴定法　包括剩余滴定法和置换滴定法。适用于反应物为固体，或直接滴定反应速度较慢、滴定缺乏合适指示剂等类型的反应。

剩余滴定法（也称返滴定）是先使被测物质 A 与一定过量的标准溶液 B_1 作用，反应完全后，再用另一种滴定液 B，滴定剩余的标准溶液 B_1，由实际消耗的滴定液 B_1 的量，计算被测物质 A 的含量。例如：阿司匹林片的含量测定。

剩余滴定法的含量计算公式：

$$含量(\%) = \frac{(V_0-V) \times T \times F \times 10^{-3}}{m} \times 100\%$$

式中，V 为供试品消耗滴定液的体积（ml）；V_0 为空白试验消耗滴定液的体积（ml）；F 为滴定液浓度校正因子；T 为滴定度（mg/ml）；m 为供试品的重量（g）。

置换滴定法是对于不按确定的反应式进行（伴随有副反应）的反应，可以不直接滴定被测物质，而是先用适当试剂与被测物质反应，使其置换出另一生成物，再用滴定液滴定此生成物，这种方法称为置换滴定法。

（二）按反应的类型分类

1. 酸碱滴定法（中和法）　是在水溶液中以酸碱中和反应来测定物质含量的方法，可用来测定酸、碱、弱酸盐、弱碱盐等。

2. 配位（络合）滴定法　是以形成稳定配合物的配位反应为基础的滴定分析法。主要用于金属离子的测定，他是以配位剂的标准溶液直接或间接滴定被测物质，滴定过程中选用适当的金属指示剂来指示滴定终点。目前在实际中应用最广泛的配位滴定剂是 EDTA（乙二胺四乙酸二钠），因此，通常所谓的配位滴定法，主要指使用 EDTA 滴定液的滴定法。

（1）EDTA 与金属离子反应的特点

1）几乎能与所有金属离子形成配位化合物，且大多数化合物相当稳定。

2）与金属离子的配位比均是 1∶1 的关系。

3）与金属离子的配位化合物大多易溶于水，能在水中滴定。

4）形成的配位化合物大多是无色的。

（2）金属指示剂：本身是一种配合剂，能与金属离子形成有色配合物，常用指示剂为铬黑T。如葡萄糖酸钙、硫酸锌的含量测定均是采用此法，用铬黑 T 作指示剂。

3. 氧化还原滴定法　是以氧化还原反应为基础的一类滴定法。其反应的实质是电子的得失，得到电子为氧化剂，失去电子为还原剂。该法在药物分析中应用非常广泛，即可直接测定具有氧化性或还原性的物质，又可间接测定不具有氧化性或还原性的物质。在药品检验中应用最多的有碘量法、铈量法和亚硝酸钠滴定法、溴量法。

（1）碘量法：是以碘为氧化剂，或以碘化物为还原剂进行滴定的方法。按照滴定的方式分为直接碘量法、剩余碘量法和置换碘量法。

1）直接碘量法：是用碘滴定液直接滴定还原性物质的方法。在滴定过程中 I_2 被还原为 I^-，该法只能在酸性、中性或弱碱性溶液中进行，一般用淀粉指示剂指示终点，淀粉遇碘变蓝色，反应极其灵敏。也可用碘自身的颜色指示终点，化学计量点后，溶液中稍过量的碘即显黄色而指示终点。如维生素 C 的含量测定。

2）剩余碘量法：是在供试品（还原性物质）溶液中，先加入定量过量的碘滴定液，待 I_2 与待测组分反应完全后，再用硫代硫酸钠滴定液滴定剩余的碘，来求出待测组分含量的方法。滴定时用淀粉作指示剂，在近终点时加入，因为当溶液中有大量碘存在时，碘易吸附在淀粉表面，影响终点的判断。如复方对乙酰氨基酚片中咖啡因的含量测定。

3）置换碘量法：如硫代硫酸钠滴定液的标定即采用该法，以重铬酸钾为基准物，加入碘化钾置换出定量的碘，碘再用硫代硫酸钠滴定液滴定。

案例 6-2　双水杨酯片的含量测定

取本品 20 片，精密称定，研细，精密称取适量（约相当于双水杨酯 0.3g，加乙醇 40ml，振摇使双水杨酯溶解，加酚酞指示剂 0.2ml，用 NaOH 滴定液（0.1mol/L）滴定，并将滴定的结果用空白试验校正。每 1ml 的 NaOH 滴定液（0.1mg/L）相当于 25.82mg 的 $C_{14}H_{10}O_5$。

含量测定结果的计算公式为：

$$标示百分含量(\%) = \frac{(V - V_0) \times 25.82 \times F \times 10^{-3} \times 20}{m \times S} \times 100\%$$

式中，F 为校正因子；m 为样品质量（g）；S 为标示量。

案例 6-3　甘露醇的含量测定

取甘露醇约 0.2g，精密称定，置 250ml 量瓶中，加水使溶解并稀释至刻度，摇匀；精密量取 10ml，置碘瓶中，精密加高碘酸钠溶液[取硫酸溶液（1→20）90ml 与高碘酸钠溶液（2.3→1000）110ml 混合制成]50ml，置水浴上加热 15min，放冷，加碘化钾试液 10ml，密塞，放置 5min，用硫代硫酸钠滴定液（0.05mol/L）滴定，至近终点时，加淀粉指示液 1ml，继续滴定至蓝色消失，并将滴定的结果用空白试验校正。每 1ml 硫代硫酸钠滴定液（0.05mol/L）相当于 0.9109mg 的 $C_6H_{14}O_6$。

含量测定结果的计算公式为：

$$百分含量(\%) = \frac{(V_0 - V) \times 0.9109 \times F \times 10^{-3}}{m} \times 100\%$$

案例 6-4　硫代硫酸钠滴定液的标定

取在 120℃干燥至恒重的基准重铬酸钾 0.15g，精密称定，置碘瓶中，加水 50ml 使溶解，加碘化钾 2.0g，轻轻振摇使溶解，加稀硫酸 40ml，摇匀，密塞；在暗处放置 10 分钟后，加水 250ml 稀释，用本液滴定至近终点时，加淀粉指示液 3ml，继续滴定至蓝色消失而显亮绿色，并将滴定的结果用空白试验校正；每 1ml 硫代硫酸钠滴定液（0.1mol/L）相当于 4.903mg 的重铬酸钾。根据硫代硫酸钠滴定液的消耗量与重铬酸钾的取用量，即可算出本液的浓度，其计算公式为：

$$C = \frac{W \times 10^3 \times 0.1}{4.903 \times (V - V_0)} (mol/L)$$

式中，W 为重铬酸钾的称样量（g）；V 为标定时消耗硫代硫酸钠滴定液的体积（ml）；V_0 为空白试验消耗硫代硫酸钠滴定液的体积（ml）。

（2）铈量法：也称硫酸铈法，是以硫酸铈 [Ce（SO$_4$）$_2$] 作为滴定液，在酸性条件下测定还原性物质的滴定方法。采用邻二氮菲作指示剂，化学计量点后，Fe^{2+} 被氧化成 Fe^{3+}，生成邻二氮菲铁，由红色转变为淡蓝色而指示终点。

铈量法由于不受制剂中淀粉、糖类的干扰，因此特别适合片剂、糖浆剂等制剂的测定。《中国药典》2020 年版采用铈量法测定的药物有：硫酸亚铁片及硫酸亚铁缓释片、葡萄糖酸亚铁及其制剂、富马酸亚铁及其制剂等。

案例 6-5 硫酸亚铁片的含量测定

取本品 10 片，置 200ml 量瓶中，加稀硫酸 60ml 与新沸过的冷水适量，振摇使硫酸亚铁溶解，用新沸过的冷水稀释至刻度，摇匀，用干燥滤纸迅速滤过，精密量取续滤液 30ml，加邻二氮菲指示液数滴，立即用硫酸铈滴定液（0.1mol/L）滴定。每 1ml 的硫酸铈滴定液（0.1mol/L）相当于 27.80mg 的 $FeSO_4 \cdot 7H_2O$。（使用新沸过的冷水溶解样品是为了避免水中的 O_2 氧化 Fe^{2+} 而干扰测定。）

含量测定结果的计算公式为：

$$标示百分含量(\%) = \frac{V \times 27.80 \times F \times 稀释倍数 \times 10^{-3}}{m \times 10 \times 标示量} \times 100\%$$

式中，V 为消耗硫酸铈滴定液的体积（ml）；F 为浓度换算因数，m 为取样量（g）。

（3）亚硝酸钠滴定法：是利用亚硝酸钠滴定液在盐酸溶液中与具有芳伯氨基的化合物发生重氮化反应，定量生成重氮盐，根据消耗亚硝酸钠的量来计算药物含量的方法。如盐酸普鲁卡因的含量测定。

滴定条件：

1）过量盐酸：加快反应速度，重氮盐在酸性条件下稳定，防止偶氮化合物形成。

2）室温（10～30℃）条件：温度过高使亚硝酸逸失，过低反应速度太慢。

3）滴定时一般需加入 KBr 作为催化剂，加快重氮化反应速度。

4）滴定方式：开始时滴定管尖端插入液面下，在搅拌下迅速加入，避免亚硝酸损失；近终点时滴定管提出液面，淋洗、缓慢滴定。

5）终点指示法：永停滴定法或外指示剂法。

（4）溴量法：以溴的氧化作用和溴代作用为基础，配制溴酸钾和溴化钾混合溶液进行分析测定。在酸性溶液中生成的溴与被测物反应完成后，加入 KI 与剩余 Br_2 作用，用硫代硫酸钠滴定生成的碘。主要用来测定能和 Br_2 发生溴代反应或能被溴氧化的药物含量。如司可巴比妥钠的含量测定、盐酸去甲肾上腺素的含量测定等。常用的滴定液有 $Na_2S_2O_3$ 滴定液和 Br_2 滴定液。

4. 沉淀滴定法 是以沉淀反应为基础的滴定分析法。多以硝酸银为滴定液，测定能与 Ag^+ 反应生成难溶性银盐沉淀的分析法，称为银量法。可以测定 Cl^-、Br^-、I^-、CN^-、SCN^- 等离子。

银量法按所用指示剂的不同分为铬酸钾指示剂法、铁铵矾指示剂法和吸附指示剂法。

（1）铬酸钾指示剂法：是在中性溶液中，用硝酸银滴定液滴定氯化物或溴化物，以 K_2CrO_4 作指示剂，Ag^+ 和 CrO_4^{2-} 形成砖红色沉淀指示终点。多用于 Cl^-、Br^- 的测定。

（2）铁铵矾指示剂法：用 NH_4SCN 为滴定剂，以硫酸铁铵为指示剂，在硝酸酸性 [防止出现 Fe（OH）$_3$ 红棕色沉淀] 溶液中测定 Ag^+ 的滴定方法，Fe^{3+} 和 SCN^- 形成红色配合物指示终点。

（3）吸附指示剂法：用硝酸银滴定液滴定，以吸附指示剂（荧光黄）确定终点的滴定方法，一般用以测定卤化物，滴定时避免阳光直射，因卤化银遇光易分解，使沉淀变为灰黑色。

5. 非水滴定法 是在非水溶剂（有机溶剂与不含水的无机溶剂）中进行滴定分析的方法。在非水溶剂中滴定，可使原来在水中不能进行完全的反应顺利进行，还能使在水中不能溶解的药物溶解在非水溶液中，增大药物的溶解度，扩大滴定分析的应用范围。非水滴定法包括非水碱量法和非水酸量法（表 6-1）。

表 6-1 非水碱量法和非水酸量法的比较

方法	溶剂	滴定液	指示剂	应用
非水碱量法	冰醋酸	高氯酸	结晶紫	弱碱性药物及其盐类
非水酸量法	二甲基甲酰胺等	甲醇钠	麝香草酚蓝	弱酸性药物

（1）非水碱量法通常是以冰醋酸为溶剂，高氯酸为滴定液，测定弱碱性药物及其盐类的分析方

法，在药物含量测定中应用非常广泛。

1）溶剂：碱的滴定宜选择酸性溶剂，冰醋酸是滴定弱碱性物质最常用的溶剂。市售的冰醋酸中含有水分，水分的存在可影响滴定突跃，故一般按计算量加入醋酐，以除去水分。

2）滴定液：非水碱量法通常使用高氯酸的冰醋酸溶液作滴定液，因为高氯酸在冰醋酸中有较强的酸性，且绝大多数有机碱的高氯酸盐易溶于有机溶剂，有利于滴定的进行。

市售高氯酸为含 $HClO_4$ 70.0%～72.0%的水溶液，故需加入计算量的醋酐除去水分。

高氯酸滴定液受温度影响较大，因此样品的测定与标定应在同一温度进行，若温度差超过10℃以上，应重新标定；若未超过10℃以上则根据下式加以校正。校正公式：

$$C_1 = \frac{C_0}{1 + 0.0011(T_1 - T_0)}$$

案例 6-6　马来酸氨氯地平的含量测定

取本品 0.35g，精密称定，加冰醋酸 20ml，溶解后，加结晶紫指示剂 1 滴，用高氯酸滴定液（0.1mol/L）滴定至溶液显纯蓝色，并将滴定的结果用空白试验校正。每1ml的高氯酸滴定液（0.1mol/L）相当于 52.50mg 的 $C_{20}H_{25}ClN_2O_5 \cdot C_4H_4O_4$。

含量测定结果的计算公式为：

$$百分含量(\%) = \frac{(V - V_0) \times 52.50 \times F \times 10^{-3}}{m} \times 100\%$$

（2）非水酸量法通常是在碱性溶液中，以甲醇钠为滴定液，麝香草酚蓝或偶氮紫为指示剂，二甲基甲酰胺、乙二胺等为溶剂，滴定弱酸性药物的分析方法。其主要用于滴定极弱的酸类如酚类、酰亚胺类药物的含量测定，如乙琥胺。

（3）非水滴定法的注意事项

1）所有仪器、样品均不得有水分存在，水分影响终点的灵敏度；

2）冰醋酸具有挥发性，因此标准溶液应密闭，防止挥发及水分进入，盛装标准溶液的滴定管应以一干燥小烧杯盖上；

3）标准溶液应储藏于棕色瓶中，或用黑布包裹，避光密闭保存，颜色变黄说明高氯酸部分分解，不得使用；

4）结晶紫指示剂不能放置过久；

5）以无水冰醋酸配制的高氯酸滴定液，含水量不得超过 0.2%，不能加入过多的醋酐，以免在滴定过程中发生乙酰化反应，使测定结果偏低。高氯酸（70%～72%）不得与醋酐直接混合，以免发生剧烈反应，使溶液显黄色，应先用无水冰醋酸将高氯酸稀释后，再缓缓滴加醋酐，滴速不易过快；

6）高氯酸滴定液标定时，其消耗量一般约为 8ml 左右，应使用 10ml 的滴定管。

第2节　分光光度法

分光光度法是通过测定被测物质在特定波长处或一定波长范围内的吸光度或发光强度，对该物质进行定性和定量分析的方法。分光光度法也称光谱法，主要有紫外-可见分光光度法、荧光分光光度法、原子吸收分光光度法、红外分光光度法，其中，红外分光光度法一般用于化合物的鉴别。本节主要介绍常用的紫外-可见分光光度法、荧光分光光度法。

光是电磁波，不同波长的光具有不同的能量。常用的波长范围为：①190～400nm 的紫外光区；②400～760nm 的可见光区；③760～2500nm（12800～4000cm^{-1}）的近红外光区；④2.5～40μm（按波数计为 4000～250cm^{-1}）的红外光区。所用仪器为紫外分光光度计、可见分光光度计（或比色计）、红外分光光度计或原子吸收分光光度计。为保证测量的精密度和准确度，所有仪器应按国家计量检定规程定期进行检定。在可见光区，除某些物质对光有吸收外，很多物质本身没有吸收，但可在一定条件下加入显色剂或经过处理使其显色后再测定，故又称比色分析。

一、紫外-可见分光光度法

紫外-可见分光光度法是在 190～800nm 波长范围内测定物质的吸光度，用于鉴别、杂质检查和含量测定的方法。当光穿过被测物质溶液时，物质对光的吸收程度随光的波长不同而变化。因此，通过测定物质在不同波长处的吸光度，并绘制其吸光度与波长的关系图即得被测物质的吸收光谱。从吸收光谱中，可以确定最大吸收波长 λmax 和最小吸收波长 λmin。

（一）基本原理

当一束平行的单色光通过一均匀的有色溶液时，一部分被溶液吸收，一部分则透过溶液，溶液的浓度高对光的吸收大，则透过小。光线透过溶液的强度用透光率（ T ）表示，代表透过光的强度占入射光强度的百分比；透光率的倒数，反映了物质对光的吸收强度，用其对数值作为吸光度（ A ）。

当单色光强度、溶液的温度不变时，溶液对光的吸光度与溶液的浓度及液层的厚度的乘积成正比。这就是分光光度法定量的基础，即朗伯-比耳定律。其关系式如下：

$$A = \lg \frac{1}{T} = ECL$$

式中， A 为吸收度； T 为透光率； L 为液层厚度，单位为 cm； E 为吸收系数，常用的是百分吸收系数（ $E_{1cm}^{1\%}$ ），其物理意义为当溶液浓度为 1%（g/ml），液层厚度为 1cm 时的吸收度值； C 为 100ml 溶液中所含被测物质的量，单位为 g（按干燥品或无水物计算）。

物质对光的选择性吸收波长，以及相应的吸收系数是该物质的物理常数。当已知某纯物质在一定条件下的吸收系数后，可在同样条件将该供试品配成溶液，测定其吸收度，即可由上式计算出供试品中被测物质的含量。

（二）仪器的基本结构

紫外-可见分光光度计的应用波长范围一般为 190～400nm 的紫外光区、400～760nm 的可见光区。主要由辐射源（光源）、色散系统、检测系统、吸收池、数据处理器、自动记录器及显示器等部件组成（图 6-2、图 6-3）。

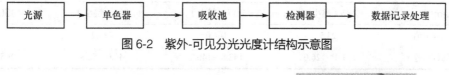

图 6-2 紫外-可见分光光度计结构示意图

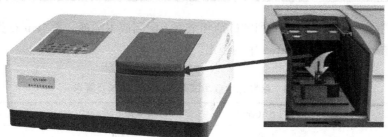

图 6-3 紫外-可见分光光度计

1. 光源 作用是提供一定强度、稳定且具有连续光谱的光，紫外光区通常采用氢灯或氘灯，可见光区采用钨灯。

2. 单色器 作用是将来自光源的复合光色散成按一定波长顺序排列的连续光谱，并从中分离出一定宽度的谱带。由狭缝、准直镜、色散元件（棱镜和光栅）、聚焦透镜组成。色散元件是单色器最

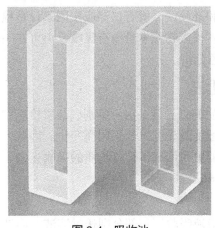

图 6-4 吸收池

重要的组成部分，早期的色散元件主要是棱镜，近年来大多使用光栅，因为光栅的分辨率比棱镜要高且为线性色散。

3. 吸收池 又称比色皿（图 6-4），用于盛装样品溶液或空白溶液，以进行测定。吸收池的材质分为玻璃吸收池和石英吸收池。一般用石英吸收池，既可用于紫外光区，也可用于可见光区。

4. 检测器 作用是检测光信号，将接受的光信号转变为成比例的电信号，再经过处理和记录就可得到紫外吸收光谱或吸收度值。现今使用的分光光度计大多采用光电管或光电倍增管作检测器。

5. 数据记录处理系统 信号处理和显示系统给出透光率（T）或者吸光度（A）的数值。

（三）仪器的校正和检定

1. 波长的准确度 由于环境因素对机械部分的影响，仪器的波长会经常略有变动，因此除应定期对所用仪器进行全面检定外，还应于测定前校正测定波长。常用汞灯中的较强谱线 237.83nm，253.65nm，275.28nm，296.73nm，313.16nm，334.15nm，365.02nm，404.66nm，435.83nm，546.97nm 与 576.96nm；或用仪器中氘灯的 486.02nm 与 656.10nm 谱线进行校正；钬玻璃在波长 279.4nm，287.5nm，333.7nm，360.9nm，418.5nm，460.0nm，484.5nm，536.2nm 与 637.5nm 处有尖锐吸收峰，也可作波长校正用，但因来源不同或随着时间的推移会有微小的变化，使用时应注意：近年来，常使用高氯酸钬溶液校正双光束仪器，以 10% 高氯酸溶液为溶剂，配制含氧化钬（HO_2O_3）4% 的溶液，该溶液的吸收峰波长为 241.13nm，278.10nm，287.13nm，333.44nm，345.47nm，361.31nm，416.28nm，451.30nm，485.29nm，536.64nm 和 640.52nm。

2. 吸收度的准确度 可用重铬酸钾的硫酸溶液检定。取在 120℃ 干燥至恒重的基准重铬酸钾约 60mg，精密称定，用 0.005mol/L 硫酸溶液溶解并稀释至 1000ml，在规定的波长处测定并计算其吸收系数，并与规定的吸收系数比较，应符合表 6-2 中的规定。

表 6-2 仪器检定用重铬酸钾硫酸溶液的吸收系数

波长/nm	235（最小）	257（最大）	313（最小）	350（最大）
吸收系数 $E_{1cm}^{1\%}$ 的规定值	124.5	144.0	48.62	106.6
吸收系数 $E_{1cm}^{1\%}$ 的许可范围	123.0～126.0	142.8～146.2	47.0～50.3	105.5～108.5

3. 杂散光的检查 可按表 6-3 所列的试剂和浓度，配制成水溶液，置 1cm 石英吸收池中，在规定的波长处测定透光率，应符合表 6-3 中的规定。

表 6-3 杂散光检查用试剂、浓度、波长及要求

试剂	浓度/（g/100ml）	测定用波长/nm	透光率/%
碘化钠	1.00	220	<0.8
亚硝酸钠	5.00	340	<0.8

（四）对溶液的要求

对含有杂原子的有机溶剂，通常均具有很强的末端吸收。因此，当作溶剂使用时，他们的使用范围均不能小于截止使用波长。例如甲醇、乙醇的截止使用波长为 205nm。另外，当溶剂不纯时，也可能增加干扰吸收。因此，在测定供试品前，应先检查所用的溶剂在供试品所用的波长是否符合

要求，即将溶剂置 1cm 石英吸收池中，以空气为空白（即空白光路中不置任何物质）测定其吸光度。溶剂和吸收池的吸光度，在 220～240nm 范围内不得超过 0.40，在 241～250nm 范围内不得超过 0.20，在 251～300nm 范围内不得超过 0.10，在 300nm 以上时不得超过 0.05。

（五）测定法

测定时，除另有规定外，应以配制供试品溶液的同批溶剂为空白对照，采用 1cm 的石英吸收池，在规定的吸收峰波长 ±2nm 以内测试几个点的吸光度，或由仪器在规定波长附近自动扫描测定，以核对供试品的吸收峰波长位置是否正确。除另有规定外，吸收峰波长应在该品种项下规定的波长 ±2nm 以内，并以吸光度最大的波长作为测定波长。一般供试品溶液浓度的吸光度读数，以在 0.3～0.7 之间为宜。仪器的狭缝波带宽度宜小于供试品吸收带的半高宽度的 1/10，否则测得的吸光度会偏低；狭缝宽度的选择，应以减小狭缝宽度时供试品的吸光度不再增大为准。由于吸收池和溶剂本身可能有空白吸收，因此测定供试品的吸光度后应减去空白读数，或由仪器自动扣除空白读数后再计算含量。

当溶液的 pH 值对测定结果有影响时，应将供试品溶液的 pH 值和对照品溶液的 pH 值调成一致。

（六）应用

凡具有芳香环或共轭双键结构的化合物，测定其最大吸收波长或在规定波长处的吸收度，可用于药品的鉴别、纯度检查及含量测定。

1. 鉴别和检查　分别按各品种项下规定的方法进行。

2. 含量测定　一般有以下几种方法。

（1）对照品比较法：按各品种项下的方法，分别配制供试品溶液和对照品溶液，对照品溶液中所含被测成分的量应为供试品溶液中被测成分规定量的 $100\% \pm 10\%$，所用溶剂也应完全一致，在规定的波长处测定供试溶液和对照品溶液的吸光度后，按下式计算供试品中被测溶液的浓度：

$$c_X = (A_X / A_R)c_R$$

式中，c_X 为供试品溶液浓度；A_X 为供试品溶液的吸光度；c_R 为对照品溶液浓度；A_R 为对照品溶液的吸光度。

被测物质的含量按下式计算

$$含量(\%) = \frac{A_{样} \times C_{对} \times 稀释倍数}{A_{对} \times \dfrac{A_{样}}{V}}$$

式中，$A_{样}$ 为供试品溶液的吸光度，$A_{对}$ 为对照品溶液的吸光度，$C_{对}$ 为对照品溶液的浓度，V 为样品溶液的体积。

（2）吸收系数法：按各品种项下的方法配制供试品溶液，在规定的波长处测定其吸收度，再以该品种在规定条件下的吸收系数计算含量。用本法测定时，吸收系数通常应大于 100，并注意仪器的校正和检定。

$$A = E_{1cm}^{1\%}CL \Rightarrow C = \frac{A}{E_{1cm}^{1\%}L} \qquad ①$$

$$含量(\%) = \frac{M_{被测物质}}{M_{样品}} = \frac{C_{被测物质} \times V}{M_{样品}} \qquad ②$$

将①代入②得

$$含量(\%) = \frac{\dfrac{C}{100} \times V \times 稀释倍数}{M_{样品}} = \frac{\dfrac{A}{E_{1cm}^{1\%} \times L \times 100} \times V \times 稀释倍数}{M_{样品}} = 100\%$$

试中，A 为供试品溶液的吸光度；V 为供试品溶液的体积；$M_{样品}$ 为供试品的质量。

（3）比色法：供试品本身在紫外-可见光区没有强吸收，或在紫外光区虽有吸收但为了避免干扰或提高灵敏度，可加入适当的显色剂，使反应产物的最大吸收移至可见光区，这种测定方法称为比色法。用比色法测定时，由于显色时影响显色深浅的因素较多，应取供试品与对照品或标准品同时操作。除另有规定外，比色法所用的空白系指同体积的溶剂代替对照品或供试品溶液，然后依次加入等量的相应试剂，并用同样方法处理。在规定的波长处测定对照品和供试品溶液的吸光度后，按上述（1）法计算供试品浓度。当吸光度和浓度关系不呈良好线性时，应取数份梯度量的对照品溶液，用溶剂补充至同一体积，显色后测定各份溶液的吸光度，然后以吸光度与相应的浓度绘制标准曲线，再根据供试品的吸光度在标准曲线上查得其相应的浓度，并求出其含量。

（七）注意事项

（1）空白溶液与供试品溶液必须澄清，不得有浑浊。如有浑浊，应预先过滤，并弃去初滤液。

（2）测定时，除另有规定外，应以配制供试品溶液的同瓶溶剂为空白对照，采用1cm的石英吸收池。

（3）在测定时或改测其他检品时，应用待测溶液冲洗吸收池3～4次，用干净绸布或擦镜纸擦净吸收池的透光面至不留斑痕（切忌把透光面磨损），放入样品室每次方向应一致。

（4）取吸收池时，应拿两侧毛玻璃面，切忌用手拿捏透光面，以免黏上油污。使用完后及时用测定溶剂冲净，再用纯化水冲净，用干净绸布或擦镜纸擦干，晾干后，放入吸收池盒中，防尘保存。若吸收池内外壁沾污，用脱脂棉缠在细玻璃棒上蘸上乙醇，轻轻擦拭，再用纯化水冲净。

（5）务必注意经常保持硅胶的干燥，目的是保护光学元件和光电放大器系统不致受潮损坏而影响仪器的正常工作。

（6）仪器经过搬动请及时检查并纠正波长精度，并应经常校准波长精度。

二、荧光分光光度法

荧光分光光度法系指某物质受紫外光或可见光照射激发后能发射出比激发光波长更长的荧光。物质的激发光谱和荧光发射光谱，可以用作该物质的定性分析。当激发光强度、波长、所用溶剂及温度等条件固定时，物质在一定浓度范围内，其发射光强度与溶液中该物质的浓度成正比关系，可以用作该物质的含量测定。荧光光度法的灵敏度一般较紫外-可见分光光度法高，但浓度太高的溶液会有"自熄灭"现象，而且在液面附近溶液会吸收激发光，使发射光强度下降，导致发射光强度与浓度不成正比，故荧光分光光度法应在低浓度溶液中进行。

（一）仪器基本结构

所用仪器为荧光计或荧光分光光度计，他由光源、激发单色器、发射单色器、样品室和检测器等五部分组成（图6-5）。

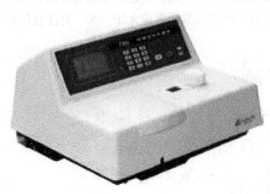

图6-5 荧光分光光度计

1. **光源**　为高压汞蒸气灯或氙弧灯，后者能发射出强度较大的连续光谱，且在300～400nm范围内强度几乎相等，故较常用。

2. **激发单色器**　置于光源和样品室之间的为激发单色器或第一单色器，筛选出特定的激发光谱。

3. **发射单色器**　置于样品室和检测器之间的为发射单色器或第二单色器，常采用光栅为单色器。筛选出特定的发射光谱。

4. **样品室**　通常由石英池（液体样品用，四面为全透明的）或固体样品架（粉末或片状样品）组成。测量液体时，光源与检测器成直角；测量固体时，光源与检测器成锐角。

5. **检测器**　一般用光电管或光电倍增管作检测器。可将光信号放大并转为电信号。

（二）测定法

虽然很多化合物对 200～400nm 区域的光有吸收，但只有一些具有特殊 π-π 共轭结构的分子才能发射出荧光。《中国药典》2020 年版应用荧光法对这些药物进行分析。

所用的仪器为荧光计或荧光分光光度计，按各品种项下的规定，选定激发光波长和发射光波长，并制备对照品溶液和供试品溶液。

通常荧光分光光度法是在一定条件下，测定对照品溶液荧光强度与其浓度的线性关系。当线性关系良好时，可在每次测定前，用一定浓度的对照品溶液校正仪器的灵敏度；然后在相同的条件下，分别读取对照品溶液及其试剂空白的荧光强度与供试品溶液及其试剂空白的荧光强度，用下式计算供试品浓度。

$$c_X = \frac{R_X - R_{Xb}}{R_r - R_{rb}} \times c_r$$

式中，c_X 为供试品溶液的浓度；c_r 为对照片溶液的浓度；R_X 为供试品溶液的荧光强度；R_{Xb} 为供试品溶液试剂空白的荧光强度；R_r 为对照品溶液的荧光强度；R_{rb} 为对照品溶液试剂空白的荧光强度。

因荧光分光光度法中的浓度与荧光强度的线性范围较窄，故（R_X-R_{Xb}）/（R_r-R_{rb}）应控制在 0.5～2.0 之间为宜，如若超过，应在调节溶液浓度后再进行测定。

当浓度与荧光强度的关系明显偏离线性范围时，应改用标准曲线法进行含量测定。

当易被光分解或弛豫时间较长的品种，为使仪器灵敏度定标准确，避免因激发光多次照射而影响荧光强度，可选择一种激发光和发射光波长与供试品近似而对光稳定的物质配成适当浓度的溶液，作为基准溶液。例如蓝色荧光可用硫酸奎宁的稀硫酸溶液，黄绿色荧光可用荧光素钠水溶液，红色荧光可用罗丹明 B 水溶液等。在测定供试品溶液时选择适当的基准溶液代替对照品溶液校正仪器的灵敏度。

（三）注意事项

荧光分光光度法因灵敏度高，故应注意以下干扰因素。

（1）溶剂不纯会带入较大误差，应先做空白检查，必要时，应用玻璃磨口蒸馏器蒸馏后再用。

（2）溶液中的悬浮物对光有散射作用，必要时，应用垂熔玻璃滤器滤过或用离心法除去。

（3）所用的玻璃仪器与测定池等也必须保持高度洁净。

（4）温度对荧光强度有较大的影响，测定时应控制温度一致。

（5）溶液中的溶氧有降低荧光作用，必要时可在测定前通入惰性气体除氧。

（6）测定时需注意溶液的 pH 值和试剂的纯度等对荧光强度的影响。

案例 6-7　利血平片含量测定

取本品 20 片，如为糖衣片应除去包衣，精密称定，研细，精密称取适量（约相当于利血平 0.5mg），置 100ml 棕色量瓶中，加热水 10ml，摇匀后，加三氯甲烷 10ml，振摇，用乙醇定量稀释至刻度，摇匀，滤过，精密量取续滤液，用乙醇定量稀释成每 1ml 约含利血平 2μg 的溶液，作为供试品溶液；另精密称取利血平对照品 10mg，置 100ml 棕色量瓶中，加三氯甲烷 10ml 溶解后，再用乙醇稀释至刻度，摇匀；精密量取 2ml，置 100ml 棕色量瓶中，用乙醇稀释至刻度，摇匀，作为对照品溶液。精密量取对照品溶液与供试品溶液各 5ml，分别置具塞试管中，加五氧化二钒试液 2.0ml，激烈振摇后，在 30℃放置 1 小时，照荧光分析法，在激发光波长 400nm，发射光波长 500nm 处测定荧光强度，计算，即得。

第 3 节　色谱分析法

色谱分析法是将混合物中各组分分离后在线或离线分析的方法。本法具有灵敏度高、选择性高、分析速度快、应用范围广等特点，是分析混合物最有效的手段。其广泛应用于药品的鉴别、纯度检查和含量测定中。

色谱分析法的分离过程是被分离组分在互不相溶的两相间分配平衡的过程，由于混合物中各组分的分配系数不同，或被吸附剂吸附能力的不同，则被流动相携带移动的速度也不同，达到分离的目的。以液体为流动相的色谱分析法称为液相色谱法；以气体为流动相的色谱分析法称气相色谱法。本章主要探讨高效液相色谱法和气相色谱法。

一、高效液相色谱法

高效液相色谱法（HPLC）系采用高压输液泵将规定的流动相泵入装有填充剂的色谱柱，对供试品进行分离测定的色谱方法。注入的供试品，由流动相带入色谱柱内，各成分在柱内被分离，并进入检测器检测，由积分仪或数据处理系统记录和处理色谱信号。

高效液相色谱法包括吸附色谱法、分配色谱法。目前，应用最为广泛的是分配色谱法，即将固定相的官能团键合在载体上，形成的固定相称为化学键合相，不易流失是其特点，一般也称化学键合相色谱。

（一）基本概念

1. 色谱图 样品流经色谱柱和检测器，所得到的信号-时间曲线，又称色谱流出曲线（图6-6）。

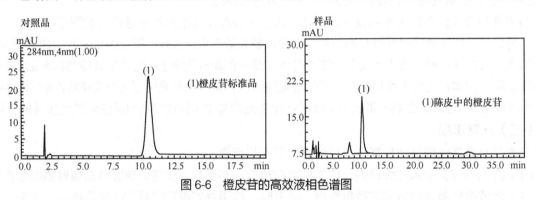

图6-6 橙皮苷的高效液相色谱图

2. 基线 用流动相冲洗，色谱柱与流动相达到平衡后，检测器测出一段时间的流出曲线。一般应平行于时间轴。

3. 噪声 基线信号的波动。通常因电源接触不良或瞬时过载、检测器不稳定、流动相含有气泡或色谱柱被污染所致。

4. 漂移 基线随时间的缓缓变化。主要由于操作条件如电压、温度、流动相及流量的不稳定所引起，柱内的污染物或固定相不断被洗脱下来也会产生漂移。

5. 色谱峰 组分流经检测器时相应的连续信号产生的曲线上的突起部分。正常色谱峰近似于对称性正态分布曲线。不对称色谱峰有两种：前延峰和脱尾峰，前者少见。

6. 拖尾因子 $T=B/A$，用以衡量色谱峰的对称性，也称为对称因子或不对称因子，《中国药典》2020年版规定 T 应为 0.95～1.05。$T<0.95$ 为前延峰，$T>1.05$ 为拖尾峰。

7. 峰宽 峰两侧拐点处所作两条切线与基线的两个交点间的距离。

8. 半峰宽 峰高一半处的峰宽。

9. 标准偏差（σ） 正态分布曲线 $X=\pm1$ 时（拐点）的峰宽之半。正常峰宽的拐点在峰高的0.607倍处。标准偏差的大小说明组分在流出色谱柱过程中的分散程度。σ 小，分散程度小，极点浓度高，峰形瘦，柱效高；反之，σ 大，峰形胖，柱效低。

10. 峰面积（A） 峰与峰底所包围的面积。

11. 保留时间 从进样开始到某个组分在柱后出现浓度极大值的时间。

12. 理论塔板数（n） 用于定量表示色谱柱的分离效率（简称柱效）。

（二）基本原理

待分离物质在两相间进行分配时，在固定相中溶解度较小的组分，在色谱柱中向前迁移速度较快；在固定相中溶解度较大的组分，在色谱柱中向前迁移速度较慢，从而达到分离的目的。

根据固定相与流动相极性的不同，高效液相色谱法又可分为正相色谱法和反相色谱法。

1. **正相色谱法**　系指流动相的极性小于固定相的极性，一般用极性物质作固定相，非极性溶剂（如苯、正己烷等）作流动相，主要用于分离极性化合物，极性小的组分先流出，极性大的组分后流出。

2. **反相色谱法**　系指流动相的极性大于固定相的极性，一般用非极性物质作固定相，极性溶剂（如水、甲醇、己腈等）作流动相，主要用于分离非极性或弱极性化合物，极性大的组分先流出，极性小的组分后流出。

（三）固定相和流动相

1. **常用的固定相**　最常用的固定相为化学键合相，按其极性可分为极性键合相和非极性键合相，十八烷基硅烷键合硅胶（C_{18} 或 ODS）和辛基硅烷键合硅胶（C_8）为最常用的非极性键合相，还有苯基键合硅胶，适用于反相色谱法；氨基和氰基硅烷键合相为常用的极性键合相，一般用于正相色谱法，但有时也用于反相色谱法。

2. **流动相**　反相色谱系统的流动相常用甲醇-水系统和乙腈-水系统，用紫外末端波长检测时，宜选用乙腈-水系统。流动相中如需使用缓冲溶液，应尽可能使用低浓度缓冲盐。用十八烷基硅烷键合硅胶色谱柱时，流动相中有机溶剂一般应不低于 5%，否则易导致柱效下降，色谱系统不稳定。

正相色谱系统的流动相常用两种或两种以上的有机溶剂，如二氯甲烷和正己烷等。流动相应满足以下要求：①应有足够的纯度，一般选用色谱纯试剂。②黏度小。③流动相应经 0.45μm 的微孔滤膜过滤，并需脱气处理。

流动相注入液相色谱仪的方式（又称洗脱方式）可分为两种：一种是等度洗脱，另一种是梯度洗脱。用梯度洗脱分离时，梯度洗脱程序通常以表格的形式在品种项下规定，其中包括运行时间和流动在不同时间的成分比例。

（四）仪器的基本结构

高效液相色谱是目前应用最多的色谱分析方法，由高压输液泵、进样器、色谱柱、检测器、积分仪或数据处理系统组成（图 6-7、图 6-8）。

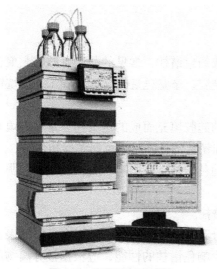

图 6-7　高效液相色谱仪

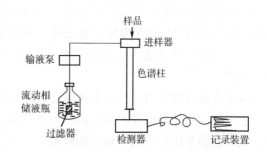

图 6-8　高效液相色谱仪示意图

1. **高压输液泵**　是输液系统最重要的部件。要求输出流量恒定无脉动，耐高压，耐腐蚀，适于梯度洗脱等。

2. 色谱柱 色谱柱是 HPLC 的核心部件，由柱管和填充剂组成，柱管多用不锈钢制成，柱内填充剂有硅胶和化学键合固定相。常用的色谱柱内径一般为 3.9～4.6mm，填充剂粒径为 3～10μm。超高效液相色谱仪是适应小粒径（约 2μm）填充剂的耐超高压、小进样量、低死体积、高灵敏度检测的高效液相色谱仪。长度为 15cm、20cm 和 25cm 的三种，多用 20cm 的色谱柱。一般使用安捷伦高效液相色谱柱、迪马色谱柱、迪马钻石柱等，用于供试品组分的分离（图 6-9）。

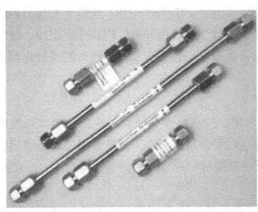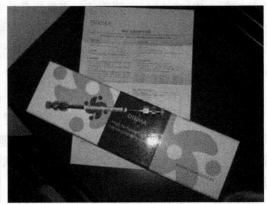

图 6-9　色谱柱

链接　　　　　　　　　高效液相色谱柱的维护

1. 最好使用预柱保护分析柱。
2. 大多数反相色谱柱的 pH 值稳定范围是 2～8，尽量不超过该色谱柱的 pH 值范围。
3. 避免流动相组成及极性的剧烈变化。
4. 样品要采用 0.22μm 或 0.45μm 滤膜过滤，流动相采用 0.45μm 滤膜过滤并脱气。
5. 每次做完分析，都要进行冲洗：分析用流动相中若无酸、碱、盐类物质，建议用 90% 甲醇冲洗 30～60 分钟；如果使用极性或离子性的缓冲溶液作流动相，要先用 10% 甲醇冲洗 1 小时左右，再用 90% 甲醇梯度冲洗 30～60 分钟（若用多元泵）；若长时间不用该色谱柱，要冲洗好后，用纯甲醇或乙腈封存。
6. 若流动相中用到离子对试剂，更应该好好冲洗，且该色谱柱最好作为专用，不能再做其他物质分析用。
7. 普通 C_{18} 柱尽量避免在 40℃以上的温度下分析。
8. 压力升高是需要更换预柱的信号。

（1）反相色谱柱：以键合非极性基团的载体填充而成的色谱柱。常见的载体有硅胶、聚合物复合硅胶和聚合物等；常用的填充剂有十八烷基硅烷键合硅胶、辛基硅烷键合硅胶和苯基硅烷键合硅胶等。

（2）正相色谱柱：用硅胶填充剂，或键合极性基团的硅胶填充而成的色谱柱。常见的填充剂有硅胶、氨基键合硅胶和氰基键合硅胶等。氨基键合硅胶和氰基键合硅胶也可用作反相色谱。

（3）离子交换色谱柱：用离子交换填充剂填充而成的色谱柱。有阳离子交换色谱柱和阴离子交换色谱柱。

（4）手性分离色谱柱：用手性填充剂填充而成的色谱柱。

色谱柱的内径与长度，填充剂的形状、粒径与粒径分布、孔径、表面积、键合基团的表面覆盖度、载体表面基团残留量，填充的致密与均匀程度等均影响色谱柱的性能，应根据被分离物质的性质来选择合适的色谱柱。

温度会影响分离效果，品种正文中未指明色谱柱温度时系指室温，应注意室温变化的影响。为改善分离效果可适当调整色谱柱的温度。

残余硅羟基未封闭的硅胶色谱柱，流动相 pH 值一般应在 2～8 之间。烷基硅烷带有立体侧链保护、或残余硅羟基已封闭的硅胶、聚合物复合硅胶或聚合物色谱柱可耐受更广泛 pH 值的流动相，可用于 pH 值小于 2 或大于 8 的流动相。

3. **检测器**　最常用的检测器为紫外-可见分光检测器，包括二极管阵列检测器，其他常见的检测器有荧光检测器、蒸发光散射检测器、电雾式检测器示差折光检测器、电化学检测器和质谱检测器等。检测器的类型及适用范围具体见表 6-4。

表 6-4　HPLC 检测器的类型和适用范围

检测器的类别	检测器类型	适用范围
选择型检测器 （浓度型检测器）	紫外检测器	具有共轭结构的化合物
	二极管阵列检测器	待测物光谱鉴定和色谱峰的纯度检查
	荧光检测器	仅用于在流动相条件下具有荧光或经处理转化为有荧光的化合物
	电化学检测器	用于无紫外吸收或荧光的化合物
	质谱检测器	用于大分子物质，如蛋白质、多肽等，色谱峰纯度或原料药中的杂质检查
通用型检测器 （质量型检测器）	蒸发光散射检测器	用于 UV 检测困难的物质，如糖类和脂质等
	示差折光检测器	仅对糖检测灵敏度高，不适于梯度洗脱

不同的检测器，对流动相的要求不同。紫外-可见分光检测器所用流动相应符合紫外-可见分光光度法项下对溶剂的要求；采用低波长检测时，还应考虑有机溶剂的截止使用波长。蒸发光散射检测器、电雾式检测器和质谱检测器不得使用含不挥发性成分的流动相。

4. **进样阀**　用于将供试品溶液引入色谱柱。分为六通阀进样器（图 6-10）、自动进样器、手动进样器等。目前一般采用六通进样阀进样，使用六通阀进样可以在不中断流路、带压情况下直接进样，还可配用 5μl、10μl、20μl 的定量环进样，这样可保证进样量准确且重复性好。

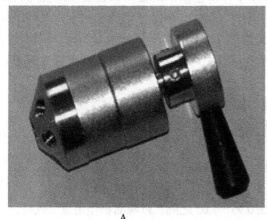
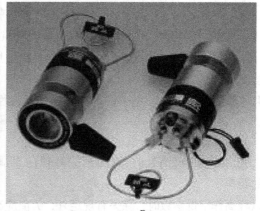

图6-10　六通阀进样器

A. 六通阀；B. 带有定量环的六通阀

《中国药典》2020 年版中各品种项下规定的条件除固定相种类、流动相种类、检测器类型不得改变外，其余如色谱柱内径、长度、固定相牌号、载体粒度、流动相流速、混合流动相各组成的比例、柱温、进样量、检测器的灵敏度等，均可适当改变，以适应具体的色谱系统并达到系统适用性试验的要求。调整流动相组分比例时，当小比例组分的百分比例 X 小于等于 33% 时，允许改变范围为 0.7X～1.3X；当 X 大于 33% 时，允许改变范围为（X-10%）～（X+10%）。

（五）系统适用性试验

色谱系统的适用性试验是指用规定的对照品对色谱系统进行试验，应符合要求，如达不到要求，可对色谱分离条件作适当的调整。色谱系统的适用性试验通常包括理论板数、分离度、灵敏度、拖尾因子和重复性等五个参数。

1. 色谱柱的理论板数（n） 用于评价色谱柱的效能。由于不同物质在同一色谱柱上的色谱行为不同，采用理论板数作为衡量色谱柱效能的指标时，应指明测定物质，一般为待测物质或内标物质的理论板数。

在规定的色谱条件下，注入供试品溶液或各品种项下规定的内标物质溶液，记录色谱图，量出供试品主成分色谱峰或内标物质色谱峰的保留时间 t_R 和峰宽（W）或半高峰宽（$W_{h/2}$），按 $n=16\,(t_R/W)^2$ 或 $n=5.54\,(t_R/W_{h/2})^2$ 计算色谱柱的理论板数。t_R、W、$W_{h/2}$ 可用时间或长度计（下同），但应取相同单位。

2. 分离度（R） 用于评价待测物质与被分离物质之间的分离程度，是衡量色谱系统分离效能的关键指标。可以通过测定待测物质与已知杂质的分离度，也可以通过测定待测物质与某一指标性成分（内标物质或其他难分离物质）的分离度，或将供试品和对照品用适当的方法降解，通过测定待测物质与某一降解产物的分离度，对色谱系统分离效能进行评价与调整。

无论是定性分析还是定量分析，均要求待测物质色谱峰与内标物质色谱峰或特定的杂质对照色谱峰及其他色谱峰之间有较好的分离度。除另有规定外，待测物质色谱峰与相邻色谱峰之间的分离度应大于1.5。分离度的计算公式为：

$$R = \frac{2\times(t_{R_2}-t_{R_1})}{W_1+W_2} \text{ 或 } R = \frac{2\times(t_{R_2}-t_{R_1})}{1.70\times(W_{1,h/2}+W_{2,h/2})}$$

式中，t_{R_2} 为相邻两峰中后一峰的保留时间；t_{R_1} 为相邻两峰中前一峰的保留时间，W_1、W_2 及 $W_{1,h/2}$、$W_{2,h/2}$ 分别为此相邻两色谱峰的峰宽及半高峰宽（图6-11）。

当对测定结果有异议时，色谱柱的理论板数（n）和分离度（R）均以峰宽（W）的计算结果为准。

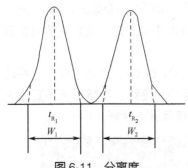

图6-11 分离度

3. 灵敏度 用于评价色谱系统检测微量物质的能力，通常以信噪比（S/N）来表示。建立方法时，可通过测定一系列不同浓度的供试品或对照品溶液来测定信噪比。定量分析时，信噪比应不小于10；定性分析时，信噪比应不小于3。系统适用性试验中可以设置灵敏度实验溶液来评价色谱系统的检测能力。

4. 拖尾因子（T） 用于评价色谱峰的对称性。拖尾因子计算公式为：

$$T = \frac{W_{0.05h}}{2d_1}$$

式中，$W_{0.05h}$ 为5%峰高处的峰宽；d_1 为峰顶在5%峰高处横坐标平行线的投影点至峰前沿与此平行线交点的距离。

以峰高作定量参数时，除另有规定外，T 值应在0.95～1.05之间。以峰面积作定量参数时，一般的峰拖尾或前伸不会影响峰面积积分，但严重拖尾会影响基线和色谱峰起止的判断和峰面积积分的准确性，此时应在品种正文项下对拖尾因子作出规定。

5. 重复性 用于评价色谱系统连续进样时响应值的重复性能。除另有规定外，通常取各品种项下的对照品溶液，连续进样5次，其峰面积测量值（或内标比值或其校正因子）的相对标准偏差应不大于2.0%。视进样溶液的浓度和/或体积、色谱峰响应和分析方法所能达到的精度水平等，对相对标准偏差的要求可适当放宽或收紧，放宽或收紧的范围以满足品种项下检测需要的精密度要求为准。

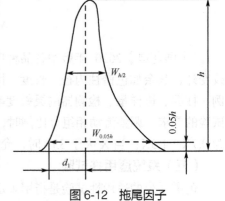

图6-12 拖尾因子

（六）应用

1. 定性分析 常用的定性方法主要有但不限于以下：

（1）利用保留时间定性：保留时间定义为被分离组分从进样到柱后出现该组分最大响应值的时间，也即从进样到出现某组分色谱峰的顶点为止所经历的时间，常以分钟为时间单位，用于反映被分离的组分在性质上的差异。通常以在相同的色谱条件下待测成分的保留时间与对照品的保留时间是否一致作为待测成分定性的依据。

在相同的色谱条件下，待测成分的保留时间与对照品的保留时间应无显著性差异；两个保留时间不同的色谱峰归属于不同化合物，但两个保留时间一致的色谱峰有时未必可归属为同一化合物，在作未知物鉴别时应特别注意。

若改变流动相组成或更换色谱柱的种类，待测成分的保留时间仍与对照品的保留时间一致，可进一步证实待测成分与对照品为同一化合物。

当待测成分（保留时间 $t_{R,1}$）无对照品时，可以样品中的另一成分或在样品中加入另一已知成分作为参比物（保留时间 $t_{R,2}$），采用相对保留时间（RRT）作为定性（或定位）的方法。在品种项下，除另有规定外，相对保留时间通常是指待测成分保留时间相对于主成分保留时间的比值，以未扣除死时间的非调整保留时间按下式计算。

$$RRT = \frac{t_{R,1}}{t_{R,2}}$$

若需以扣除死时间的调整保留时间计算，应在相应的品种项下予以注明。

（2）利用光谱相似度定性：化合物的全波长扫描紫外-可见光区光谱图提供一些有价值的定性信息。待测成分的光谱与对照品的光谱的相似度可用于辅助定性分析。二极管阵列检测器开启一定波长范围的扫描功能时，可以获得更多的信息，包括色谱信号、时间、波长的三维色谱光谱图，既可用于辅助定性分析，还要用于峰纯度分析。

同样应注意，两个光谱不同的色谱峰表征了不同化合物，但两个光谱相似的色谱峰未必可归属为同一化合物。

（3）利用质谱检测器提供的质谱信息定性：利用质谱检测器提供的色谱峰分子质量和结构的信息进行定性分析，可获得比仅利用保留时间或增加光谱相似性进行定性分析更多的、更可靠的信息，不仅可用于已知物的定性分析，还可提供未知化合物的结构信息。

2. 定量分析

（1）内标法：按品种正文项下的规定，精密称（量）取对照品和内标物质，分别配成溶液，各精密量取适量，混合配成校正因子测定用的对照溶液。取一定量进样，记录色谱图。测量对照品和内标物质的峰面积或峰高，按下式计算校正因子：

$$校正因子(f) = \frac{A_s/c_s}{A_R/c_R}$$

式中，A_s 为内标物质的峰面积或峰高；A_R 为对照品的峰面积或峰高；c_s 为内标物质的浓度；c_R 为对照品的浓度。

再取各品种项下含有内标物质的供试品溶液，进样，记录色谱图，测量供试品中待测成分和内标物质的峰面积或峰高，按下式计算含量：

$$含量(c_X) = f \times \frac{A_X}{A_s'/c_s'}$$

式中，A_X 为供试品的峰面积或峰高；c_X 为供试品的浓度；A_s' 为内标物质的峰面积或峰高；c_s' 为内标物质的浓度；f 为内标法校正因子。

采用内标法，可避免因样品前处理及进样体积误差对测定结果的影响。

（2）外标法：按各品种项下的规定，精密称（量）取对照品和供试品，配制成溶液，分别精密取一定量，进样，记录色谱图，测量对照品溶液和供试品溶液中待测物质的峰面积（或峰高），按下式计算含量：

$$含量(c_X) = c_R \times \frac{A_X}{A_R}$$

式中，各符号意义同上。

当采用外标法测定时，以手动进样器定量环或自动进样器进样为宜。

（3）加校正因子的主成分自身对照法：测定杂质含量时，可采用加校正因子的主成分自身对照法。在建立方法时，按各品种项下的规定，精密称（量）取待测物对照品各适量，配制待测杂质校正因子的溶液，进样，记录色谱图，按下式计算待测杂质的校正因子。

$$校正因子 = \frac{c_A/A_A}{c_B/A_B}$$

式中，c_A 为待测物的浓度；A_A 为待测物的峰面积或峰高；c_B 为参比物质的浓度；A_B 为参比物质的峰面积或峰高。

也可精密称量主成分对照品和杂质对照品各适量，分别配制成不同浓度的溶液，进样，记录色谱图，绘制主成分浓度和杂质浓度对其峰面积的回归曲线，以主成分回归直线斜率与杂质回归直线斜率的比计算校正因子。

此校正因子可直接载入各品种项下，用于校正杂质的实测峰面积。这些需作校正计算的杂质，通常以主成分为参照采用相对保留时间定位，其数值一并载入各品种项下。

测定杂质含量时，按各品种项下规定的杂质限度，将供试品溶液稀释成与杂质限度相当的溶液作为对照溶液，进样，除另有规定外，通常含量低于 0.5% 的杂质，峰面积的相对标准偏差（RSD）应小于 10%；含量在 0.5%～2% 的杂质，峰面积的 RSD 应小于 5%；含量大于 2% 的杂质，峰面积的 RSD 应小于 2%。然后，取供试品溶液和对照品溶液适量，分别进样，供试品溶液的记录时间，除另有规定外，应为主成分色谱峰保留时间的 2 倍，测量供试品溶液色谱图上各杂质的峰面积，分别乘以相应的校正因子后与对照溶液主成分的峰面积比较，依法计算各杂质含量。

（4）不加校正因子的主成分自身对照法：测定杂质含量时，若无法获得待测杂质的校正因子，或校正因子可以忽略，也可采用不加校正因子的主成分自身对照法。同上述（3）法配制对照溶液、进样、调节纵坐标范围和计算峰面积的相对标准偏差后，取供试品溶液和对照品溶液适量，分别进样。除另有规定外，供试品溶液的记录时间为主成分色谱峰保留时间的 2 倍，测量供试品溶液色谱图上各杂质的峰面积并与对照溶液主成分的峰面积比较，依法计算杂质含量。

（5）面积归一化法：按各品种项下的规定，配制供试品溶液，取一定量进样，记录色谱图。测量各峰的面积和色谱图上除溶剂峰以外的总色谱峰面积，计算各峰面积占总峰面积的百分率。用于杂质检查时，由于仪器响应的线性限制，峰面积归一化法一般不宜用于微量杂质的检查。如适用，也可使用其他方法如标准曲线法等，并在品种正文项下注明。

二、气相色谱法

（一）气相色谱的分离原理

气相色谱法系采用气体为流动相（载气）流经装有填充剂的色谱柱进行分离测定的色谱方法。物质或其衍生物气化后，被载气带入色谱柱进行分离，各组分先后进入检测器，用数据处理系统记录色谱信号。

（二）色谱仪的基本结构

所用的仪器为气相色谱仪，由载气源、进样器、色谱柱、柱温箱、检测器和数据处理系统组成（图 6-13、图 6-14）。

1. 载气源 气相色谱法的流动相为气体，称为载气，氦、氮和氢可用作载气，可由高压钢瓶或高纯度气体发生器提供，经过适当的减压装置，以一定的流速经过进样器和色谱柱，根据供试品的性质和检测器种类选择载气，除另有规定外，常用载气为氮气。

2. 进样部分 进样方式一般可采用溶液直接进样或顶空进样（图6-15）。

溶液直接进样采用微量注射器、微量进样阀或有分流装置的气化室进样。采用溶液直接进样或自动进样时，进样口温度应高于柱温30~50℃；进样量一般不超过数微升；柱径越细，进样量应越少，采用毛细管柱时，一般应分流以免过载。

顶空进样适用于固体和液体供试品中挥发性组分的分离和测定。将固态或液态的供试品制成供试液后，置于密闭小瓶中，在恒温控制的加热室中加热至供试品中挥发性组分在非气态和气态达到平衡后，由进样器自动吸取一定体积的顶空气注入色谱柱中。

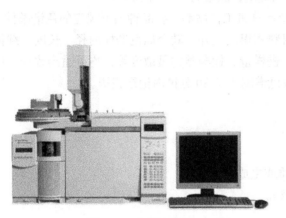

图6-13 气相色谱仪

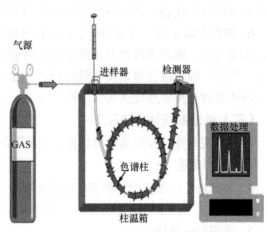

图6-14 气相色谱仪示意图

3. 色谱柱 色谱柱为毛细管柱或填充柱（图6-16、图6-17）。填充柱的材质为不锈钢或玻璃，内径为2~4mm，柱长为2~4m，内装吸附剂、高分子多孔小球或涂渍固定液的载体，粒径为 0.18~0.25mm、0.15~0.18mm 或 0.125~0.15mm。常用载体为经酸洗并硅烷化处理的硅藻土或高分子多孔小球，常用固定液有甲基聚硅氧烷、聚乙二醇等。毛细管柱的材质为玻璃或石英，

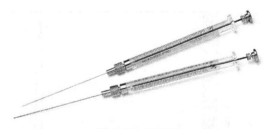

图6-15 进样器

内壁或载体经涂渍或交联固定液，内径一般为 0.25mm、0.32mm 或 0.53mm，柱长 5~60m，固定液膜厚 0.1~5.0μm，常用的固定液有甲基聚硅氧烷、不同比例组成的苯基甲基聚硅氧烷、聚乙二醇等。

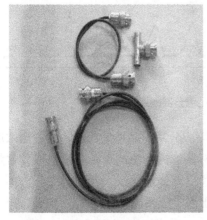

图6-16 填充柱

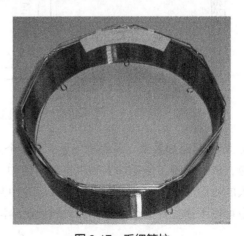

图6-17 毛细管柱

新填充柱和毛细管柱在使用前需老化处理，以除去残留溶剂及易流失的物质，色谱柱如长期未

用，使用前应老化处理，使基线稳定。

4. 柱温箱 由于柱温箱温度的波动会影响色谱分析结果的重现性，因此柱温箱控温精度应在±1℃，且温度波动小于每小时 0.1℃。温度控制系统分为恒温和程序升温两种。

5. 检测器 适合气相色谱法的检测器有火焰离子化检测器（FID）、热导检测器（TCD）、氮磷检测器（NPD）、火焰光度检测器（FPD）、电子捕获检测器（ECD）、质谱检测器（MS）等。火焰离子化检测器对碳氢化合物响应良好，适合检测大多数的药物；氮磷检测器对含氮、磷元素的化合物灵敏度高；火焰光度检测器对含磷、硫元素的化合物灵敏度高；电子捕获检测器适于含卤素的化合物；质谱检测器还能给出供试品某个成分相应的结构信息，可用于结构确证。除另有规定外，一般用火焰离子化检测器，用氢气作为燃气，空气作为助燃气。在使用火焰离子化检测器时，检测器温度一般应高于柱温，并不得低于 150℃，以免水汽凝结，通常为 250～350℃。

6. 数据处理系统 可分为记录仪、积分仪以及计算机工作站等。各品种项下规定的色谱条件，除检测器种类、固定液品种及特殊指定的色谱柱材料不得改变外，其余如色谱柱内径、长度、载体牌号、粒度、固定液涂布浓度、载气流速、柱温、进样量、检测器的灵敏度等，均可适当改变，以适应具体品种并符合系统适用性试验的要求。一般色谱图约于 30 分钟内记录完毕。

（三）色谱系统适用性试验

除另有规定外，应同高效液相色谱法项下的规定。

（四）测定法

1. 内标法 加校正因子测定供试品中某个杂质或主成分含量。

2. 外标法 测定供试品中某个杂质或主成分含量。

3. 面积归一化法

上述 1～3 法的具体内容均同高效液相色谱法项下相应的规定。有机溶剂的气相色谱分离图（图 6-18）。

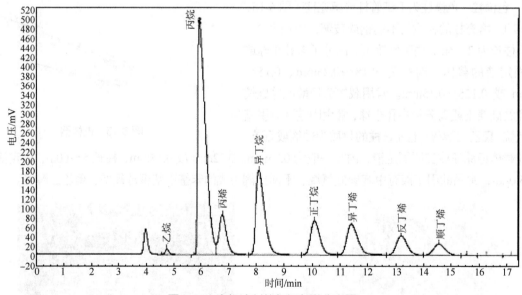

图 6-18 有机溶剂的气相色谱分离图

4. 标准溶液加入法 精密称（量）取某个杂质或待测成分对照品适量，配制成适当浓度的对照品溶液，取一定量，精密加入到供试品溶液中，根据外标法或内标法测定杂质或主成分含量，再扣除加入的对照品溶液含量，即得供试液溶液中某个杂质和主成分含量。

也可按下述公式进行计算，加入对照品溶液前后校正因子应相同，即：

$$\frac{A_{is}}{A_X} = \frac{c_X + \Delta c_X}{c_X}$$

则待测组分的浓度 c_X 可通过如下公式进行计算：

$$c_X = \frac{\Delta c_X}{(A_{is}/A_X)-1}$$

式中，c_X 为供试品中组分 X 的浓度；A_X 为供试品中组分 X 的色谱峰面积；Δc_X 为所加入的已知浓度的待测组分对照的浓度；A_{is} 为加入对照品后组分 X 的色谱峰面积。

由于气相色谱法的进样量一般仅数微升，为减小增样误差，尤其当采用手工进样时，由于留针时间和室温等对进样量也有影响，故以采用内标法定量为宜；当采用自动进样器时，由于进样重复性的提高，在保证进样分析误差的前提下，也可采用外标法定量。当采用顶空进样时，由于供试品和对照品处于不完全相同的基质中，故可采用标准溶液加入法，以消除基质效应的影响；当标准溶液加入法与其他定量方法结果不一致时，应以标准加入法结果为准。

📖 自 测 题

一、选择题

【A 型题】（最佳选择题）。说明：每题的备选答案中只有一个最佳答案。

1. 置换碘量法中所用的滴定液为（　　）
   - A. 碘滴定液
   - B. 硫代硫酸钠滴定液
   - C. 亚硝酸钠滴定液
   - D. 盐酸滴定液
   - E. 硝酸银滴定液

2. 非水酸量法中所用的滴定液为（　　）
   - A. 高氯酸滴定液
   - B. 硫代硫酸钠滴定液
   - C. 亚硝酸钠滴定液
   - D. 盐酸滴定液
   - E. 甲醇钠滴定液

3. 可用麝香草酚兰作指示剂的是（　　）
   - A. 沉淀滴定法
   - B. 亚硝酸钠滴定法
   - C. 非水碱量法
   - D. 非水酸量法
   - E. 碘量法

4. 可用亚硝酸钠滴定法测定的药物是（　　）
   - A. Ar-NH₂
   - B. Ar-NO₂
   - C. Ar-COOR
   - D. Ar-NHR

5. 亚硝酸钠滴定法测定药物含量时，一般需加入溴化钾，其目的是（　　）
   - A. 使终点变色明显
   - B. 抑制生成的重氮盐分解
   - C. 避免亚硝酸逸失
   - D. 作为催化剂，加快重氮化反应速度
   - E. 防止偶氮化合物形成

6. 关于亚硝酸钠滴定法的叙述，错误的是（　　）
   - A. 对有酚羟基的药物，均可用此方法测定含量
   - B. 水解后显芳伯氨基的药物，可用此方法测定含量
   - C. 芳伯氨基在酸性溶液中与亚硝酸钠定量反应，生成重氮盐
   - D. 在强酸性介质中，可加速反应的进行
   - E. 反应终点多用永停法或外指示剂法

7. 以冰醋酸为溶剂的是（　　）
   - A. 酸碱滴定法
   - B. 亚硝酸钠滴定法
   - C. 非水碱量法
   - D. 非水酸量法
   - E. 配位滴定法

8. 属于紫外光区的波长范围是（　　）
   - A. 200～400nm
   - B. 400～760nm
   - C. 760～2500nm
   - D. 2.5～25μm
   - E. 0～200nm

9. $A = ECL$ 中 C 的含义是（　　）
   - A. 100ml 溶液中所含被测物质的量 mg
   - B. 100ml 溶液中所含被测物质的量 g
   - C. 1ml 溶液中所含被测物质的量 g
   - D. 1ml 溶液中所含被测物质的量 mg
   - E. 100ml 溶液中所含被测物质的量 g（按干燥品或无水物计算）

10. 可用紫外-可见分光光度法进行鉴别或含量测定的化合物是（　　）
    - A. 具有芳香环或共轭体系
    - B. 具有羟基
    - C. 具有羧基
    - D. 具有酯键
    - E. 以上均可以

11. 在紫外-可见分光光度法中，供试品溶液的浓度应使吸收度的范围在（　　）
    - A. 0.1～0.3
    - B. 0.3～0.5
    - C. 0.3～0.7
    - D. 0.5～0.9
    - E. 0.1～0.9

12. 荧光分光光度法应在（　　）溶液中进行
    - A. 碱性
    - B. 酸性
    - C. 高浓度
    - D. 中性
    - E. 低浓度

13. 关于高效液相色谱法的叙述错误的是（　　）
    - A. 十八烷基硅烷键合硅胶（C₁₈）为最常用的非极性键合相，用于反相色谱
    - B. 辛基硅烷键合硅胶（C₈）为最常用的极性键合相，

用于正相色谱

C. 氨基和氰基硅烷键合相一般用于正相色谱法

D. 流动相一般按一定的比例混合而成

E. 最常用的检测器为紫外检测器

14. 关于液相色谱法中流动相的叙述错误的是（　　）

A. 流动相一般为色谱纯

B. 流动相与固定液应互不相溶

C. 检测器对流动相不产生响应

D. 流动相应经 0.45μm 的微孔滤膜过滤，不需脱气处理

E. 流动相对试样各组分应有适当的溶解度

15.《中国药典》2020 年版检查药物中的溶剂残留采用的方法是（　　）

A. 原子吸收分光光度法

B. 比色法

C. 高效液相色谱法

D. 薄层色谱法

E. 气相色谱法

【B 型题】（配伍选择题）。说明：备选答案在前，试题在后。每组题均对应同一组备选答案，每题只有一个正确答案。每个备选答案可重复选用，也可不选用。

（第 16～20 题备选答案）中所用的指示液

A. 结晶紫　　　　　　B. 淀粉

C. 麝香草酚兰　　　　D. 铬黑 T

E. 邻二氮菲

16. 碘量法（　　）

17. 配位滴定法（　　）

18. 非水碱量法（　　）

19. 非水酸量法（　　）

20. 铈量法（　　）

（第 21～25 题备选答案）中所用的滴定液

A. 碘　　　B. 硫酸铈　　　C. EDTA

D. 高氯酸　　　E. 硝酸银

21. 直接碘量法（　　）

22. 配位滴定法（　　）

23. 铈量法（　　）

24. 非水碱量法（　　）

25. 沉淀滴定法（　　）

【X 型题】（多项选择题）。说明：每题至少有 2 个或 2 个以上答案可以选择。

26. 基准物质应具备的条件是（　　）

A. 组成化学式完全相符

B. 纯度一般大于 99.9% 以上

C. 试剂性质稳定

D. 能按反应式定量进行，无副反应

E. 同分析纯试剂

27. 滴定液标定中正确的操作是（　　）

A. 滴定中所用滴定管、天平应校正合格

B. 直接用干燥的滴定管盛装滴定液

C. 记录标定时的温度

D. 标定后的溶液可以在任何条件下直接使用

E. 由两个人各做三份平行试验，且其 RSD 值不得大于 0.1%

28. 按滴定反应的方式可分为（　　）

A. 直接滴定法　　　　B. 置换滴定法

C. 剩余滴定法　　　　D. 酸碱滴定法

E. 非水滴定法

29. 按滴定反应的类型可分为（　　）

A. 沉淀滴定法　　　　B. 氧化还原滴定法

C. 剩余滴定法　　　　D. 酸碱滴定法

E. 非水滴定法

30. 属于氧化还原滴定法的是（　　）

A. 碘量法　　　　　　B. 溴量法

C. 铈量法　　　　　　D. 亚硝酸钠滴定法

E. 非水滴定法

31. 氧化还原滴定法中常用的滴定液是（　　）

A. $Na_2S_2O_3$　　　　B. EDTA

C. 碘　　　　　　　　D. 亚硝酸钠

E. 硫酸铈

32. 亚硝酸钠滴定法中指示终点的方法有（　　）

A. 外指示剂法　　　　B. 自身指示剂法

C. 永停滴定法　　　　D. 以酚酞作指示剂

E. 以结晶紫作指示剂

33. 溴量法所用的滴定液有（　　）

A. $Na_2S_2O_3$ 滴定液　　B. EDTA 滴定液

C. Br_2 滴定液　　　　D. 亚硝酸钠滴定液

E. 硝酸银滴定液

34. 紫外-可见分光光度计是由以下部件组成的（　　）

A. 光源　　　　　　　B. 单色器

C. 石英吸收池　　　　D. 检测器

E. 数据处理器

35. 紫外-可见分光光度法中，用对照品比较法测定药物含量时（　　）

A. 需已知药物的吸收系数

B. 供试品溶液和对照品溶液的浓度应接近

C. 供试品溶液和对照品溶液应在相同的条件下测定

D. 可以在任何波长处测定

E. 是《中国药典》2020 年版规定的方法之一

36. 关于反相色谱法的叙述正确的是（　　）

A. 流动相的极性大于固定相的极性

B. 一般用极性物质作固定相

C. 常用极性溶剂（如水、甲醇、己腈等）作流动相

D. 主要用于分离非极性或弱极性化合物

E. 最常用的固定相为化学键合相

37. HPLC 法与 GC 法用于药物分析时，其系统适用性试验包括（　　）

A. 拖尾因子　　　　　　B. 重复性

C. 保留时间　　　　　　D. 分离度

E. 色谱柱的理论板数

38. 在色谱的系统适用性试验中（　　）

A. 理论塔板数越多，柱效越高

B. 定量分析时分离度应大于 1.5

C. 重复性要求其相对标准偏差应不大于 2.0%

D. 理论塔板数越多，柱效越低

E. 拖尾因子是保证分离效果和测量精度

39. 液相色谱在药物鉴别、检查和含量测定的应用方法有

（　　）

A. 内标法

B. 外标法

C. 面积归一化法

D. 加校正因子的主成分自身对照法

E. 不加校正因子的主成分自身对照法

二、填空题

1. 药物的含量测定方法包括_____法和_____法，仪器分析法中最常用的有_____、_____、_____。

2. 滴定中，化学计量点是指_____，而滴定终点是指_____。

3. 滴定度（T）是指_____。

4. 滴定液的标定是指_____。

5. 校正因子（F）是指_____，其范围应在_____之间，超出该范围应加入适当的溶质或溶剂予以调整，并重新标定。

6. 非水酸量法通常是以_____、_____为溶剂，以_____为滴定液，麝香草酚蓝或_____为指示剂，滴定_____药物的分析方法。

7. 非水滴定法中配制高氯酸滴定液所用的高氯酸和冰醋酸中含有水分，常加入计算量的_____除去水分。

8. 百分吸收系数（$E_{1cm}^{1\%}$）的含义是_____。

9. 气相色谱法的进样方式一般有_____或_____，其常用的色谱柱为_____或_____。

10. 色谱法中以_____为流动相的色谱法称为液相色谱法；以_____为流动相的色谱法称气相色谱法。

11. 利用高效液相色谱法分离混合物时，在固定相中溶解度较小的组分，在色谱柱中向前迁移速度_____；在固定相中溶解度较大的组分，在色谱柱中向前迁移速度_____，从而达到分离的目的。

（田　洋）

第7章

药物制剂分析

药物在临床应用时，必须制成各种剂型，如片剂、注射剂、胶囊剂、栓剂等，目的是保证药物用法和用量的准确，使药物更好地发挥疗效，增加药物稳定性，便于服用、储存和运输。因此制剂分析是药物分析的重要组成部分，而片剂和注射剂是应用最广泛的两种剂型，其分析方法最具代表性，本章主要介绍这两种制剂的质量分析。

第1节 概　述

一、制剂分析的特点

药物制剂除原料药外，还含有各种附加剂（辅料），如淀粉、硬脂酸镁、蔗糖、乳糖等，往往影响制剂分析，所以制剂分析一般与原料药的分析有所不同，主要体现在以下几个方面。

1. **分析方法不同**　由于制剂的组成比较复杂，在选用分析方法时，应根据药物的性质、含量的多少以及辅料对测定是否有干扰来确定。测定方法除应满足准确度和精密度的要求外，还应注意专属性和灵敏度，所以原料药的测定方法不能照搬到制剂中。如附加剂对主药的测定有干扰时，应对样品进行预处理，或选择专属性更高的方法。

2. **分析项目和要求不同**　由于制剂是用符合要求的原料药和辅料制备而成，因此制剂的杂质检查一般不需要重复原料药的检查项目，制剂主要是检查在制备和储藏过程中可能产生的杂质。除杂质检查外，《中国药典》2020 年版中规定制剂还需做一些常规的检查项目，如重量差异、崩解时限、卫生学检查等；有些制剂还需做一些特殊的检查，如小剂量的片剂需做含量均匀度检查、水溶性较差的药物片剂需做溶出度检查、缓释剂或控释剂需做释放度检查等。

3. **含量测定结果的表示方法及限度要求不同**　制剂的含量限度范围，是根据主药含量、测定方法、可能产生的偏差制订的，其表示方法与原料药不同。

原料药的含量限度是以百分含量表示的，一般表示为含原料药不得少于百分之多少。有时原料药也规定上限：如呋喃妥英规定按干燥品计算含量应为 98.0%～102.0%，其上限是指用最新质量标准规定的分析方法测定时可能达到的数值，为标准规定的限度或允许偏差，并非真实含量。如未规定上限，是指不超过 101.0%。

制剂的含量测定是以标示量的百分比表示。标示量是指单位药品中所含主药的理论值（制剂的规定值），如异烟肼片的规格为 50mg、100mg、300mg，表示每片异烟肼中含纯异烟肼的理论值分别为 50mg、100mg、300mg，即标示量分别为 50mg、100mg、300mg。标示百分含量即单位药品的实际含量与标示量的比值。

$$标示量(\%) = \frac{实际含量}{标示量} \times 100\%$$

以片剂为例，$$标示量(\%) = \frac{每片实际含量}{标示量} \times 100\% = \frac{W_{测得量} \times 平均片重}{W_{称样量} \times 标示量} \times 100\%$$

当制剂中主药含量与标示量相等时，其标示百分含量为 100.0%。若计算结果在规定范围内，即可判定含量符合标准。

二、药物及其制剂的稳定性考察

（一）概述

1. 稳定性试验的目的 是考察原料药或制剂在温度、湿度、光线的影响下随时间变化的规律，为药品的生产、包装、储存、运输提供科学依据，同时通过试验建立药品的有效期。

2. 稳定性试验的基本要求 稳定性试验包括影响因素试验、加速试验与长期试验。

（1）影响因素试验用 1 批原料药进行；加速试验与长期试验要求用 3 批供试品进行。

（2）原料药与制剂供试品的处方与生产工艺应与大生产一致，特殊品种、特殊剂型所需数量，根据情况另定。

（3）供试品的质量标准应与临床试验和规模生产所使用的质量标准一致。

（4）加速试验与长期试验所用供试品的包装应与上市产品一致。

（5）研究药物稳定性，应采用专属性强、准确、精密、灵敏的药物分析方法，并对方法进行验证，以保证药物稳定性试验结果的可靠性。

（二）稳定性试验方法

1. 影响因素试验 此项试验适用于原料药，是在比加速试验更激烈的条件下进行的。

影响因素试验包括高温试验（60℃温度下放置 10 天）、高湿度试验（25℃分别于相对湿度 90%±5%、75%±5% 的条件下放置 10 天）、强光照射试验[在装有日光灯的光照箱或其他适宜的光照装置内，于照度为（4500±500）lx 的条件下放置 10 天]，分别于第 5 天和第 10 天取样检测。

2. 加速试验 此项试验是在超常的条件下进行的。

供试品要求在温度（40±2）℃、相对湿度（75±5）% 的条件下放置 6 个月。于第 1 个月、2 个月、3 个月、6 个月末分别取样一次，按稳定性重点考察项目检测。设备可采用隔水式电热恒温培养箱（20～60℃）、恒湿恒温箱等。

对温度特别敏感的药物及制剂，预计只能在冰箱中（4～8℃）保存的，加速试验可在温度（25±2）℃、相对湿度（60±10）% 的条件下进行，时间为 6 个月。

3. 长期试验 是在接近药物及制剂的实际储存条件下进行，其目的是为制订药物及制剂的有效期提供依据。

供试品要求在温度（25±2）℃、相对湿度（60±10）% 的条件下放置 12 个月，或在温度（30±2）℃、相对湿度（65±5）% 的条件下放置 12 个月，每 3 个月取样一次，按稳定性重点考察项目进行检测。12 个月以后仍需要继续考察，分别于 18 个月、24 个月、36 个月取样进行检测。将结果与 0 月比较，以确定药物的有效期。

对温度特别敏感的药物，长期试验可在温度（6±2）℃的条件下放置 12 个月，按上述时间要求进行检测，12 个月以后，仍需按规定继续考察，制订在低温储存条件下的有效期。

第 2 节 片剂的质量分析

片剂是指原料药物与适宜的辅料制成的圆形或异形的片状固体制剂。中药还有浸膏片、半浸膏片和全粉片等。可供内服、外用，是目前临床应用最广泛的剂型之一。《中国药典》2020 年版收载的片剂以口服普通片为主，另有含片、舌下片、口腔贴片、咀嚼片、分散片、可溶片、泡腾片、阴道片、阴道泡腾片、缓释片、控释片、肠溶片与口崩片等。

一、检查项目和方法

《中国药典》2020 年版制剂通则的片剂项下，规定片剂的常规检查项目为"重量差异"、"崩解时限"、"微生物限度"的检查；对于某些片剂，有时还需做"溶出度"、"含量均匀度"和"释放度"的检查。

1. 重量差异 是指按规定称量方法测得每片的重量与平均片重之间的差异。在生产中由于颗粒的均匀度、流动性及设备等原因，都可引起片重的差异。片重的差异可引起各片间主药含量的差异，因此对于一般的片剂，检查重量差异可以判断片剂的均匀性，对于含量较小的片剂，则通过含量均匀度检查法来控制。

检查方法：采用分析天平（感量 0.1mg）进行测量。

取供试品 20 片，精密称定总重量，求得平均片重，再按减重法分别精密称定每片的重量，每片重量与平均片重比较（无含量测定的片剂或有标示片重的中药片剂，每片重量应与标示片重比较），按表 7-1 中的规定，超出差异限度的不得多于 2 片，并不得有 1 片超出限度的 1 倍。

表 7-1　片剂重量差异的限度

平均片重或标示片重	重量差异限度
0.30g 以下	±7.5%
0.30g 及 0.30g 以上	±5%

糖衣片的片芯应检查重量差异并符合规定，包糖衣后不再检查重量差异。薄膜衣片应在包薄膜衣后检查重量差异并符合规定。

凡规定检查含量均匀度的片剂，一般不再进行重量差异的检查。

案例 7-1　三黄片重量差异检查

操作步骤：

1. 取干燥洁净的空称量瓶，精密称定重量；再随机取供试品 20 片，置称量瓶中，精密称定。求出总重量，并计算平均片重。

2. 用减重法分别精密称出每片的重量。

3. 记录：

（1）称量瓶重+20 片重　　40.5052g

　　　称量瓶重　　　　　　35.3551g

　　　20 片重　　　　　　　5.1401g

（2）平均片重 5.1401/20=0.2570

（3）允许片重范围 $0.2570\pm0.2570\times7.5\%=0.2377\sim0.2763$

超出限度 1 倍范围 $0.2570\pm0.2570\times15\%\times2=0.2184\sim0.2956$

（4）依法精密称定每片重量，分别为

0.2551g　　0.2542g　　0.2505g　　0.2452g　　0.2435g　　0.2445g　　0.2662g　　0.2687g　　0.2435g 0.2505g

0.2229g　　0.2581g　　0.2564g　　0.2508g　　0.2537g　　0.2437g　　0.2417g　　0.2302g　　0.2712g 0.2685g

上述供试品中有 1 片的片重为 0.2229，超出允许片重范围（0.2377～0.2763）但未超过限度一倍范围（0.2184～0.2956），应判为符合规定。

2. 崩解时限 是指口服固体制剂在规定条件下全部崩解溶散或成碎粒，除不溶性包衣材料或破碎的胶囊壳外，应全部通过筛网。如有少量不能通过筛网，但已软化或轻质上漂且无硬心者，可作符合规定。本法用于检查口服固体制剂在规定条件下的崩解情况。

　　除另有规定外，凡规定检查溶出度、释放度或分散均匀性的制剂，不再进行崩解时限检查。

　　（1）仪器装置：采用升降式智能崩解仪（图 7-1），主要结构为一能升降的金属支架与下端镶有筛网的吊篮，并附有挡板。

　　（2）检查法：将吊篮通过上端的不锈钢轴悬挂于支架上，浸入 1000ml 烧杯中，并调节吊篮位置使其下降至低点时筛网距烧杯底部 25mm，烧杯内盛有温度为 37℃±1℃的水，调节水位高度使吊篮上升至高点时筛网在水面下 15mm 处，吊篮顶部不可浸没于溶液中。

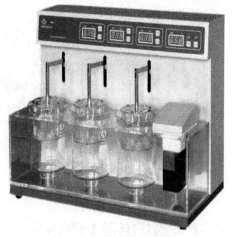

图 7-1　升降式智能崩解仪

　　除另有规定外，取供试品 6 片，分别置上述吊篮的玻璃管中，启动崩解仪进行检查，各片均应在规定时间内全部崩解（表 7-2）。如果供试品黏附挡板，应另取 6 片，不加挡板按上述方法检查，应符合规定。如有 1 片不能完全崩解，应另取 6 片复试，均应符合规定。

表 7-2　不同类型片剂的崩解时限

类型	介质	崩解要求
普通片剂（素片）	水	化药片：应在 15 分钟内全部崩解
		中药浸膏片、半浸膏片、全粉：应在 30 分钟内全部崩解
		浸膏（半浸膏）片：应在 1 小时内全部崩解
薄膜衣片	盐酸溶液（9→1000）	化药片：应在 30 分钟内全部崩解
		中药片：加挡板应在 1 小时内全部崩解
糖衣片	水	中药片：加挡板应在 1 小时内全部崩解
		化药片：应在 1 小时内全部崩解
含片	水	不应在 10 分钟内全部崩解或溶化
舌下片	水	应在 5 分钟内全部崩解
肠溶衣片	先在盐酸溶液（9→1000）中检查 2 小时	每片均不得有裂缝、崩解或软化现象
	然后将吊篮取出，用少量水洗涤后，每管加入挡板 1 块	
	再在磷酸盐缓冲液（pH 值 6.8）中进行检查	应在 1 小时内全部崩解
结肠定位肠溶片	在盐酸溶液（9→1000）及 pH 值 6.8 以下的磷酸盐缓冲液	均不得有裂缝、崩解或软化现象
	在 pH 值 7.5~8.0 的磷酸盐缓冲液	应在 1 小时内全部崩解
可溶片	20℃±5℃的水	应在 3 分钟内全部崩解并溶化
泡腾片	20℃±5℃的水	立即有许多气泡放出，当片剂或碎片周围的气体停止逸出时，片剂应溶解或分散在水中，无聚集的颗粒剩留。应在 5 分钟内全部崩解

　　3. 溶出度　片剂口服后，在胃肠道内需经过崩解、溶散、吸收等过程，才能发挥药效。崩解是药物溶出的前提，因此检查溶出度或释放度的制剂不再检查崩解时限。

　　溶出度是指活性药物从片剂或胶囊剂等普通制剂在规定条件下溶出的速率和程度，在缓释制剂、控释制剂、肠溶制剂及透皮贴剂等制剂中也称释放度。

　　《中国药典》2020 年版收载的溶出度测定法有七种，即第一法（篮法）、第二法（浆法）、第三法（小杯法）、第四法（浆碟法）、第五法（转筒法）、第六法（流池法）和第七法（往复筒法），本章以片剂为例介绍第一法（篮法）。

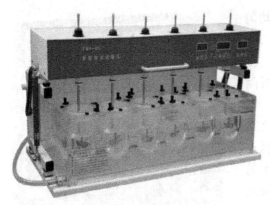

图 7-2　药物溶出仪

（1）测定法：采用药物溶出仪（图 7-2）。测定前，应对仪器装置进行必要的调试，使转篮底部距溶出杯的内底部 25mm±2mm。除另有规定外，分别量取经脱气处理的溶出介质 900ml，置各溶出杯内，实际量取的体积与规定体积的偏差应在±1%范围内，加温，待溶出介质温度恒定在 37.0℃±0.5℃后，取供试品 6 片，分别投入 6 个转篮内，将转篮降入溶出杯中，启动仪器，立即计时，至规定的取样时间（实际取样时间与规定取样时间的差异不得超过±2%），在规定取样点吸取溶出液适量，立即用适当的微孔滤膜滤过，自取样至滤过应在 30 秒钟内完成。取澄清滤液，照各品种项下规定的方法测定，计算每片的溶出量。

$$溶出度(\%) = \frac{溶出量}{标示量} \times 100\%$$

（2）结果判断：符合下述条件之一者，可判为符合规定。

1）6 片中，每片的溶出量按标示含量计算，均应不低于规定限度（Q）；

2）6 片中，如有 1～2 片低于 Q，但不低于 Q–10%，且其平均溶出量不低于 Q；

3）6 片中，有 1～2 片低于 Q，其中仅有 1 片低于 Q–10%，但不低于 Q–20%，且其平均溶出度不低于 Q 时，应另取 6 片复试；初、复试的 12 片中有 1～3 片低于 Q，其中仅有 1 片低于 Q–10%，但不低于 Q–20%，且其平均溶出量不低于 Q。

以上结果判断中所示的 10%、20%是指相对于标示量的百分率（%）。

（3）溶出条件和注意事项

1）溶出度仪的校正：除仪器的各项机械性能应符合规定外，还应用校正片校正仪器，按照校正片说明书操作，试验结果应符合校正片的规定。

2）溶出介质：应使用各品种项下规定的溶出介质，并应新鲜制备和经脱气处理［溶液中溶解的气体在试验中可能形成气泡，影响试验结果，因此溶解的气体应在试验之前除去。脱气方法，取溶出介质，一般煮沸 15 分钟（约 5000ml）；或超声、抽滤等其他有效的除气方法］；如果溶出介质为缓冲液，调节 pH 值至规定 pH 值±0.05 之内。

3）胶囊壳的校正：如胶囊壳对分析有干扰，应取不少于 6 粒胶囊，尽可能完全地除尽内容物，置一个溶出杯内，用该品种项下规定体积的溶出介质溶解空胶囊壳，并按该品种项下的分析方法测定每个空胶囊的空白值，做必要的校正。如校正值大于标示量的 25%，试验无效。如校正值大于标示量的 2%，可忽略不计。

4）微孔滤膜的处理：测定时，微孔滤膜应预先浸泡。

4. 释放度　是指口服药物从缓释制剂、控释制剂，肠溶制剂及透皮贴剂等在规定条件下释放的速度和程度。凡检查释放度的制剂，不再进行崩解时限的检查。

仪器装置除另有规定处，同溶出度测定法。

《中国药典》2020 年版中收载的释放度测定法有三种：第一法用于缓释制剂和控释制剂；第二法用于肠溶制剂；第三法用于透皮贴剂。现以片剂、第一法为例介绍。

（1）测定法：照溶出度测定法进行，但至少采用三个时间点取样，在规定取样时间点，吸取溶液适量，立即用适当的微孔滤膜滤过，自取样至滤过应在 30 秒钟内完成，并及时补充相同体积的温度为 37.0℃±0.5℃的溶出介质。取滤液，照各药品项下规定的方法测定，算出每片的释放度。

（2）结果判断：缓释制剂或控释制剂，除另有规定外，符合下述条件之一者，可判为符合规定：

1）6 片中，每片在每个时间点测得的溶出量按标示量计算均未超出规定范围；

2）6 片中,在每个时间点测得的溶出量,如有 1~2 片超出规定范围,但未超出规定范围的 10%,且在每个时间点测得的平均溶出量未超出规定范围;

3）6 片中,在每个时间点测得的溶出量,如有 1~2 片超出规定范围,其中仅有 1 片超出规定范围的 10%,但未超出规定范围的 20%,且其平均溶出量未超出规定范围,应另取 6 片复试;初、复试的 12 片中,在每个时间点测得的溶出量,如有 1~3 片超出规定范围,其中仅有 1 片超出规定范围的 10%,但未超出规定范围的 20%,且其平均溶出量未超出规定范围。

以上结果判断为所示规定范围的 10%、20% 是指相对于标示量的百分率（%）,其中超出规定范围 10% 是指:每个时间点测得的溶出量不低于低限的 10%,或不超过高限的 10%。

5. 含量均匀度 用于检查单剂量固体、半固体和非均相液体制剂含量符合标示量的程度。

需检查含量均匀度的制剂:除另有规定外,片剂、硬胶囊剂、颗粒剂或散剂等,每一个单剂标示量小于 25mg 或主药含量小于每一个单剂重量 25% 者;药物间或药物与辅料间采用混粉工艺制成的注射用无菌粉末;内充非均相溶液的软胶囊;单剂量包装的口服混悬剂、透皮贴剂和栓剂等品种项下规定含量均匀度应符合要求的制剂,均应检查含量均匀度。复方制剂仅检查符合上述条件的组分,多种维生素或微量元素一般不检查含量均匀度。凡检查含量均匀度的制剂,一般不再检查重（装）量差异;当全部主成分均进行含量均匀度检查时,复方制剂一般亦不再检查重（装）量差异。

除另有规定外,取供试品 10 个（片）,照各药品项下规定的方法,分别测定每片以标示量为 100 的相对含量 x_i,求其均值 $\bar{X}$ 和标准差 S 及标示量与均值之差的绝对值 A（$A=|100-\bar{X}|$）。

如 $A+2.2S\leqslant L$,即供试品的含量均匀度符合规定;

若 $A+S>L$,则不符合规定;

若 $A+2.2S>L$,且 $A+S\leqslant L$,则应另取 20 片（个）复试。

根据初、复试结果,计算 30 片（个）单剂的均值 $\bar{X}$、标准差 S 和标示量与均值之差的绝对值 A。再按下述公式计算判定。

$A\leqslant 0.25L$ 时,若 $A^2+S^2\leqslant 0.25L^2$,则供试品的含量均匀度符合规定;若 $A^2+S^2>0.25L^2$ 则不符合规定。

当 $A>0.25L$ 时,若 $A+1.7S\leqslant L$,则供试品的含量均匀度符合规定;若 $A+1.7S>L$,则不符合规定。

上述公式中 L 为规定值。除另有规定外,$L=15.0$;单剂量包装的口服混悬剂、内充非均相溶液的软胶囊、胶囊型或泡囊型粉雾剂、单剂量包装的眼用、耳用、鼻用混悬剂、

固体或半固体制剂 $L=20.0$;透皮贴剂、栓剂 $L=25.0$。

如该品种项下规定含量均匀度的限度为 ±20% 或其他数值时,$L=20.0$ 或其他相应的数值。

当各品种正文项下含量限度规定的上下限的平均值（T）大于 100.0（%）时,若 $\bar{X}<100.0$,则 $A=100-\bar{X}$;若 $100.0\leqslant\bar{X}\leqslant T$,则 $A=0$;若 $\bar{X}>T$,则 $A=\bar{X}-T$。同上法计算,判定结果,即得。当 $T<100.0$（%）时,应在各品种正文中规定 A 的计算方法。

6. 含量测定 片剂含量测定最常用的方法有滴定分析法、紫外-可见分光光度法、高效液相色谱法等。现将这几种方法的含量计算介绍如下:

（1）滴定法:标示量（%）$=\dfrac{\text{每片实际含量}}{\text{标示量}}\times 100\%=\dfrac{V\times F\times T\times\text{平均重量}}{W\times\text{标示量}}\times 100\%$

或标示量（%）$=\dfrac{(V-V_0)\times F\times T\times\text{平均重量}}{W\times\text{标示量}}\times 100\%$

式中,V 为供试品消耗滴定液的体积;V_0 为空白试验消耗滴定液的体积;F 为滴定液浓度校正因子;T 为滴定度;W 为称样量。

（2）紫外-可见分光光度法

1）对照品比较法：

$$标示量(\%) = \frac{\dfrac{A_样}{A_对} \times C_对 \times V \times 稀释倍数 \times 平均片重}{M_样 \times 标示量} \times 100\%$$

式中：$A_样$为供试品溶液的吸光度；$C_对$为对照品溶液的浓度；$A_对$为对照品溶液的吸光度；$M_样$为供试品的称样量；V为供试品溶液的体积。

2）吸收系数法：

$$标示量(\%) = \frac{\dfrac{A}{E_{1cm}^{1\%} \times L \times 100} \times V \times 稀释倍数 \times 平均片重}{M_样 \times 标示量} \times 100\%$$

式中：A为供试品溶液吸光度；$E_{1cm}^{1\%}$为供试品溶液吸收系数；L为吸收池厚度；$M_样$为供试品称样量；V为供试品溶液体积。

（3）高效液相色谱法：以外标法为例。

$$标示量(\%) = \frac{\dfrac{A_样}{A_对} \times C_对 \times V \times 稀释倍数 \times 平均片重}{M_样 \times 标示量} \times 100\%$$

式中：$A_样$为供试品的峰面积或峰高；$C_样$为供试品的浓度；$C_对$为对照品的浓度；$A_对$为对照品的峰面积或峰高；$M_样$为供试品的称样量；V为供试品溶液的体积。

案例 7-2　　对乙酰氨基酚的含量测定

1. 取本品约 40mg，精密称定，置 250ml 量瓶中，加 0.4%氢氧化钠溶液 50ml 溶解后，用稀释至刻度，摇匀，精密量取 5ml，置 100ml 量瓶中，加 0.4%氢氧化钠溶液 10ml，加水稀释至刻度，摇匀，照紫外-可见分光光度法，在 257nm 的波长处测定吸光度，按 $C_8H_9NO_2$ 的吸收系数（$E_{1cm}^{1\%}$）为 715 计算，即得。若样品称样量为 W（g），测得的吸光度为 A，计算其百分含量。

$$百分含量(\%) = \frac{\dfrac{A}{715 \times 100} \times 250 \times \dfrac{100}{5}}{W} \times 100\%$$

2. 取本品 20 片，精密称定，研细，精密称取适量（约相当于对乙酰氨基酚 40mg），置 250ml 量瓶中，加 0.4%氢氧化钠溶液 50ml，振摇 15 分钟，用水稀释至刻度，摇匀，滤过，精密量取续滤液 5ml，置 100ml 量瓶中，加 0.4%氢氧化钠溶液 10ml，用水稀释至刻度，摇匀，照紫外-可见分光光度法，在 257nm 的波长处测定吸光度，按 $C_8H_9NO_2$ 的吸收系数（$E_{1cm}^{1\%}$）为 715 计算，即得。若样品称样量为 W（g），测得的吸光度为 A，计算其标示量。

$$标示量(\%) = \frac{A}{715 \times 100} \times 250 \times \frac{100}{5} \times \frac{1}{W} \times \frac{平均片重}{标示量} \times 100\%$$

二、片剂常见附加剂的干扰和排除

片剂中常用的附加剂有淀粉、糊精、蔗糖、乳糖、滑石粉、羧甲基纤维素钠、硬脂酸镁、硫酸钙等，这些附加剂的存在，干扰药物制剂分析，需要予以排除。

（一）糖类

淀粉、糊精、蔗糖、乳糖等是片剂常用的稀释剂。乳糖本身具有还原性，淀粉、糊精、蔗糖易水解为具有还原性的葡萄糖，因此糖类可能干扰氧化还原滴定。在选择含糖类附加剂片剂的含量测定方法时，应避免使用氧化性强的滴定剂，同时可做阴性对照试验，若阴性对照试验消耗滴定剂，说明附加剂对测定有干扰，应换用其他的方法测定。

（二）硬脂酸镁

硬脂酸镁为片剂常用的润滑剂，其干扰作用可分为两个方面，一方面 Mg^{2+} 可干扰配位滴定法，另一方面硬脂酸根离子可干扰非水滴定法。

1. 配位滴定法的干扰和排除　在碱性溶液中产生干扰，可使结果偏高，通常采用合适的指示剂或加掩蔽剂排除；

2. 非水滴定法的干扰和排除　在非水滴定法中，硬脂酸根离子可被高氯酸滴定，干扰测定。若主药量小，硬脂酸镁含量大时，使滴定结果偏高，可采用以下方法排除。

（1）用适当的有机溶剂提取分离法。

（2）如被测物为有机碱盐，可加碱液碱化后提取分离。

（3）可加入无水草酸或酒石酸于醋酐溶液中做掩蔽剂。

（三）滑石粉

因滑石粉在水中不易溶解，而使溶液混浊，当采用紫外-可见分光光度法、旋光度法及比浊度法测定片剂的主药含量时会发生干扰，一般采用滤除法和提取分离法。

第 3 节　注射剂的质量分析

注射剂系指原料药物或与适宜的辅料制成的供注入体内的无菌制剂。其可分为注射液、注射用无菌粉末与注射用浓溶液等。

一、检查项目和方法

《中国药典》2020 年版制剂通则的注射剂项下，规定注射剂的常规检查项目有装量及装量差异检查、渗透压摩尔浓度检查、可见异物检查、不溶性微粒检查、中药注射剂有关物质检查、重金属及有害元素残留量检查、无菌检查、细菌内毒素检查或热原检查等。现简单介绍这些项目的检查方法。

1. 装量检查　适用于注射液及注射用浓溶液的检查，以保证注射液及注射用浓溶液的用量不少于标示量。注射液的标示装量为 50ml 以上的注射液及注射用浓溶液按最低装量检查法检查，应符合规定。

检查法：供试品标示装量不大于 2ml 者，取供试品 5 支（瓶）；2ml 以上至 50ml 者，取供试品 3 支（瓶）。开启时注意避免损失，将内容物分别用相应体积的干燥注射器及注射针头抽尽，然后缓慢连续地注入经标化的量入式量筒内（量筒的大小应使待测体积至少占其额定体积的 40%，不排尽针头中的液体），在室温下检视。测定油溶液、乳状液或混悬液时，应先加温（如有必要）摇匀，再用干燥注射器及注射针头抽尽后，同前法操作，放冷（加温时），检视。每支（瓶）的装量均不得少于其标示量。

2. 装量差异检查　适用于注射用无菌粉末的检查。

检查法：取供试品 5 瓶（支），除去标签、铝盖，容器外壁用乙醇洗净，干燥，开启时注意避免玻璃屑等异物落入容器中，分别迅速精密称定；容器为玻璃瓶的注射用无菌粉末，首先小心开启内塞，使容器内外气压平衡，盖紧后精密称定。然后倾出内容物，容器用水或乙醇洗净，在适宜条件下干燥后，再分别精密称定每一容器的重量，求出每瓶（支）的装量与平均装量。每瓶（支）中装量与平均装量相比较（如有标示装量，则与标示装量相比较），应符合表 7-3 的规定，如有 1 瓶（支）不符合，应另取 10 瓶（支）复试，均符合规定。

表 7-3　注射用无菌粉末装量差异限度

平均装量	装量差异限度
0.05g 以下至 0.05g	±15%
0.05g 以上至 0.15g	±10%
0.15g 以上至 0.50g	±7%
0.50g 以上	±5%

凡规定检查含量均匀度的注射用无菌粉末，一般不再进行装量差异检查。

3. 渗透压摩尔浓度测定　除另有规定外，静脉输液及椎管注射用注射液按各品种项下的规定，照渗透压摩尔浓度测定法测定，应符合规定。

4. 可见异物检查 可见异物系指存在于注射剂、眼用液体制剂和无菌原料药中，在规定条件下目视可以观测到的不溶性物质，其粒径或长度通常大于 50μm。注射液中若有不溶性微粒，可引起静脉炎、过敏反应，较大的微粒可以堵塞毛细血管。

可见异物检查法有灯检法和光散射法。一般常用灯检法，也可采用光散射法。灯检法不适用的品种，如用深色透明容器包装或液体色泽较深（一般深于各标准比色液 7 号）的品种可选用光散射法；混悬型、乳状液型注射液和滴眼液不能使用光散射法。本节以注射液的灯检法为例。

（1）仪器装置：灯检法使用装有日光灯的伞棚式装置，背景用不反光的黑色绒布（图 7-3）。

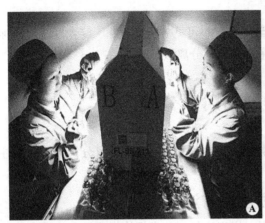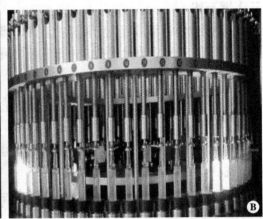

图 7-3 灯检法

A. 人工灯检法；B. 自动灯检法

（2）检查人员条件：远距离和近距离视力测验，均应为 4.9 及以上（矫正后视力应为 5.0 及以上）；应无色盲。

（3）检查方法：取规定量供试品，除去容器标签，擦净容器外壁，必要时将药液转移至洁净透明的适宜容器内，将供试品置遮光板边缘处，在明视距离（指供试品至人眼的清晰观测距离，通常为 25cm），手持容器颈部，轻轻旋转和翻转容器（但应避免产生气泡），使药液中可能存在的可见异物悬浮，分别在黑色和白色背景下目视检查，重复观察，总检查时限为 20 秒。供试品装量每支（瓶）在 10ml 及 10ml 以下的，每次检查可手持 2 支（瓶）。50ml 及 50ml 以上大容量注射液按直、横、倒三步法旋转检视。供试品溶液中有大量气泡产生影响观察时，需静置足够时间至气泡消失后检查。

用无色透明容器包装的无色供试品溶液，检查时被观察供试品所在处的光照处应为 1000～1500lx；用透明塑料容器包装、棕色透明容器包装或有色供试品的溶液，光照度应为 2000～3000lx；混悬型供试品或乳状液，光照度应增加至约 4000 lx。

（4）结果判定：供试品中不得检出金属屑、玻璃屑、长度超过 2mm 的纤维、最大粒径超过 2mm 的块状物以及静置一定时间后轻轻旋转时肉眼可见的烟雾状微粒沉积物、无法计数的微粒群或摇不散的沉淀，以及在规定时间内较难计数的蛋白质絮状物等明显可见异物。供试品中如检出点状物、2mm 以下的短纤维和块状物等微细可见异物，生化药品或生物制品若检出半透明小于约 1mm 的细小蛋白质絮状物或蛋白质颗粒等微细可见异物，除另有规定外，应进行初、复试 40 支（瓶），2 支（瓶）以上超出，不符合规定。

5. 不溶性微粒检查 不溶性微粒系用以检查静脉用注射剂（溶液型注射液、注射用无菌粉末、注射用浓溶液）及供静脉注射用无菌原料药中不溶性微粒的大小及数量。其包括光阻法和显微计数法。当光阻法测定结果不符合规定或供试品不适于用光阻法测定时，应采用显微计数法进行测定，并以显微计数法的测定结果作为判定依据。光阻法不适用于黏度过高和易析出结晶的制剂，也不适用于进入传感器时容易产生气泡的注射剂。对于黏度过高，采用两种方法都无法直接测定的注射液，可用适宜的溶剂稀释后测定。

6. 无菌检查 无菌检查系用于检查药典要求无菌的药品、生物制品、医疗器械、原料、辅料及其他品种是否无菌的一种方法。若供试品符合无菌检查法的规定，仅表明了供试品在该检验条件下未发现微生物污染。

无菌检查应在无菌条件下进行，试验环境必须达到无菌检查的要求，检验全过程应严格遵守无菌操作，防止微生物污染，防止污染的措施不得影响供试品中微生物的检出。单向流空气区域、工作台面及受控环境应定期按医药工业洁净室（区）悬浮粒子、浮游菌和沉降菌的测试方法的现行国家标准进行洁净度确认。隔离系统应定期按相关的要求进行验证，其内部环境的洁净度须符合无菌检查的要求。日常检验还需对试验环境进行监控。培养基应做适用性检查，无菌检查用的培养基等应符合培养基的无菌性检查及灵敏度检查的要求。本检查可在供试品的无菌检查前或与供试品的无菌检查同时进行。

方法适用性试验：进行产品无菌检查时，应进行方法适用性试验，以确认所采用的方法适合于该产品的无菌检查。若检验程序或产品发生变化可能影响检验结果时，应重新进行方法适用性试验。

无菌检查法包括薄膜过滤法和直接接种法。只要供试品性状允许，应采用薄膜过滤法。进行供试品无菌检查时，所采用的检查方法和检验条件应与验证的方法相同。

7. 热原检查 《中国药典》2020 年版中的热原检查系将一定量的供试品，静脉注入家兔体内，在规定时间内，观察家兔体温升高的情况，以判定供试品中所含热原的限度是否符合规定。

> **链接**
>
> ### 热 原 反 应
>
> 临床上在进行静脉滴注大量输液时，由于药液中含有热原，患者在 0.5～1 小时内出现寒战、高热、出汗、晕厥、呕吐等症状，高热时体温可达 40℃，严重者甚至可休克，这种现象称为热原反应。
>
> 热原的化学构造是由蛋白质和磷脂、脂多糖（LPS）组成的复合物，LPS 是热原的致热活性中心，具有耐热性。
>
> 引起热原反应的主要原因是注射液或输液器中污染的热原所引起的。热原的致热量因菌种而异，如革兰阴性杆菌致热能力最强；由于注射途径不同，引起发热的程度也有所差异。
>
> 出现热原反应时，过去多采用异丙嗪作为治疗热原反应的首选药物。近几年来，发现山莨菪碱对防治热原反应优于异丙嗪，此外，解热药（阿司匹林、氨基比林、对乙酰氨基酚等）能阻止磷脂多糖在体内产生致热作用的白细胞性热原，并抑制前列腺素的合成和释放，重度热原反应者，应采取给氧、糖皮质激素、低分子右旋糖酐、毛花苷 C 等综合治疗措施。

8. 细菌内毒素检查 《中国药典》2020 年版中细菌内毒素检查系利用鲎试剂来检测或量化由革兰阴性菌产生的细菌内毒素，以判断供试品中细菌内毒素的限量是否符合规定。其检查法有凝胶法和光度测定法，后者包括浊度法和显色基质法。供试品检测时，可使用其中任何一种方法进行试验。当测定结果有争议时，除另有规定外，以凝胶限度试验结果为准。

热原检查和细菌内毒素检查均为控制引起体温升高的杂质，检查时选择一种即可。

9. 含量测定 注射剂的成分比较简单，如有干扰物质应选用适当的方法加以排除，其含量以单位药品的实际含量占标示量的百分比表示。一般采用滴定分析法、紫外-可见分光光度法、高效液相色谱法测定，其测定结果的计算同片剂，将片剂公式中的平均片重改成平均装量（每瓶或支），取样量改成毫升数，即可。

二、注射剂中常见附加剂的干扰及排除

注射剂中常用的附加剂有抗氧剂、抑菌剂和助溶剂等，这些附加剂的存在，给注射剂的鉴别、含量测定带来一定的影响，因此在分析检测中应予以排除。因抗氧剂的应用比较广泛，本节主要介

绍抗氧剂的干扰和排除。

具有还原性药物的注射剂，常需加入抗氧剂以增加药物的稳定性。常用的抗氧剂有亚硫酸钠、亚硫酸氢钠、焦亚硫酸钠、硫代硫酸钠以及维生素 C 等。这些物质均具有较强的还原性，当用氧化还原滴定法测定药物含量时便会产生干扰。排除干扰的方法有以下几种：

1. 加入掩蔽剂丙酮或甲醛　当注射剂中加入亚硫酸钠或亚硫酸氢钠作抗氧剂时，如采用碘量法、铈量法或亚硝酸钠滴定法测定注射剂中的主药时，就会产生干扰，使测定结果偏高。加入掩蔽剂丙酮或甲醛，可消除干扰。例如，维生素 C 注射液中添加亚硫酸氢钠作抗氧剂，采用碘量法测定所含维生素 C 的含量时，亚硫酸氢钠也消耗碘滴定液，可使测定结果偏高。《中国药典》2020 年版规定，采用碘量法测定其含量时加入丙酮作掩蔽剂，以消除亚硫酸氢钠（或亚硫酸钠）的干扰。又如安乃近注射液中因加入焦亚硫酸钠作抗氧剂，《中国药典》2020 年版规定用碘量法测定其含量时，需加入甲醛溶液掩蔽焦亚硫酸钠，再用碘滴定液进行滴定。

丙酮和甲醛均可掩蔽亚硫酸钠、亚硫酸氢钠和焦亚硫酸钠，但在选用时应注意甲醛的还原性，若采用的滴定液为较强的氧化剂，就不用甲醛作掩蔽剂。

2. 加酸分解法　因亚硫酸钠、亚硫酸氢钠及焦亚硫酸钠均可被强酸分解，产生二氧化硫气体，经加热可全部逸出而除去。例如，磺胺嘧啶注射液的含量测定采用亚硝酸钠滴定法，其中添加了亚硫酸氢钠抗氧剂，可消耗亚硝酸钠滴定液，若滴定前加入一定量的盐酸（这也是亚硝酸钠滴定法所要求的条件），使亚硫酸氢钠分解，排除干扰。

3. 加入弱氧化剂氧化　此法是指加入一种弱氧化剂将亚硫酸盐或亚硫酸氢盐氧化，以排除干扰。选用的氧化剂不氧化被测的药物，亦不会消耗滴定液，常用的氧化剂为过氧化氢和硝酸。

4. 利用主药和抗氧剂紫外吸收光谱的差异进行测定　例如盐酸氯丙嗪注射液中常添加维生素 C 作抗氧剂，盐酸氯丙嗪分别在 254nm 和 306nm 的波长处有紫外吸收，而维生素 C 只在 243nm 的波长处有最大吸收，因此《中国药典》2020 年版中采用紫外-可见分光光度法测定盐酸氯丙嗪注射液的含量时，在 306nm 波长处测定吸光度，按吸收系数（$E_{1cm}^{1\%}$）为 115 计算其含量。因维生素 C 在 306nm 波长处无吸收，不干扰测定。

自 测 题

一、选择题

【A 型题】（最佳选择题）。说明：每题的备选答案中只有一个最佳答案。

1. 片剂中应检查的项目有（　　）
   A. 粒度
   B. 应重复原料药的检查项目
   C. 应重复辅料的检查项目
   D. 崩解时限
   E. 无菌检查

2. 制剂的含量限度是以（　　）表示的
   A. 百分含量　　　　　　B. 摩尔质量
   C. 标示量的百分含量　　D. 标示量
   E. 质量的百分比

3. 凡检查含量均匀度的制剂不再检查（　　）
   A. 澄明度　　　　　　　B. 重量差异
   C. 崩解时限　　　　　　D. 主药含量
   E. 溶出度

4. 在片剂质量检查中，下述哪一项检查最能间接地反映药物在体内吸收情况（　　）
   A. 崩解度　　　　　　　B. 含量均匀度
   C. 硬度　　　　　　　　D. 溶出度
   E. 含量检查

5. 片剂中的糖类附加剂可干扰（　　）
   A. 酸碱滴定法　　　　　B. 氧化还原滴定法
   C. 非水滴定法　　　　　D. 紫外-可见分光光度法
   E. 配位滴定法

6. 盐酸氯丙嗪注射液中常添加维生素 C 作抗氧剂，为排除维生素 C 的干扰可采用（　　）
   A. 加入掩蔽剂丙酮和甲醛
   B. 加酸分解法
   C. 加入弱氧化剂氧化
   D. 改用其他的方法
   E. 利用主药和抗氧剂紫外吸收光谱的差异进行测定

7. 维生素 C 注射液中抗氧剂亚硫酸氢钠对碘量法有干

扰，排除干扰的掩蔽剂是（　　）

A. 硼酸　　　　　　　B. 草酸

C. 丙酮　　　　　　　D. 酒石酸

E. 甲醛

8. 薄膜衣片在包衣后也应检查（　　）

A. 装量差异　　　　　B. 溶散时限

C. 脆碎度　　　　　　D. 重量差异

E. 崩解时限

9. 下列物质中易引起热原反应的是（　　）

A. 病毒　　　　　　　B. 细菌

C. 霉菌　　　　　　　D. 内毒素

E. 蛋白质

【B 型题】（配伍选择题）。说明：备选答案在前，试题在后。每组题均对应同一组备选答案，每题只有一个正确答案。每个备选答案可重复选用，也可不选用。

（第 10～14 题备选答案）

A. 重量差异　　　　　B. 含量均匀度

C. 溶出度　　　　　　D. 无菌检查

E. 释放度

10. 按规定方法测得片剂每片的重量与平均片重之间的差异为（　　）

11. 小剂量片剂应检查（　　）

12. 难溶性药物的片剂应检查（　　）

13. 缓释、控释制剂应检查（　　）

14. 注射剂应进行（　　）

（第 15～19 题备选答案）

A. 6 片　　　B. 10 片　　　C. 20 片

D. 5 片　　　E. 8 片

15. 崩解时限检查时应取供试品（　　）

16. 溶出度测定时应取供试品（　　）

17. 含量均匀度测定时，一般初试应取供试品（　　）

18. 释放度检查时应取供试品（　　）

19. 片剂重量差异检查应取供试品（　　）

（第 20～24 题备选答案）

A. 15 分钟

B. 30 分钟

C. 1 小时

D. 5 分钟

E. 先在盐酸溶液（9→1000）中检查 2 小时，不得有裂缝或崩解现象，之后在磷酸盐缓冲液（pH 值 6.8）中检查，1 小时内应全部溶化或崩解并通过筛网

20. 化药普通片崩解时限的要求为（　　）

21. 糖衣片的崩解时限的要求为（　　）

22. 肠溶衣的片崩解时限的要求为（　　）

23. 舌下片的崩解时限的要求为（　　）

24. 化药薄膜衣片的崩解时限的要求为（　　）

【X 型题】（多项选择题）。说明：每题至少有 2 个或 2 个

以上答案可以选择。

25. 药物制剂的目的是（　　）

A. 保证药物用法和用量的准确

B. 增加药物稳定性

C. 使药物更好地发挥疗效

D. 便于服用、储存和运输

E. 临床需要

26. 药物制剂分析的特点有（　　）

A. 分析方法不同

B. 分析项目和要求不同

C. 含量测定结果的表示方法和限度要求不同

D. 组成不同

E. 生物利用度不同

27. 药物制剂的检查中（　　）

A. 杂质检查项目应与原料药检查项目相同

B. 杂质检查项目应与辅料检查项目相同

C. 杂质检查主要是检查制剂生产、储存过程中引入或产生的杂质

D. 杂质的检查不需要重复进行原料药的检查项目

E. 除杂质检查外还应进行制剂的常规检查项目

28. 药品稳定性试验包括（　　）

A. 影响因素试验　　　B. 加速试验

C. 长期试验　　　　　D. 临床试验

E. 空白试验

29. 硬脂酸镁为片剂常用的润滑剂，可干扰（　　）

A. 酸碱滴定法

B. 氧化还原滴定法

C. 非水滴定法

D. 紫外-可见分光光度法

E. 配位滴定法

30. 注射剂一般检查项目有（　　）

A. 不溶性微粒检查　　B. 可见异物检查

C. 装量及装量差异　　D. 热原检查

E. 无菌试验

31. 注射剂中常用的附加剂有（　　）

A. 抗氧剂　　　　　　B. 抑菌剂

C. 助溶剂　　　　　　D. 润湿剂

E. 崩解剂

32. 注射剂中常加入抗氧剂以增加药物的稳定性，常用的抗氧剂有（　　）

A. 亚硫酸钠　　　　　B. 亚硫酸氢钠

C. 焦亚硫酸钠　　　　D. 硫代硫酸钠

E. 维生素 C

33. 当注射剂中含有 $NaHSO_3$、Na_2SO_3 等抗氧剂干扰含量测定时，可以采用（　　）

A. 加入掩蔽剂丙酮　　B. 加酸分解法

C. 加入弱氧化剂氧化　　D. 加入掩蔽剂甲醛

E. 利用主药和抗氧剂紫外吸收光谱的差异进行测定

二、填空题

1. 制剂与原料药含量测定结果的表示方法及限度要求不同，制剂一般以_____表示，当制剂中主药含量与标示量相等时，其标示百分含量为_____；原料药的含量限度以_____表示。

2. 药物及制剂稳定性试验的目的，是考察原料药或制剂在_____、_____、光线的影响下随时间变化的规律，为药品的生产、包装、储存、运输提供科学依据，同时通过试验建立药品的_____。

3. 凡检查释放度的片剂，一般不再进行_____的检查。

4. 凡检查溶出度的制剂，一般不再检查_____。

5. 释放度是指口服药物从_____制剂、_____制剂，肠溶制剂及透皮贴剂等在规定条件下释放的速度和程度。

6. 测定药物的溶出度时，所使用的溶出介质必须经_____处理，一般采用_____或_____法除去溶解在溶液中的气体。

7. 片剂中的滑石粉在水中不易溶解，使溶液混浊，当采用_____、旋光度法及比浊度法测定片剂的主药含量时会发生干扰，一般采用_____和提取分离法。

8. 热原是指药品中含有的能_____，是微生物的代谢产物。

三、计算题

1. 《中国药典》2020 年版规定维生素 B_{12} 注射液规格为 1ml：0.1mg，含量测定如下：精密量取本品 7.5ml，置 25ml 量瓶中，加蒸馏水稀释至刻度，混匀，置 1cm 石英池中，以蒸馏水为空白，在 361nm 波长处测定吸光度为 0.593，按（$E_{1cm}^{1\%}$）为 207 计算维生素 B_{12} 的标示百分含量。

2. 烟酸片的含量测定：取本品 20 片，精密称定质量为 7.1680g，研细，取片粉 0.3729g，加新沸放冷的水 50ml，加热使溶解，用氢氧化钠滴定液（0.1mol/l）滴定，消耗 25.20ml，每 1ml 氢氧化钠滴定液（0.1mol/l）相当于 12.31mg 烟酸，已知烟酸片规格 0.3g，氢氧化钠滴定液（0.1mol/l）的 F=1.005，计算每片烟酸的百分含量和烟酸片的标示百分含量。

（田　洋）

第 2 篇

各　论

第**8**章

芳酸及其酯类药物的分析

　　芳酸及其酯类药物在临床上有着广泛的应用，如阿司匹林、贝诺酯和布洛芬等是常用的解热镇痛药；水杨酸、苯甲酸及其钠盐是常用的消毒防腐药；对氨基水杨酸钠是抗结核药；丙磺舒是抗痛风药；氯贝丁酯为降血脂药；布洛芬为非甾体抗炎药。

　　芳酸及其酯类药物的分子结构中既具有苯环，又有羧基或其他取代基。根据其结构特征，可分为水杨酸类、苯甲酸类、苯丙酸类、其他芳酸及其酯类。代表药物有阿司匹林、对氨基水杨酸钠、苯甲酸及其钠盐、丙磺舒、布洛芬和氯贝丁酯，本章重点阐述水杨酸类和其他芳酸类药物的质量分析。

> **链接**　　　　　　　　　　　　　　　阿司匹林的诞生
>
> 　　阿司匹林是历史悠久的解热镇痛药，它诞生于 1899 年 3 月 6 日。早在 1853 年，弗雷德里克·热拉尔（Gerhardt）就用水杨酸与醋酐合成了乙酰水杨酸，但没能引起人们的重视；1898 年德国化学家霍夫曼又进行了合成，并为他父亲治疗风湿关节炎，疗效极好；1899 年由德莱塞介绍到临床，并取名为阿司匹林（Aspirin）。到目前为止，阿司匹林已应用百年，成为医药史上三大经典药物之一，至今它仍是世界上应用最广泛的解热、镇痛和抗炎药，也是作为比较和评价其他药物的标准制剂。随着人类科学技术的发展，我们对于阿司匹林以及各种有机化合物的认识必将向更深、更广的方向前进。近些年，人们在阿司匹林治疗肝炎、癌症等疾病上又有了新的研究和突破。

第 1 节　水杨酸类药物的分析

一、结构与性质

1. 基本结构　　本类药物的分子中均具有水杨酸（邻羟基苯甲酸）的基本结构，因此称水杨酸类。

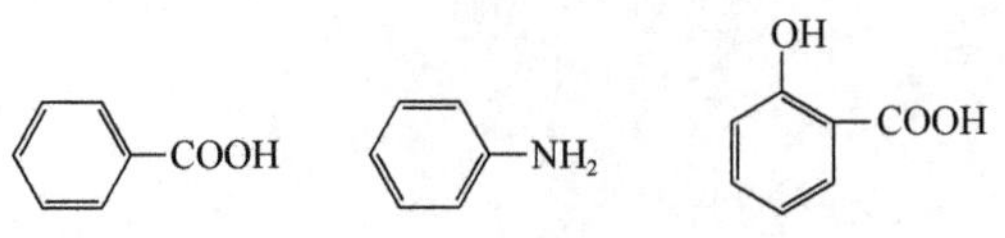

芳酸　　　　　　芳伯氨基　　　　　水杨酸

典型药物的结构如下：

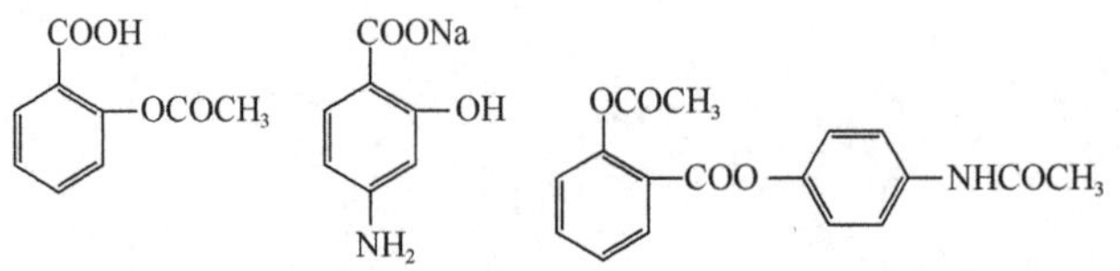

阿司匹林　　　对氨基水杨酸钠　　　　　　贝诺酯

本节主要介绍阿司匹林和贝诺酯的质量分析。

2. 主要化学性质

（1）性状：阿司匹林为白色结晶或结晶性粉末；无臭或微带醋酸臭；遇湿气即缓缓水解。本品在乙醇中易溶，在氯仿或乙醚中溶解，在水或无水乙醚中微溶；在氢氧化钠溶液或碳酸钠溶液中溶解，但同时分解。

贝诺酯为白色结晶或结晶性粉末；无臭。在沸乙醇中易溶，在沸甲醇中溶解，在甲醇或乙醇中微溶，在水中不溶。本品的熔点（《中国药典》2020 年版第四部通则 0612）为 177～181℃。

取本品，精密称定，加无水乙醇溶解并定量稀释成每 1ml 中约含 7.5μg 的溶液，照紫外-可见分光光度法（《中国药典》2020 年版第四部通则 0401）测定，在 240nm 波长处测定吸光度，吸收系数（$E_{1cm}^{1\%}$）为 730～760。

（2）酸性：阿司匹林具游离的羧基而显酸性，可溶于氢氧化钠或碳酸钠溶液中。

（3）水解性：本类药物结构中含酯键，在碱性条件下可水解成酚羟基和羧酸。如阿司匹林遇湿气缓缓水解，水解产物水杨酸在空气中易氧化，可逐渐转变为淡黄色、红棕色甚至黑色。

（4）三氯化铁反应：游离的酚羟基可与三氯化铁反应，形成有色的配位化合物。而阿司匹林和贝诺酯必须水解后，生成含游离酚羟基的水杨酸再与三氯化铁作用，可用于鉴别。

（5）重氮化-偶合反应：含芳香第一胺的化合物可发生重氮化-偶合反应，贝诺酯为对乙酰氨基酚与阿司匹林形成的酯，水解产物中含芳香第一胺，可发生该反应，用于鉴别和含量测定。

（6）光谱特征：该类药物的分子结构中均含苯环和特征官能团，可产生紫外和红外吸收，用于鉴别。

二、鉴 别 试 验

1. 三氯化铁反应　可用于鉴别含游离酚羟基的药物，阿司匹林、贝诺酯本身不含游离酚羟基，但其水溶液加热或在碱性条件下，水解产生具游离酚羟基的水杨酸，与三氯化铁生成紫堇色配位化合物。

阿司匹林的鉴别：取本品约 0.1g，加水 10ml，煮沸，放冷，加三氯化铁试液 1 滴，即显紫堇色。

贝诺酯的鉴别：取本品约 0.2g，加氢氧化钠试液 5ml，煮沸，放冷，滤过，滤液加盐酸适量至显微酸性，加三氯化铁试液 2 滴，即显紫堇色。

2. 水解反应　阿司匹林结构中的酯键在碳酸钠试液中加热水解，生成水杨酸钠与乙酸钠，加过量稀硫酸酸化后，生成白色水杨酸沉淀，并有醋酸的臭气。反应方程式如下：

$$2CH_3COONa + H_2SO_4 \longrightarrow 2CH_3COOH + Na_2SO_4$$

鉴别方法：取本品约 0.5g，加碳酸钠试液 10ml，煮沸 2 分钟后，放冷，加过量的稀硫酸，即析出白色沉淀，并产生醋酸的臭气。

栓剂中因有其他主药成分的干扰，应先分离再鉴别。

3. 重氮化-偶合反应　分子结构中具有芳伯氨基（对氨基水杨酸钠）或潜在芳伯氨基（贝诺酯）的药物，在酸性溶液中，与亚硝酸钠试液发生重氮化反应，生成的重氮盐与碱性 β-萘酚偶合产生橙（猩）红色沉淀。

贝诺酯的鉴别：取本品约 0.1g，加稀盐酸 5ml，煮沸，放冷，滤过，滤液滴加 0.1mol/L 亚硝酸钠试液数滴，再加碱性 β-萘酚数滴，产生橙红色沉淀。

4. 红外分光光度法鉴别　阿司匹林（图 8-1）和贝诺酯的红外吸收图谱应与对照的图谱一致。

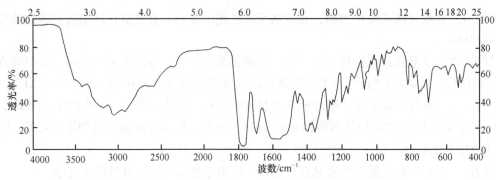

图 8-1　阿司匹林的红外吸收图谱

5. 高效液相色谱法　《中国药典》2020 年版中阿司匹林的制剂如阿司匹林片、阿司匹林肠溶片、阿司匹林肠溶胶囊、阿司匹林泡腾片，及贝诺酯的制剂贝诺酯片等均采用高效液相色谱法鉴别。规定在含量测定项下记录的色谱图中，供试品溶液主峰的保留时间应与对照品溶液主峰的保留时间一致。

三、杂 质 检 查

本类药物在合成过程中，经常有未完全反应的原料、中间产物及副产物产生，在储藏过程中也可能水解而产生杂质。

（一）阿司匹林的杂质检查

1. 检查项目　阿司匹林的杂质检查见表 8-1。

表 8-1　阿司匹林检查项目

项目	检查原理	标准要求
溶液澄清度	药物与杂质在碳酸钠试液中溶解性的差异	溶液应澄清
游离水杨酸	药物与水杨酸在稀硫酸铁铵溶液中反应呈色差异	不得过 0.1%
易碳化合物	检查药物的微量有机杂质	与对照液比较，不得更深
有关物质	主要检查结构相似的杂质	其他各杂质峰和不得大于对照溶液主峰面积（0.5%）
干燥失重	检查水分、挥发性物质	减失重量不得过 0.5%
炽灼残渣	检查无机物杂质	不得过 0.1%
重金属	与硫代乙酰胺或硫代钠作用显色，主要检查铅的残留	不得过百万分之十

2. 检查方法　以游离水杨酸的检查为例

（1）杂质来源：主要来自阿司匹林生产过程中乙酰化不完全或储藏过程中水解产生。水杨酸有毒性，而且在空气中易被逐渐氧化成一系列淡黄、红棕甚至深棕色醌型有色物质，使阿司匹林变色。

（2）检查方法：照高效液相色谱法试验。用十八烷基硅烷键合硅胶为填充剂；以乙腈-四氢呋喃-冰醋酸-水（20∶5∶5∶70）为流动相；检测波长为 303nm。理论板数按水杨酸峰计算不低于 5000，阿司匹林峰与水杨酸峰的分离度应符合要求。取本品约 0.1g，精密称定，置 10ml 量瓶中，加 1%冰醋酸甲醇溶液适量，振摇使溶解并稀释至刻度，摇匀，作为供试品溶液（临用新制）。取水杨酸对照品约 10mg，精密称定，置 100ml 量瓶中，加 1%冰醋酸甲醇溶液适量使溶解并稀释至刻度，摇匀，精密量取 5ml，置 50ml 量瓶中，用 1%冰醋酸甲醇溶液稀释至刻度，摇匀，作为对照品溶液。立即精密量取供试品溶液、对照品溶液各 10μl，分别注入液相色谱仪，记录色谱图。供试品溶液色谱图中如有与水杨酸峰保留时间一致的色谱峰，按外标法以峰面积计算，不得过 0.1%。

阿司匹林制剂在生产过程中很容易水解为水杨酸，因此《中国药典》2020 年版中规定阿司匹林制剂也检查水杨酸。

（二）贝诺酯的杂质检查

《中国药典》2020 年版规定贝诺酯中需检查氯化物、硫酸盐、对氨基酚、游离水杨酸、有关物质等。

四、含量测定

《中国药典》2020 年版中收载的阿司匹林制剂有片剂、肠溶片、肠溶胶囊、泡腾片和栓剂；贝诺酯的制剂有贝诺酯片，现对其含量测定方法分别予以介绍。

（一）阿司匹林原料药的含量测定

阿司匹林原料药含量测定方法选用直接酸碱滴定法。

1. 测定原理 阿司匹林结构中具游离羧基呈酸性，可采用标准碱滴定液直接滴定。

2. 测定方法 取本品约 0.4g，精密称定，加中性乙醇（对酚酞指示液显中性）20ml 溶解后，加酚酞指示液 3 滴，用氢氧化钠滴定液（0.1mol/L）滴定。每 1ml 氢氧化钠滴定（0.1mol/L）相当于 18.02mg 的 $C_9H_8O_4$。

$$含量\% = \frac{V \times T \times F}{W} \times 100\%$$

3. 注意事项

（1）选用中性乙醇为溶剂的原因是：阿司匹林在水中溶解度小，同时为防止阿司匹林酯结构在水中水解，致使测定结果偏高，故选用中性乙醇为溶剂。

（2）本品为弱酸性，用强碱滴定时化学计量点偏碱性，故指示剂选用在碱性区变色的酚酞。

（3）滴定时应不断搅拌，并稍快进行，以防止局部碱性过大使阿司匹林水解。

（4）中性乙醇的配制：取乙醇加酚酞指示剂数滴，用 0.1mol/L 的氢氧化钠滴定液滴至显粉红色。

（5）当供试品中所含水杨酸超过规定限度时，不宜用直接酸碱滴定法测定。

（二）阿司匹林片剂的含量测定

高效液相色谱法：《中国药典》2020 年版中阿司匹林片、阿司匹林肠溶片阿司匹林栓剂、胶囊等的含量测定均采用该法，按外标法计算。以阿司匹林片的含量测定为例。

1. 色谱条件与系统适用性试验 用十八烷基硅烷键合硅胶为填充剂；以乙腈-四氢呋喃-冰醋酸-水（20∶5∶5∶70）为流动相；检测波长为 276nm。理论板数按阿司匹林峰计算不低于 3000，阿司匹林峰与水杨酸峰的分离度应符合要求。

2. 测定方法 取本品 20 片，精密称定，充分研细，精密称取细粉适量（约相当于阿司匹林 10mg），置 100ml 量瓶中，用 1%冰醋酸的甲醇溶液强烈振摇使阿司匹林溶解，并用 1%冰醋酸的甲醇溶液稀释至刻度，摇匀，滤膜滤过，精密量取续滤液 10μl，注入液相色谱仪，记录色谱图；另取阿司匹林对照品适量，精密称定，加 1%冰醋酸的甲醇溶液振摇使溶解并定量稀释制成每 1ml 中约含 0.1mg 的溶液，同法测定。按外标法以峰面积计算，即得。

链接

如何正确使用阿司匹林

"头痛感冒发热，阿司匹林一包"。阿司匹林这个最初作为解热镇痛药用于发汗、散热、降温的白色小药片，以其抗血栓，预防冠心病、心肌梗死和脑卒中等功能被广泛应用在心脑血管病的防治当中。脑卒中最常见的病因是血凝固形成血块，堵塞脑血管，导致局部脑组织缺血而发生坏死，称为脑梗死。血液凝固的过程中血小板起着关键的作用，阿司匹林可以抑制血小板的聚集，从而起到防止血液凝固，进而预防脑梗死的作用。

用于预防血栓应长期服用，其最佳剂量是每天 100（75～150）mg。大剂量（>325mg）显著增加脑出血的危险；不宜随便停药，如需停药应逐渐减量，这一过程需 2～3 个月，如突然停药，有诱发血栓的危险。高血压、胃溃疡患者不能服用，易发生出血。

（三）贝诺酯原料药及其制剂的含量测定

高效液相色谱法：贝诺酯原料药及其制剂均采用此法，以贝诺酯的含量测定为例。

1. 色谱条件与系统适用性试验　用十八烷基硅烷键合硅胶为填充剂；以水（用磷酸调节 pH 值至 3.5）-甲醇（44∶56）为流动相；检测波长为 240nm。理论板数按贝诺酯峰计算不低于 3000，贝诺酯峰与相邻杂质峰之间的分离度应符合要求。

2. 测定方法　取本品，精密称定，加甲醇溶解并定量稀释制成每 1ml 中约含 0.4mg 的溶液，摇匀，作为供试品溶液，精密量取 10μl 注入液相色谱仪，记录色谱图；另取贝诺酯对照品，同法测定，按外标法以峰面积计算，即得。

第2节　其他芳酸类药物的分析

一、结构与性质

1. 基本结构

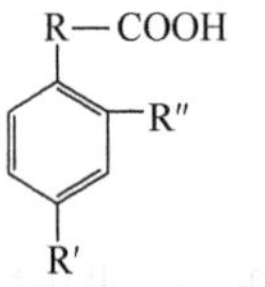

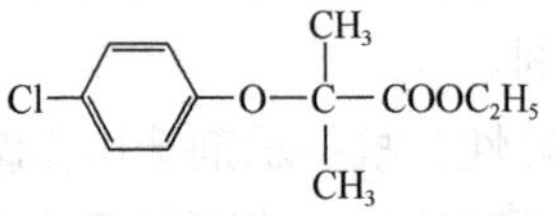

氯贝丁酯 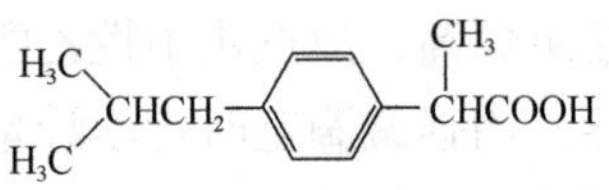　　　　　　　　布洛芬

2. 性质

（1）性状：布洛芬为白色结晶性粉末，稍有特异臭。在乙醇、丙酮、三氯甲烷或乙醚中易溶，在水中几乎不溶；在氢氧化钠或碳酸钠试液中易溶。熔点为 74.5～77.5℃。

氯贝丁酯为无色至黄色的澄清油状液体，有特臭；遇光色渐变深。在乙醇、丙酮、三氯甲烷、乙醚或石油醚中易溶，在水中几乎不溶。本品的相对密度（《中国药典》2020 年版第四部通则 0601）为 1.138～1.144。本品的折光率（《中国药典》2020 年版第四部通则 0622）为 1.500～1.505。

（2）酸性：布洛芬的结构中具有羧基呈酸性，溶于中性乙醇后，可用氢氧化钠滴定液直接滴定测其含量。

（3）水解性：氯贝丁酯分子结构中具酯键，易水解。

（4）光谱特征：布洛芬和氯贝丁酯分子结构中均具有苯环和特征官能团，可产生紫外和红外吸收光谱，可用于鉴别和含量测定。

二、鉴别实验

（一）异羟肟酸铁反应

氯贝丁酯的鉴别　由于其分子结构中的酯键水解后与盐酸羟胺生成异羟肟酸盐，在弱酸性条件下加三氯化铁试液，即生成紫色的异羟肟酸铁。

方法：取本品的乙醚溶液（1→10）数滴，加盐酸羟胺的饱和乙醇溶液与氢氧化钾的饱和乙醇溶液各 2～3 滴，置水浴上加热约 2 分钟，冷却，加稀盐酸使成酸性，加 1% 的三氯化铁溶液 1～2 滴，即显紫色。

（二）紫外-可见分光光度法

1. 布洛芬的鉴别　取本品，加 0.4% 氢氧化钠溶液制成每 1ml 中含 0.25mg 的溶液，照紫外-可见分光光度法测定，在 265nm 与 273nm 的波长处有最大吸收，在 245nm 与 271nm 的波长处有最小吸收，在 259nm 的波长处有一肩峰（见图 8-2）。

2. 氯贝丁酯的鉴别　取本品，用无水乙醇溶解并稀释制成每 1ml 中约含 0.1mg 的溶液（1）与每 1ml 中约含 10μg 的溶液（2），照紫外-可见分光光度法测定，溶液（2）在 226nm 的波长处有最大吸收，溶液（1）在 280nm 与 288nm 的波长处有最大吸收。

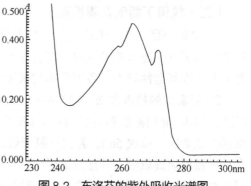

图 8-2　布洛芬的紫外吸收光谱图

（三）红外分光光度法

布洛芬与氯贝丁酯的红外吸收图谱应与对照图谱一致。布洛芬的红外吸收图谱见图 8-3。

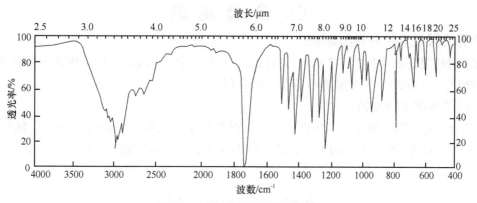

图 8-3　布洛芬的红外吸收图谱

三、杂　质　检　查

（一）布洛芬的杂质检查

1. 检查项目　布洛芬合成过程包括水解、中和、脱羧、氧化等反应，和制剂制备过程中受多种因素的影响，易产生氯化物、有关物质等杂质。《中国药典》2020 年版对布洛芬的主要检查项目规定如下（表 8-2）。

表 8-2　布洛芬的检查项目

项目	原因	要求
氯化物	合成过程中氯的残留	与对照液比较，不得更浓（0.010%）
有关物质	主要检查结构相似的杂质	与对照溶液的主斑点比较，不得更深
干燥失重	检查水分、挥发性物质	减失重量不得过 0.5%
炽灼残渣	检查无机杂质	不得过 0.1%
重金属	与硫代乙酰胺或硫代钠作用显色，主要检查铅的污染	不得过百万分之十

2. 有关物质的检查方法　《中国药典》2020 年版采用薄层色谱法中的主成分自身对照法检查。

方法：取本品，加三氯甲烷溶解并稀释制成每 1ml 中含 100mg 的溶液，作为供试品溶液；精密量取供试品适量，加三氯甲烷定量稀释成每 1ml 中含 1mg 的溶液，作为对照溶液。照薄层色谱法试验吸取上述两种溶液各 5μl，分别点于同一硅胶 G 薄层板上，以正己烷-乙酸乙酯-冰醋酸（15∶5∶1）为展开剂，展开，晾干，喷以 1% 高锰酸钾的稀硫酸溶液，在 120℃加热 20 分钟，置紫外光灯（365nm）下检视。供试品溶液如显杂质斑点，与对照溶液的主斑点比较，不得更深。

（二）氯贝丁酯的杂质检查

1. 检查项目 《中国药典》2020 年版规定氯贝丁酯需进行酸度、对氯酚和挥发性杂质的检查。对氯酚为氯贝丁酯合成的原料，在合成和储存过程中也能产生对氯酚，因此对氯酚为氯贝丁酯的主要杂质，因其毒性较大，各国药典均采用气相色谱法检查。

2. 对氯酚的检查方法 取本品约 10.0g，精密称定，加氢氧化钠试液 20ml，振摇提取，分取下层液，用水 5ml 振摇洗涤后，留作挥发性物质检查用。上述水洗液并入碱性提取液中，用三氯甲烷振摇洗涤 2 次，每次 5ml，弃去三氯甲烷液，加稀盐酸使成酸性，用三氯甲烷提取 2 次，每次 5ml，合并三氯甲烷提取液，并加三氯甲烷稀释成 10ml，作为供试品溶液；另取对氯酚适量，精密称定，用三氯甲烷定量稀释制成含 0.0025% 对氯酚的溶液，作为对照品溶液。照气相色谱法，用 2m 玻璃色谱柱，以甲基硅橡胶（SE-30）为固定液，涂布浓度为 5%，在柱温 160℃测定。含对氯酚不得过 0.0025%。

四、含 量 测 定

（一）布洛芬及其制剂的含量测定

1. 直接酸碱滴定法 布洛芬结构中具有羧基，与碱发生中和反应，可采用直接酸碱滴定法测定含量。《中国药典》2020 年版收载布洛芬原料药采用此法。

以布洛芬原料药的含量测定为例：

取本品约 0.5g，精密称定，加中性乙醇（对酚酞指示液显中性）50ml 溶解后，加酚酞指示液 3 滴，用氢氧化钠滴定液（0.1mol/L）滴定。每 1ml 氢氧化钠滴定液（0.1mol/L）相当于 20.63mg 的 $C_{13}H_{18}O_2$。

$$含量\% = \frac{V \times T \times F}{W} \times 100\%$$

2. 高效液相色谱法 《中国药典》2020 年版采用此法测定布洛芬片、布洛芬胶囊、布洛芬混悬滴剂、布洛芬缓释胶囊、布洛芬糖浆等制剂的含量。

以布洛芬糖浆剂的含量测定为例：

（1）色谱条件与系统适用性试验：用十八烷基硅烷键合硅胶为填充剂；以醋酸钠缓冲液（取醋酸钠 6.13g，加水 750ml 使溶解，用冰醋酸调节 pH 值至 2.5）-乙腈（40∶60）为流动相；检测波长为 263nm；理论板数按布洛芬峰计算不低于 2500。

（2）测定方法：用内容量移液管，精密量取本品适量，用甲醇溶解并定量稀释制成每 1ml 中约含布洛芬 0.5mg 的溶液；精密量取 20μl，注入液相色谱仪，记录色谱图；另取布洛芬对照品适量，精密称定，同法测定。按外标法以峰面积计算，即得。按下式计算含量：

$$标示量(\%) = \frac{\dfrac{A_X}{A_R} \times C_R \times V \times 稀释倍数 \times 每瓶容量}{V_样 \times 标示量} \times 100\%$$

式中，A_X 为供试品溶液的峰面积；A_R 为对照品溶液的峰面积；C_R 为对照品溶液的浓度；$V_样$ 为供试品的取样量。

（二）氯贝丁酯及其制剂的含量测定

两步滴定法：《中国药典》2020 年版收载氯贝丁酯及其胶囊均采用此法测定含量。

（1）测定原理：由于氯贝丁酯在合成过程中易引入酸性杂质，为消除其干扰，在加热水解前，滴加氢氧化钠滴定液，中和溶液至中性，然后再加入定量过量的氢氧化钠滴定液，加热回流使酯键水解，剩余的氢氧化钠用盐酸滴定液滴定，并将滴定的结果用空白试验校正，测得其含量。

（2）测定方法：取本品 2g，精密称定，置锥形瓶中，加中性乙醇（对酚酞指示液显中性）10ml 与酚酞指示液数滴，滴加氢氧化钠滴定液（0.1mol/L）至显粉红色，再精密加氢氧化钠滴定液（0.5mol/L）20ml，加热回流 1 小时至油珠完全消失，放冷，用新沸过的冷水洗涤冷凝管，洗液并入锥形瓶中，加酚酞指示液数滴，用盐酸滴定液（0.5mol/L）滴定，并将滴定的结果用空白试验校正。每 1ml 氢氧化钠滴定液（0.5mol/L）相当于 121.4mg 的 $C_{12}H_{15}ClO_3$。

链接

非甾体抗炎镇痛药（NSAIDs）的里程碑

现实生活中，疼痛无处不在，世界范围内慢性疼痛的发生率为 20%～45%，老年人则更高。各国防治指南都将非甾体抗炎镇痛药（NSAIDs）作为首选镇痛药，在开发 NSAIDs 的历史上，有 3 个创造性和里程碑式的事件。第一是 1955 年的温斯顿·朱赫尔医师，首次应用小剂量阿司匹林预防脑卒中，并取得显著疗效。从而使阿司匹林成为当代防治心血管疾病的基石。第二是 1950 年英国布茨药厂筛选出第一个 NSAIDs 布洛芬，形成了"洛芬类"、"芬酸类"以及"昔康类"等一大批药物。第三是 1971 年 John Vane 发现环氧化酶（COX）有两种同工酶 COX-1（生理酶）和 COX-2(病理酶)，并开发出一类崭新的选择性 COX-2 抑制剂—"昔布类"NSAIDs，令 NSAIDs 的前景一派光明。

自测题

一、选择题

【A 型题】（最佳选择题）。说明：每题的备选答案中只有一个最佳答案。

1. 鉴别水杨酸及其盐类，最常用的试液是（　　）
   - A. 碘化钾
   - B. 碘化汞钾
   - C. 三氯化铁
   - D. 硫酸亚铁
   - E. 亚铁氰化钾

2. 能在碳酸钠试液中加热水解，生成水杨酸钠与乙酸钠，加过量稀硫酸酸化后，生成白色水杨酸沉淀，并有醋酸的臭气的药物是（　　）
   - A. 阿司匹林
   - B. 贝诺酯
   - C. 布洛芬
   - D. 氯贝丁酯
   - E. 水杨酸

3. 阿司匹林及其栓剂的含量测定方法分别是（　　）
   - A. 直接酸碱滴定法和分光光度法
   - B. 直接酸碱滴定法与两步滴定法
   - C. 直接酸碱滴定法与高效液相色谱法
   - D. 两步滴定法与高效液相色谱法
   - E. 两步滴定法与分光光度法

4. 用直接滴定法测定阿司匹林原料药的含量，若供试品的称样量为 W（g），氢氧化钠滴定液的浓度为 C（mol/L），消耗氢氧化钠滴定液的体积为 V（ml），每 1ml 氢氧化钠滴定液（0.1mol/L）相当于 18.02mg 的阿司匹林，则含量的计算公式为（　　）
   - A. 百分含量 $= \dfrac{V \times C \times 18.02 \times 10^{-3}}{W} \times 100\%$
   - B. 百分含量 $= \dfrac{V \times C \times 18.02 \times 10^{-3}}{0.1 \times W} \times 100\%$
   - C. 百分含量 $= \dfrac{V \times C \times 18.02}{0.1 \times W} \times 100\%$
   - D. 百分含量 $= \dfrac{V \times 18.02}{0.1 \times W} \times 100\%$
   - E. 百分含量 $= \dfrac{V \times 18.02}{W} \times 100\%$

5. 阿司匹林加碳酸钠试液加热后，再加稀硫酸酸化，此时产生的白色沉淀应是（　　）
   - A. 苯酚
   - B. 乙酰水杨酸
   - C. 水杨酸
   - D. 醋酸钠
   - E. 醋酸苯酯

6. 用于区别阿司匹林和贝诺酯的反应是（　　）
   - A. 重氮化-偶合反应
   - B. 异羟肟酸铁反应
   - C. 三氯化铁反应
   - D. 水解反应
   - E. 氯化物的反应

7. 对氯酚为下列哪种药物中的杂质（　　）
   - A. 阿司匹林
   - B. 布洛芬
   - C. 水杨酸
   - D. 苯酚
   - E. 氯贝丁酯

8. 阿司匹林片的含量测定法为（　　）
   - A. 直接滴定法
   - B. 两步滴定法
   - C. 高效液相色谱法
   - D. 紫外-可见分光光度法
   - E. 均不是

9. 阿司匹林水解后可采用的鉴别方法是（　　）
   - A. 生物碱沉淀试剂反应
   - B. 重氮化-偶合反应
   - C. 三氯化铁反应
   - D. 异羟肟酸铁反应
   - E. 红外分光光度法

10. 阿司匹林原料的特殊杂质是（　　）
    - A. 游离水杨酸
    - B. 间氨基酚
    - C. 氨基酚
    - D. 苯胺
    - E. 苯酚

11. 在酸性溶液中，与亚硝酸钠试液发生重氮化反应，生

成的重氮盐与碱性 β-萘酚偶合产橙红色沉淀的药物是（　　）

A. 阿司匹林　　　B. 贝诺酯　　　C. 布洛芬

D. 氯贝丁酯　　　E. 苯甲酸

12. 可用于鉴别布洛芬的反应是（　　）

A. 三氯化铁反应　　　　B. 异羟肟酸铁反应

C. 重氮化-偶合反应　　　D. 水解反应

E. 氯化物的反应

13. 氯贝丁酯可发生异羟肟酸铁反应，是因其结构中具有（　　）

A. 酯键　　　B. 羧基　　　C. 氨基

D. 苯环　　　E. 有机氯

【B型题】（配伍选择题）。说明：备选答案在前，试题在后。每组题均对应同一组备选答案，每题只有一个正确答案。每个备选答案可重复选用，也可不选用。

（第14～18题备选答案）

A. 直接酸碱滴定法　　　B. 两步滴定法

C. 高效液相色谱法　　　D. 紫外-可见分光光度法

E. 非水滴定法

14. 阿司匹林片的含量测定法（　　）

15. 阿司匹林原料药含量测定法（　　）

16. 布洛芬原料药含量测定法（　　）

17. 布洛芬糖浆含量测定法（　　）

18. 氯贝丁酯原料药含量测定法（　　）

（第19～23题备选答案）

A. 三氯化铁反应

B. 重氮化-偶合反应

C. 紫外-可见分光光度法

D. 异羟肟酸铁反应

E. 水解后加稀硫酸酸化，生成白色沉淀，并有醋酸臭气

19. 布洛芬的鉴别（　　）

20. 阿司匹林的鉴别（　　）

21. 贝诺酯的鉴别（　　）

22. 氯贝丁酯的化学鉴别（　　）

23. 水杨酸的鉴别（　　）

【X型题】（多项选择题）。说明：每题至少有2个或2个以上答案可以选择。

24. 阿司匹林原料药中应检查的项目是（　　）

A. 溶液的澄清度　　　B. 炽灼残渣

C. 易炭化物　　　　　D. 水杨酸

E. 重金属

25. 能和 $FeCl_3$ 试液反应产生颜色进行鉴别的药物有（　　）

A. 布洛芬　　　　　B. 阿司匹林

C. 水杨酸　　　　　D. 氯贝丁酯

E. 贝诺酯

26. 布洛芬原料药中应检查的项目是（　　）

A. 氯化物　　　　　B. 有关物质

C. 干燥失重　　　　D. 炽灼残渣

E. 重金属

27. 阿司匹林的鉴别方法有（　　）

A. 与铁盐的反应　　　B. 水解反应

C. 紫外光谱法　　　　D. 红外分光光度法

E. 重氮化-偶合反应

28. 阿司匹林原料药采用直接酸碱滴定法测定含量时，用中性乙醇为溶剂的原因是（　　）

A. 阿司匹林在水中溶解度小

B. 易溶于乙醇

C. 水可促进阿司匹林水解

D. 减小误差

E. 乙醇为广泛溶剂

29. 氯贝丁酯的鉴别方法有（　　）

A. 三氯化铁反应

B. 红外分光光度法

C. 紫外-可见分光光度法

D. 异羟肟酸铁反应

E. 水解反应

30. 氯贝丁酯中对氯酚的主要来源有（　　）

A. 合成反应的原料　　　B. 合成过程中产生

C. 储存过程中产生　　　D. 外来污染

E. 制剂中产生

二、填空题

1. 阿司匹林和贝诺酯无游离酚羟基，必须_____后，生成含游离酚羟基的水杨酸才能与三氯化铁试液反应。

2. 重氮化-偶合反应为_____的鉴别反应，贝诺酯本身无芳香第一胺，但可_____后，生成含芳香第一胺的产物，可用该反应鉴别。

3. 阿司匹林游离水杨酸杂质的主要来源是_____。因阿司匹林制剂在生产过程中很容易_____，因此《中国药典》2020年版中规定阿司匹林制剂也要做此项检查。

4. _____为氯贝丁酯的主要杂质，因其毒性较大，各国药典均采用_____法检查。

5. 布洛芬和氯贝丁酯分子结构中均具有_____和特征官能团，可用紫外和红外吸收光谱鉴别。

三、计算题

精密称取阿司匹林供试品 0.4005g，加中性乙醇 20ml 溶解后，加酚酞指示液 3 滴，用氢氧化钠滴定液（0.1005mol/L）滴定至终点，消耗 22.09ml，每 1ml 氢氧化钠滴定液（0.1mol/L）相当于 18.02mg 的阿司匹林 $C_9H_8O_4$，求阿司匹林的百分含量。

（杨芸芸）

第**9**章

胺类药物的分析

《中国药典》2020 年版收载的胺类药物很多，按化学结构可分为芳胺类、芳烃胺类、脂肪胺类、季铵类和磺酰胺类等，有的归类在杂环药物中。本章重点介绍芳胺类、芳烃胺类中的苯乙胺类和苯丙胺类药物的质量分析。

第1节 芳胺类药物的分析

芳胺类药物的基本结构有两类：一类为芳伯胺基未被取代，而在芳环对位有取代的对氨基苯甲酸酯类；另一类为芳伯胺基被酰化，并在芳环对位有取代的酰胺类药物。

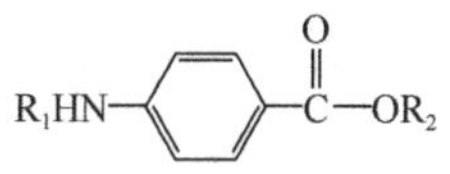

对氨基苯甲酸酯类 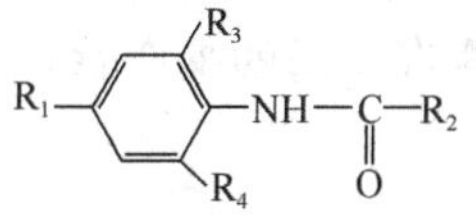　　　　　芳酰胺类

一、结构与性质

（一）对氨基苯甲酸酯类

1. **基本结构**　本类药物主要包括苯佐卡因、盐酸普鲁卡因、盐酸丁卡因等局部麻醉药。其分子结构中均具有对氨基苯甲酸酯的基本结构，其化学结构如下：

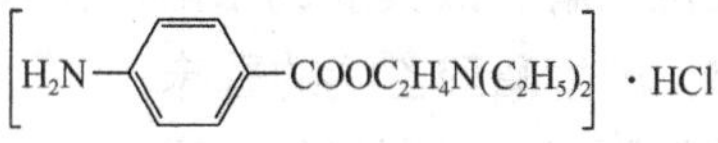

$$\left[H_2N\text{—}\langle\rangle\text{—}COOC_2H_4N(C_2H_5)_2\right] \cdot HCl \qquad H_2N\text{—}\langle\rangle\text{—}COOC_2H_5$$

盐酸普鲁卡因 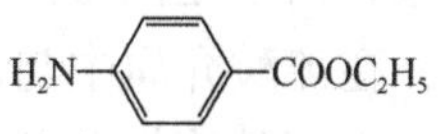　　　　　　　　　　　　　苯佐卡因

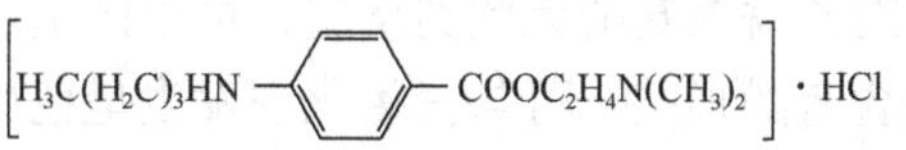

$$\left[H_3C(H_2C)_3HN\text{—}\langle\rangle\text{—}COOC_2H_4N(CH_3)_2\right] \cdot HCl$$

盐酸丁卡因

2. **主要性质**

（1）性状：盐酸普鲁卡因为白色结晶或结晶性粉末；无臭。在水中易溶，在乙醇中略溶，在三氯甲烷中微溶，在乙醚中几乎不溶。

（2）弱碱性：本类药物结构中脂烃胺侧链为叔胺氮原子，故具有弱碱性，能与生物碱沉淀剂发生沉淀反应，可用于鉴别试验；但因其碱性较弱，不能在水溶液中用标准酸直接滴定，可在非水溶剂中用高氯酸滴定测定其含量。

（3）水解性：本类药物结构中含酯键，易水解。光线、热或碱性条件可促进其水解。

（4）芳伯氨基特性：本类药物若分子结构中含有芳伯氨基，可发生重氮化-偶合反应、与芳醛缩合反应、易氧化变色等特性。可用于定性和定量分析。

（5）紫外吸收特征：本类药物均含有苯环，在紫外光谱区有吸收。

（二）芳酰胺类

1. 基本结构　本类药物包括对乙酰氨基酚、盐酸利多卡因、盐酸布比卡因及醋氨苯砜等，均系苯胺的酰基衍生物，分子中具有芳酰氨基的基本结构。其化学结构如下：

<table>
<tr><td>对乙酰氨基酚</td><td>盐酸利多卡因</td><td>盐酸布比卡因</td></tr>
</table>

链接

布洛芬与对乙酰氨基酚的退热作用

　　发热是小儿急性感染最常见的症状，持续发热可引起机体功能紊乱，出现精神及食欲不振、呕吐等，特别是婴幼儿中枢神经系统发育不成熟，高热常易致惊厥而造成神经系统损害，引起患儿及家长高度紧张。目前世界卫生组织仅推荐对乙酰氨基酚和布洛芬为安全有效的解热药在儿科广泛应用。

　　布洛芬和对乙酰氨基酚同属非甾体类抗炎药，具有解热镇痛作用，其药理作用是抑制环氧化酶活性，阻断前列腺素类物质的生物合成，从而起到退热、抗炎作用。对乙酰氨基酚口服后胃肠道吸收迅速而完全。布洛芬具有脱敏、抗炎及类似阿司匹林的解热功能。

　　通过对发热患儿口服布洛芬和对乙酰氨基酚临床观察，证实布洛芬在小儿退热方面，其作用时间及持续效果均优于对乙酰氨基酚，可减少给药次数，避免夜间反复高热，且对胃肠道刺激性小，常规剂量无明显不良反应。在1984年5月美国食品药品管理局曾批准布洛芬可以在12岁以下小儿非处方使用，说明具有较高的安全性。

---

2. 主要性质

（1）性状：对乙酰氨基酚为白色结晶或结晶性粉末；无臭；在热水或乙醇中易溶，在丙酮中溶解，在水中略溶。熔点为168～172℃。盐酸利多卡因为白色结晶性粉末；无臭，味苦，继有麻木感；易溶于水或乙醇，可溶于三氯甲烷，不溶于乙醚；熔点为75～79℃。

（2）水解后显芳伯胺基的反应：由于本类药物结构中具有酰氨基，在酸性溶液中易水解生成具芳伯胺基的产物，显芳伯胺基的特性反应。对乙酰氨基酚的水解反应速度相对较快，利多卡因在酰氨基邻位存在两个甲基，由于空间位阻影响，较难水解，故其盐的水溶液比较稳定。另外对乙酰氨基酚水解后产生醋酸，在硫酸介质中与乙醇反应，产生醋酸乙酯的香味。

（3）弱碱性：利多卡因的脂烃胺侧链有叔胺氮原子，显弱碱性，可与生物碱沉淀剂如三硝基苯酚反应生成沉淀，并具有一定的熔点。对乙酰氨基酚无此类反应，可以区别。

（4）酚羟基的特性：对乙酰氨基酚含有酚羟基，可与三氯化铁发生呈色反应。

（5）与重金属离子发生沉淀反应：盐酸利多卡因中酰氨基上的氮原子可在水溶液中与铜离子或钴离子反应，生成有色的配位化合物沉淀。此沉淀可溶于氯仿等有机溶剂后呈色。

（6）吸收光谱特征：本类药物结构中均含有苯环，具有紫外吸收和红外吸收光谱特征。

二、鉴别试验

（一）重氮化-偶合反应

　　分子结构中具芳伯胺基或潜在芳伯胺基的药物，均可发生重氮化-偶合反应，即在酸性条件下与亚硝酸钠试液发生重氮化反应，生成的重氮盐再与碱性β-萘酚试液偶合，生成有色的偶氮染料。

1. 盐酸普鲁卡因、苯佐卡因　可直接发生重氮化-偶合反应，盐酸普鲁卡因鉴别方法：取供试品约50mg，加稀盐酸1ml，必要时缓缓煮沸使之溶解，加0.1mol/L亚硝酸钠溶液数滴，加与0.1mol/L亚硝酸钠溶液等体积的1mol/L脲溶液，振摇1分钟，滴加碱性β-萘酚试液数滴，生成猩红色沉淀。

2. 对乙酰氨基酚　需在酸性条件下加热水解后，生成含芳伯胺基的化合物，才可发生重氮化-偶合反应。鉴别方法：取本品约0.1g，加稀盐酸5ml，置水浴中加热40分钟，放冷；取0.5ml，滴加亚硝酸钠试液 5 滴，摇匀，用水 3ml 稀释后，加碱性 β-萘酚试液 2ml，振摇，即显红色。

（二）水解反应

具有酯键的药物，可在碱性条件下水解，利用其水解产物进行鉴别。例如，盐酸普鲁卡因鉴别方法：取本品约 0.1g，加水 2ml 溶解后，加 10%氢氧化钠溶液 1ml，即生成白色沉淀，加热，变为油状物（普鲁卡因）；继续加热水解，产生的蒸汽（二乙氨基乙醇）能使湿润的红色石蕊试纸变为蓝色；加热至油状物消失后（生成可溶于水的对氨基苯甲酸钠），放冷，加盐酸酸化，即析出白色沉淀（对氨基苯甲酸）。

（三）与三氯化铁反应

对乙酰氨基酚结构中含有酚羟基，可直接与三氯化铁反应显蓝紫色。

（四）重金属离子反应

盐酸利多卡因分子中含有芳酰胺结构，在碳酸钠试液中，与硫酸铜反应生成蓝紫色配位化合物，转溶入氯仿中显黄色。

鉴别方法：取本品 0.2g，加水 20ml 溶解后，取溶液 2ml，加硫酸铜试液 0.2ml 与碳酸钠试液 1ml，即显蓝紫色；加三氯甲烷 2ml，振摇后放置，三氯甲烷层显黄色。

（五）紫外-可见分光光度法

本类药物分子结构中均具有苯环，可产生紫外吸收，用于鉴别和含量测定。

（六）红外分光光度法

《中国药典》2020 年版收载的对盐酸普鲁卡因、盐酸丁卡因、对乙酰氨基酚、盐酸利多卡因均可用此方法鉴别，供试品红外吸收图谱应与对照的图谱一致（图 9-1、图 9-2）。

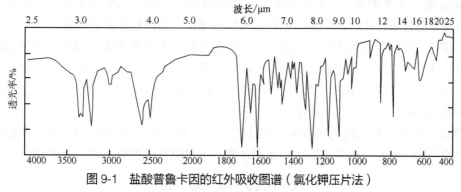

图 9-1　盐酸普鲁卡因的红外吸收图谱（氯化钾压片法）

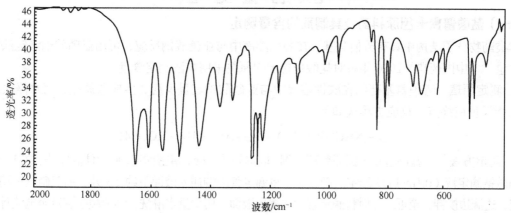

图 9-2　对乙酰氨基酚的红外吸收图谱

三、杂 质 检 查

（一）盐酸普鲁卡因中酸性杂质的检查

1. **原料药**　由于盐酸普鲁卡因的合成过程包括氧化、酯化、成盐等，均需在酸性条件下进行，可能会引入酸性杂质；在储藏过程中酯键也可能水解为对氨基苯甲酸，故《中国药典》2020 年版规定采用高效液相色谱法进行酸度检查。

2. **注射液** 普鲁卡因分子中的酯键，易发生水解反应，在干燥条件下稳定，但水溶液稳定性差；其注射液制备过程中受灭菌温度、时间、溶液 pH 值、储藏时间以及光线和金属离子等因素的影响，可发生水解反应生成对氨基苯甲酸和二乙氨基乙醇；在储藏过程中也会水解产生对氨基苯甲酸。对氨基苯甲酸随储藏时间的延长或高温加热，可进一步脱羧转化为苯胺，苯胺又可被氧化为有色物，使注射液变黄，疗效下降，毒性增加。其反应方程式如下：

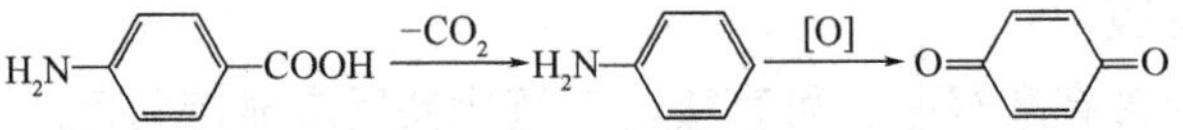

$$H_2N - \!\!\!\bigcirc\!\!\! - COOH \xrightarrow{-CO_2} H_2N - \!\!\!\bigcirc\!\!\! \xrightarrow{[O]} O = \!\!\!\bigcirc\!\!\! = O$$

故《中国药典》2020 年版规定，采用高效液相色谱法检查注射液中水解产物对氨基苯甲酸，供试品溶液色谱图中如有与对氨基苯甲酸峰保留时间一致的色谱峰，按外标法以峰面积计算，不得过盐酸普鲁卡因标示量的 1.2%，其他杂质峰面积的和不得大于对照溶液的主峰面积（1.0%）。

（二）对乙酰氨基酚中杂质检查

对乙酰氨基酚的合成工艺是以对硝基氯苯或酚为原料，用铁粉还原得对氨基酚，再乙酰化后制得，故主要为反应中间体、副反应及分解产物等。《中国药典》2020 年版规定对乙酰氨基酚除检查酸度、氯化物、硫酸盐、干燥失重、炽灼残渣、重金属等，还需检查以下项目：

1. **乙醇溶液的澄清度与颜色** 检查中间体对氨基酚的有色氧化产物，在乙醇中显橙红色或棕色。

检查方法：取本品 1.0g，加乙醇 10ml 溶解后，溶液应澄清无色；如显浑浊，与 1 号浊度标准液比较，不得更浓；如显色，与棕红色 2 号或橙红色 2 号标准比色液比较，不得更深。

2. **对氨基酚及有关物质** 对乙酰氨基酚在合成过程中，由于乙酰化不完全或贮藏不当发生水解，均可引入对氨基酚，使本品产生颜色并对人体有毒性，应严格控制其限量。

《中国药典》2020 年版采用高效液相色谱法中的外标法检查此杂质，要求供试品溶液的色谱图中如有与对照品溶液中对氨基酚保留时间一致的色谱峰，按外标法以峰面积计算，含对氨基酚不得过 0.005%，其他单个杂质峰面积不得大于对照品溶液中对乙酰氨基酚峰面积的 0.1 倍（0.1%），其他各杂质峰面积的和不得大于对照品溶液中对乙酰氨基酚峰面积的 0.5 倍（0.5%）。

3. **对氯苯乙酰胺** 对乙酰氨基酚在合成过程中的中间产物，《中国药典》2020 年版采用高效液相色谱法中的外标法检查，按外标法以峰面积计算，含对氯苯乙酰胺不得过 0.005%。

四、含 量 测 定

（一）盐酸普鲁卡因原料药及其制剂的含量测定

本类药物分子结构中具有芳伯氨基，在酸性溶液中与亚硝酸钠反应，可用亚硝酸钠滴定法测定原料药含量。《中国药典》2020 年版对盐酸普鲁卡因原料采用本法测定含量。

1. **测定原理** 芳伯氨基药物在酸性溶液中与亚硝酸钠定量反应，生成重氮盐，用永停法或外指示剂法指示反应终点。反应方程式如下：

$$Ar - NHCOR + H_2O \xrightarrow[\Delta]{H^+} Ar - NH_2 + RCOOH$$

2. **测定方法** 以盐酸普鲁卡因原料药为例：取本品约 0.6g，精密称定，照永停滴定法，在 15～25℃，用亚硝酸钠滴定液（0.1mol/L）滴定。滴定时，将滴定管尖端插入液面下约 2/3 处，用亚硝酸钠滴定液迅速滴定，边滴边搅拌，至近终点时将滴定管尖端提出液面，用少量水淋洗，继续缓缓滴定至电流计指针突然偏转不再回复，即为滴定终点。每 1ml 亚硝酸钠滴定液（0.1mol/L）相当于 27.28mg 的 $C_{13}H_{20}N_2O_2 \cdot HCl$。

> **链 接**
>
> 亚硝酸钠滴定法的测定条件
>
> 重氮化反应的速度受多种因素影响，亚硝酸钠滴定液及反应生成的重氮盐也不够稳定，因此

在测定中应注意以下反应条件：

1. 反应速度　在盐酸存在下，重氮化反应有三步，第一步反应速度较慢，后两步反应的速度较快，所以整个反应速度取决于第一步。而第一步反应的快慢与芳香第一胺的游离程度有密切关系。游离芳香第一胺多，第一步反应速度就快，反之则慢。

可向供试品溶液中加入适量溴化钾，加快重氮化反应速度。

2. 温度：通常温度高，重氮化反应速度快；但温度太高，可使亚硝酸逸失和分解；反应生成的重氮盐亦随温度的升高而迅速分解。所以测定一般在低温下进行。

3. 酸度：加过量盐酸可加速重氮化反应。重氮盐在酸性溶液中较稳定，同时，加入过量的盐酸可防止生成偶氮氨基化合物，而影响测定结果。

4. 滴定速度：先快后慢。

盐酸普鲁卡因注射剂的含量采用高效液相色谱法测定，方法如下：

1. **色谱条件与系统适用性试验**　用十八烷基硅烷键合硅胶为填充剂；以含 0.1%庚烷磺酸钠的 0.05mol/L 磷酸二氢钾溶液（用磷酸调节 pH 值至 3.0）-甲醇（68∶32）为流动相；检测波长为 280nm，理论板数按盐酸普鲁卡因峰计算不低于 2000。盐酸普鲁卡因峰与相邻杂质峰的分离度应符合要求。

2. **测定方法**　精密量取本品适量，用水定量稀释制成每 1ml 中含盐酸普鲁卡因 0.02mg 的溶液，作为供试品溶液，精密量取 10μl，注入液相色谱仪，记录色谱图；另取盐酸普鲁卡因对照品适量，精密称定，加水溶解并定量稀释制成每 1ml 中含盐酸普鲁卡因 0.02mg 的溶液，同法测定。按外标法以峰面积计算，即得。

（二）盐酸丁卡因的含量测定

因盐酸丁卡因结构中脂烃胺侧链为叔胺氮原子，具有弱碱性，可采用电位滴定法测定含量。

测定方法：取本品约 0.25g，精密称定，加乙醇 50ml 振摇使溶解，加 0.01mol/L 盐酸溶液 5ml，摇匀，照电位滴定法，用氢氧化钠滴定液（0.1mol/L）滴定，两个突跃点体积的差作为滴定体积。每 1ml 氢氧化钠滴定液（0.1mol/L）相当于 30.08mg 的 $C_{15}H_{21}N_2O_2 \cdot HCl$。

（三）盐酸利多卡因及其注射液的含量测定

《中国药典》2020 年版对盐酸利多卡因及其注射剂均采用高效液相色谱法测定含量，以盐酸利多卡因注射液的含量测定为例。

1. **色谱条件与系统适用性试验**　用十八烷基硅烷键合硅胶为填充剂；以磷酸盐缓冲液（取 1mol/L 磷酸二氢钠溶液 1.3ml 和 0.5mol/L 磷酸氢二钠溶液 32.5ml，用水稀释至 1000ml，摇匀）-乙腈（50∶50）（用磷酸调节 pH 值至 8.0）为流动相；检测波长为 230nm，理论板数按利多卡因峰计算应不低于 2000。

2. **测定方法**　取本品适量，精密称定，加流动相溶解并定量稀释制成每 1ml 中约含 2mg 的溶液，作为供试品溶液。另取利多卡因对照品适量，精密称定，加流动相溶解并定量稀释制成每 1ml 中约含 2mg 的溶液，作为对照品溶液。精密量取供试品溶液与对照品溶液各 20μl，分别注入液相色谱仪，记录色谱图；按外标法以峰面积计算，并将结果乘以 1.156，即得。

（四）对乙酰氨基酚原料药及其制剂的含量测定

1. **紫外-可见分光光度法**　对乙酰氨基酚在 0.4%氢氧化钠溶液中，于 257nm 波长处有最大吸收，故原料及其制剂的含量测定可采用紫外-可见分光光度法中的百分吸收系数（$E_{1cm}^{1\%}$）法，测定对乙酰氨基酚原料、片剂、栓剂、胶囊剂及颗粒剂的含量。

原料药的含量测定：取本品约 40mg，精密称定，置 250ml 量瓶中，加 0.4%氢氧化钠溶液 50ml 溶解后，用水稀释至刻度，摇匀，精密量取 5ml，置 100ml 量瓶中，加 0.4%氢氧化钠溶液 10ml，用水稀释至刻度，摇匀。照紫外-可见分光光度法，在 257nm 的波长处测定吸光度，按 $C_8H_9NO_2$ 的吸收系数（$E_{1cm}^{1\%}$）为 715 计算，即得。按干燥品计算，含 $C_8H_9NO_2$ 应为 98.0%～102.0%。

2. 高效液相色谱法 对乙酰氨基酚咀嚼片剂、泡腾片剂、注射剂、滴剂、凝胶剂的含量采用高效液相色谱法。

滴剂的含量测定：用十八烷基键合硅胶为填充剂；以 0.05mol/L 醋酸铵溶液-甲醇（85∶15）为流动相；检测波长为 257nm；进样体积 10μl。理论板数按对乙酰氨基酚峰计算不低于 5000，对乙酰氨基酚峰与内标峰之间的分离度应符合要求。取茶碱，加水溶解并稀释制成每 1ml 含 1.0mg 的溶液，摇匀，作为内标溶液。精密量取本品适量，用水定量稀释制成每 1ml 中约含对乙酰氨基酚 0.6mg 的溶液，精密量取此溶液与内标溶液各 5ml，置同一 50ml 量瓶中，用水稀释至刻度，摇匀，作为供试品溶液。取对乙酰氨基酚对照品适量，精密称定，加水溶解并定量稀释制成每 1ml 中约含 0.6mg 的溶液，精密量取此溶液与内标溶液各 5ml，置同一 50ml 量瓶中，用水稀释至刻度，摇匀，作为对照品溶液。精密量取供试品溶液与对照品溶液，分别注入液相色谱仪，记录色谱图。按内标法以峰面积计算。

第2节　苯乙胺类药物的分析

一、结构与性质

1. 基本结构 本类药物为拟肾上腺素类药物，共性为具有苯乙胺的基本结构。其中肾上腺素、盐酸异丙肾上腺素和盐酸多巴胺分子结构中苯环的 3，4 位上都有 2 个邻位酚羟基，与儿茶酚类似，也都属于儿茶酚胺类药物，本类药物的基本结构为：

$$R_1-CH-CH-NH-R_2$$
$$\quad OH \quad R_3$$

其典型药物的结构见表 9-1：

表 9-1　苯乙胺类典型药物的结构

药物名称	R₁	R₂	R₃
肾上腺素	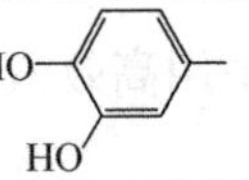 HO—〈苯环〉—，HO	—CH₃	—H
盐酸克伦特罗	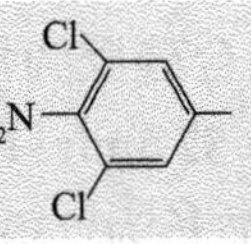 Cl，H₂N—〈苯环〉—，Cl	—C（CH₃）₃	—H
硫酸沙丁胺醇	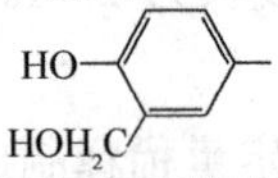 HO—〈苯环〉—，HOH₂C	—C（CH₃）₃	—H
盐酸麻黄碱	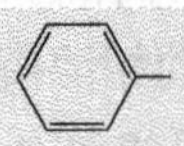 〈苯环〉—	—CH₃	—CH₃
盐酸去氧肾上腺素	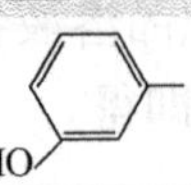 〈苯环〉—，HO	—CH₃	—H
盐酸异丙肾上腺素	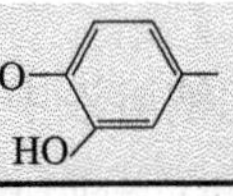 HO—〈苯环〉—，HO	—CH（CH₃）₂	—H

本节主要介绍肾上腺素和盐酸麻黄碱的质量分析。

2. 理化性质

（1）性状：肾上腺素为白色或类白色结晶性粉末；无臭，与空气接触或受日光照射，易氧化变质；在中性或碱性水溶液中不稳定；饱和水溶液显弱碱性反应；在水中极微溶解，在乙醇、三氯甲烷、乙醚、脂肪油或挥发油中不溶；在无机酸或氢氧化钠溶液中易溶，在氨溶液或碳酸钠溶液中不溶。比旋度为 –50.0° 至 –53.5° 。

盐酸麻黄碱为白色针状结晶或结晶性粉末；无臭；在水中易溶，在乙醇中溶解，在三氯甲烷或乙醚中不溶；熔点为 217～220℃。

（2）弱碱性：本类药物分子结构中具有烃氨基侧链，其氮为仲胺氮原子，故显弱碱性。其游离碱难溶于水，其盐可溶于水。

（3）酚羟基特性：肾上腺素类分子结构中具有邻苯二酚结构，可与三氯化铁、重金属离子络合呈色，露置空气中或遇光、热易氧化，色渐变深，在碱性溶液中更易变色。

（4）双缩脲反应：本品分子结构中具有 α-氨基醇结构，可发生双缩脲反应而显色。

（5）光学活性：大多数药物分子结构中具有手性碳原子，具有旋光性，可供鉴别。

（6）紫外吸收特征：本类药物均含有苯环，在紫外光谱区有吸收。可用于定性鉴别和定量分析。

二、鉴 别 试 验

1. **与三氯化铁反应**　肾上腺素类药物的分子结构中具有酚羟基，可与三氯化铁络合呈色。

如肾上腺素的鉴别方法：取本品约 2mg，加盐酸溶液（9→1000）2～3 滴溶解后，加水 2ml 与三氯化铁试液 1 滴，即显翠绿色；再加氨试液 1 滴，即变紫色，最后变成紫红色。

2. **氧化反应**　本类药物分子结构中具有酚羟基，易被碘、过氧化氢、铁氰化钾等氧化而呈色。肾上腺素在中性或酸性条件下，被过氧化氢氧化后，生成肾上腺素红，放置可变为棕色多聚体。

鉴别方法：取本品 10mg，加盐酸溶液（9→1000）2ml 溶解后，加过氧化氢试液 10 滴，煮沸，即显血红色。

3. **双缩脲反应**　盐酸麻黄碱、去氧肾上腺素等侧链具有氨基醇结构，可显双缩脲特征反应。

鉴别方法：取盐酸麻黄碱约 10mg，加水 1ml 溶解后，加硫酸铜试液 2 滴与 20%氢氧化钠溶液 1ml，即显蓝紫色；加乙醚 1ml，振摇后，放置，乙醚层即显紫红色，水层变成蓝色。

4. **氯化物的鉴别反应**　盐酸麻黄碱、盐酸伪麻黄碱为盐酸盐，显氯化物的鉴别反应。

5. **红外分光光度法**　盐酸麻黄碱红外光吸收图谱应与对照的图谱（光谱集 387 图、642 图）一致。

6. **紫外-可见分光光度法**　利用紫外光谱特征鉴别多巴胺、异丙肾上腺素、克伦特罗等药物。

三、杂 质 检 查

1. **肾上腺素中酮体的检查**　肾上腺素类药物在生产中均由其酮体氢化还原制得，如氢化不完全，易引入酮体杂质，故《中国药典》2020 年版中规定检查该类药物的酮体。

方法：取肾上腺素，加盐酸溶液（9→2000）制成每 1ml 中含 2.0mg 的溶液，照紫外-可见分光光度法，在 310nm 的波长处测定，吸光度不得过 0.05。

2. **盐酸麻黄碱的杂质检查**

（1）溶液的澄清度：取本品 1.0g，加水 20ml 溶解后，溶液应澄清。

（2）酸碱度：取本品 1.0g，加水 20ml 溶解后，加甲基红指示液 1 滴；如显黄色，加硫酸滴定液（0.01mol/L）0.10ml，应变为红色，如显淡红色，加氢氧化钠滴定（0.02mol/L）0.10ml，应变为黄色。

四、含 量 测 定

（一）非水溶液滴定法

本类药物分子结构中含有胺基，显弱碱性，故可用冰醋酸为溶剂，用结晶紫指示液或电位滴定法指示终点。故肾上腺素、盐酸异丙肾上腺素、盐酸多巴胺、盐酸麻黄碱等原料药均可采用该法测定其含量。

1. **肾上腺素的含量测定方法**　取本品约 0.15g，精密称定，加冰醋酸 10ml，振摇溶解后，加结晶紫指示液 1 滴，用高氯酸滴定液（0.1mol/L）滴定至溶液显蓝绿色，并将滴定的结果用空白试验校正。每 1ml 高氯酸滴定液（0.1mol/L）相当于 18.32mg 的 $C_9H_{13}NO_3$。

2. **盐酸麻黄碱的含量测定方法**　取本品约 0.15g，精密称定，加冰醋酸 10ml，加热溶解后，加醋酸汞试液 4ml 与结晶紫指示液 1 滴，用高氯酸滴定液（0.1mol/L）滴定至溶液显翠绿色，并将滴定的结果用空白试验校正。每 1ml 高氯酸滴定液（0.1mol/L）相当于 20.17mg 的 $C_{10}H_{15}NO \cdot HCl$。

3. 注意事项

（1）该类药物的盐酸盐不能直接用高氯酸滴定，需加醋酸汞消除氢卤酸的干扰。

（2）游离碱的碱性弱时，可加入醋酐提高碱性使终点突跃明显，若终点突跃不明显，可用电位法指示终点。

（3）加入醋酐注意防止氨基被乙酰化，所以在冰醋酸溶解样品后应放冷后再加醋酐。

（二）高效液相色谱法

《中国药典》2020 年版采用高效液相色谱法测定盐酸肾上腺素注射液、硫酸沙丁胺醇片、胶囊和盐酸麻黄碱注射液、滴鼻液含量。

盐酸肾上腺素注射液的含量测定：

1. 色谱条件与系统适用性试验　用十八烷基硅烷键合硅胶为填充剂；以硫酸氢四甲基铵溶液（取硫酸氢四甲基铵 4.0g，庚烷磺酸钠 1.1g，0.1mol/L 乙二胺四醋酸二钠溶液 2ml，加水溶解并稀释至 950ml）-甲醇（95：5）（用 1mol/L 氢氧化钠溶液调节 pH 值至 3.5）作为流动相；流速为每分钟 2ml；检测波长为 280nm。理论板数按肾上腺素峰计算不低于 3000，去甲肾上腺素峰、肾上腺素峰与相邻杂质峰的分离度均应符合要求。

2. 测定法　精密量取本品适量，用流动相定量稀释制成每 1ml 中含 0.2mg 的溶液，作为供试品溶液；精密量取 20μl 注入液相色谱仪，记录色谱图；另取肾上腺素对照品适量，精密称定，加流动相适量，加冰醋酸 2～3 滴，振摇使肾上腺素溶解，用流动相定量稀释制成每 1ml 中含 0.2mg 的溶液，摇匀，同法测定。按外标法以峰面积计算，即得。

盐酸麻黄碱注射液的含量测定：

1. 色谱条件与系统适用性试验　用十八烷基硅烷键合硅胶为填充剂；以磷酸盐缓冲液-乙腈（90：10）为流动相；检测波长为 210nm，理论板数按麻黄碱峰计算不低于 3000，盐酸麻黄碱峰与相邻杂质峰的分离度应符合要求。

2. 测定法　精密量取本品适量，用流动相稀释制成每 1ml 中约含 30μg 的溶液，精密量取 10μl 注入液相色谱仪，记录色谱图；另取盐酸麻黄碱对照品，同法测定。按外标法以峰面积计算，即得。

链接　　　　　　　　　　　　　　**麻黄碱与冰毒**

新康泰克、泰诺等是抗感冒的非处方药，但是在药店不能随意购买这些抗感冒药了，原因是这些感冒药中含麻黄碱成分。

麻黄碱是制造冰毒的重要原料，被列入易制毒化学品管理。不法分子难以获取麻黄碱单体，他们开始寻求一些未列入特殊管理的用于治疗感冒的含麻黄碱类复方制剂作为替代品，从中提取麻黄碱用于制毒。

麻黄碱能兴奋大脑皮质使精神振奋；使心肌收缩力增强，心输出量增加，使冠脉、脑、肌肉血管扩张，并能诱发人出汗。临床用其盐酸盐治疗支气管哮喘和各种原因引起的低血压。但用药过量时易引起精神兴奋、失眠、不安、神经过敏、震颤等症状.有严重器质性心脏病或接受洋地黄治疗的患者，也可引起意外的心律紊乱。麻黄碱可以明显增加运动员的兴奋程度，使运动员不知疲倦，超水平发挥，但对运动本人有极大的不良反应。因此麻黄碱既有良好的药效，也有极大的不良反应。同时也提醒我们感冒药还是尽量合理使用，以免产生耐药对身体造成危害。

第3节　苯丙胺类药物的分析

一、结构与性质

1. 基本结构　本类药物均具有苯丙胺的基本结构，为抗组胺药，基本结构为：

$$R_1 \\ R_2 \Big\rangle CHCH_2CH_2N \Big\langle \begin{array}{c} CH_3 \\ CH_3 \end{array}$$

其典型药物有马来酸氯苯那敏，其结构为：

$$Cl \text{-}\bigcirc\text{-}\underset{\displaystyle\overset{|}{\text{吡啶环}}}{\bigcirc} CHCH_2CH_2N\Big\langle\begin{array}{c}CH_3\\CH_3\end{array} \qquad \begin{array}{c}CH-COOH\\ \parallel\\ CH-COOH\end{array}$$

马来酸氯苯那敏

2. 主要性质

（1）性状：本品为白色结晶性粉末；无臭。在水、乙醇或三氯甲烷中易溶。熔点为 131.5～135℃。

（2）弱酸性：本品分子结构中的顺丁烯二酸（马来酸）是较强的有机酸，其 $K_a=1.2\times10^{-2}$，故其水溶液显酸性。

（3）叔胺的性质：本品分子结构中有叔胺结构，可与枸橼酸-醋酐试液在水浴上共热，显红紫色。脂肪族、脂环族和芳香族叔胺均有此反应，可用于鉴别。分子结构中的叔胺结构和吡啶环具有弱碱性，可用非水溶液滴定法测定含量。

（4）紫外吸收特征：本品结构中含有苯环和吡啶环，均为共轭体系，在紫外光区有特征吸收，可用于定性和定量分析。

二、鉴 别 试 验

1. 顺丁烯二酸的还原反应
马来酸氯苯那敏分子结构中的顺丁烯二酸具有碳碳双键，具有还原性，能使高锰酸钾的红色消失。

鉴别方法：取本品约 20mg，加稀硫酸 1ml，滴加高锰酸钾试液，红色即消失。

2. 枸橼酸-醋酐试液的显色反应
马来酸氯苯那敏分子结构中的叔胺结构可与枸橼酸-醋酐试液发生显色反应，此为叔胺的特有反应。

鉴别方法：取本品约 10mg，加枸橼酸醋酐试液 1ml，置水浴上加热，即显红紫色。

3. 红外分光光度法
马来酸氯苯那敏的红外光吸收图谱应与对照的图谱一致。

三、杂 质 检 查

《中国药典》2020 年版中收载马来酸氯苯那敏的主要检查项目有：有关物质和四氢呋喃、二氧六环、吡啶与甲苯等残留溶剂。

1. 有关物质的检查

（1）色谱条件和系统适用性试验：用十八烷基硅烷键合硅胶为填充剂；流动相 A 为磷酸盐缓冲液，流动相 B 为乙腈，按表 9-2 进行梯度洗脱；流速为每分钟 1.2ml；检测波长为 225nm；进样体积 10μl。氯苯那敏峰保留时间约为 23 分钟，氯苯那敏峰与相邻峰之间的分离度应符合要求。

表 9-2　流动相梯度洗脱

时间（分钟）	流动相 A（%）	流动相 B（%）
0	90	10
25	75	25
40	60	40
45	90	10
50	90	10

（2）测定法：取本品，加溶剂[流动相 A-B（80：20）]溶解并稀释制每 1ml 中含 1mg 的溶液，

作为供试品溶液。精密量取供试品溶液适量，用溶剂定量稀释制成每 1ml 含 3μl 的溶液，作为对照溶液。照高效液相色谱法测定。精密量取供试品溶液与对照品溶液，分别注入液相色谱仪，记录色谱图。供试品溶液色谱图中除马来酸峰外，如有杂质峰，单个杂质峰面积不得大于对照溶液中氯苯那敏峰面积（0.3%），各杂质峰面积的和不得大于对照溶液中氯苯那敏峰面积的 3 倍（0.9%），小于对照溶液氯苯那敏峰面积 0.17 倍的色谱峰忽略不计（0.05%）。

2. 四氢呋喃、二氧六环、吡啶、甲苯

（1）色谱条件和系统适用性试验：用 5%苯基-95%甲基聚硅氧烷（或极性相近）为固定液；柱温在 50℃维持 15 分钟，再以每分钟 8℃的速率升温至 120℃，维持 10 分钟；进样口温度为 200℃；检测器温度为 250℃；顶空瓶平衡温度为 90℃，平衡时间为 30 分钟；进样体积 1.0ml。对照品溶液色谱图中，理论板数按四氢呋喃计算不低于 5000，各成分峰之间的分离度均应符合要求。

（2）测定法：取本品，精密称定，加 N, N-二甲基甲酰胺溶解并稀释制成每 1ml 中约含 0.2g 的溶液，精密量取 1ml，置顶空瓶中，密封，作为供试品溶液。取四氢呋喃、1，4-二氧六环、吡啶和甲苯，精密称定，用 N, N-二甲基甲酰胺定量稀释制成每 1ml 中各含四氢呋喃 144μg、1，4-二氧六环 76μg、吡啶 40μg、甲苯 178μg 的溶液，精密量取 1ml，置顶空瓶中，密封，作为对照品溶液。取供试品溶液与对照品溶液分别顶空进样，记录色谱图。按外标法以峰面积计算，四氢呋喃、二氧六环、吡啶与甲苯的残留量均应符合规定。

四、含 量 测 定

（一）非水溶液滴定法

《中国药典》2020 年版收载马来酸氯苯那敏原料药采用此法测定。

方法：取本品约 0.15g，精密称定，加冰醋酸 10ml 溶解后，加结晶紫指示液 1 滴，用高氯酸滴定液（0.1mol/L）滴定至溶液显蓝绿色，并将滴定的结果用空白试验校正。每 1ml 高氯酸滴定液（0.1mol/L）相当于 19.54mg 的 $C_{16}H_{19}ClN_2 \cdot C_4H_4O_4$。

（二）高效液相色谱法

《中国药典》2020 年版收载马来酸氯苯那敏片剂、滴丸和注射液的含量测定皆采用此法。

马来酸氯苯那敏片剂的含量测定：

1. 色谱条件与系统适用性试验 用十八烷基硅烷键合硅胶为填充剂；以磷酸盐缓冲液（取磷酸二氢铵 11.5g，加水适量使溶解，加磷酸 1ml，用水稀释至 1000ml）-乙腈（80：20）为流动相；柱温为 30℃；检测波长为 262nm。主峰出峰顺序依次为马来酸与氯苯那敏，理论板数按氯苯那敏峰计算不低于 4000，氯苯那敏峰与相邻杂质峰的分离度应符合要求。

2. 测定方法 取本品 20 片，精密称定，研细，精密称取适量（约相当于马来酸氯苯那敏 4mg），置 50ml 量瓶中，加流动相适量，振摇使马来酸氯苯那敏溶解，用流动相稀释至刻度，摇匀，滤过，精密量取续滤液 10μl 注入液相色谱仪，记录色谱图；另取马来酸氯苯那敏对照品 16mg，精密称定，置 200ml 量瓶中，加流动相溶解并稀释至刻度，摇匀，同法测定。按外标法以氯苯那敏峰面积计算，即得。

📖 自 测 题

一、选择题

【A 型题】（最佳选择题）。说明：每题的备选答案中只有一个最佳答案。

1. 水解后可发生重氮化-偶合反应的是（ ）

A. 肾上腺素　　　　　B. 盐酸利多卡因
C. 盐酸麻黄碱　　　　D. 对乙酰氨基酚
E. 盐酸普鲁卡因

2. 可直接用芳香第一胺反应进行鉴别的药物是（ ）

A. 盐酸普鲁卡因　　　B. 盐酸利多卡因
C. 盐酸丁卡因　　　　D. 对乙酰氨基酚
E. 肾上腺素

3. 盐酸丁卡因不含芳伯氨基，与亚硝酸钠作用形成

（　　）

　　A. 重氮盐　　　　　　　B. 偶氮染料

　　C. N-亚硝基化合物　　　D. 亚硝基苯化合物

　　E. 偶氮氨基化合物

4. 在碳酸钠试液中与硫酸铜反应，生成蓝紫色配位化合物；加氯仿萃取，氯仿层显黄色的是（　　）

　　A. 马来酸氯苯那敏　　　B. 盐酸丁卡因

　　C. 盐酸普鲁卡因　　　　D. 盐酸利多卡因

　　E. 苯佐卡因

5. 对乙酰氨基酚中对氨基酚的检查采用（　　）

　　A. 对氨基酚在碱性条件下与亚硝基铁氰化钠反应

　　B. 薄层色谱对照法

　　C. 对氨基酚重氮化反应

　　D. 对氨基酚可发生重氮化-偶合反应

　　E. 高效液相色谱法

6. 可直接与三氯化铁反应显蓝紫色的是（　　）

　　A. 对乙酰氨基酚　　　　B. 盐酸普鲁卡因

　　C. 盐酸利多卡因　　　　D. 盐酸丁卡因

　　E. 马来酸氯苯那敏

7. 采用亚硝酸钠滴定法测定盐酸普鲁卡因含量时，指示终点的方法为（　　）

　　A. 内指示剂法　　　　　B. 外指示剂法

　　C. 电位滴定法　　　　　D. 永停滴定法

　　E. 自身指示剂法

8. 盐酸普鲁卡因可与下列哪种试剂发生显色反应（　　）

　　A. 盐酸　　　　　　　　B. 硫酸铵

　　C. 硫酸铜　　　　　　　D. 碳酸氢钠

　　E. 亚硝酸钠、β-萘酚

9. 对乙酰氨基酚检查乙醇溶液澄清度的目的是检查（　　）

　　A. 有无铁粉

　　B. 有无酸性杂质

　　C. 有无对氨基酚的氧化产物

　　D. 有无对氨基酚

　　E. 有无对乙酰氨基酚的氧化产物

10. 采用非水滴定法测定盐酸利多卡因的含量时，加入醋酸汞的目的是（　　）

　　A. 消除 HCl 的干扰

　　B. 滴定突跃敏锐

　　C. 增加丁卡因的碱性

　　D. 去除滴定液中的水分

　　E. 有利于反应的进行

11. 盐酸麻黄碱、去氧肾上腺素等侧链具有氨基醇的结构，其特征反应是（　　）

　　A. 重氮化-偶合反应　　　B. 双缩脲反应

　　C. 硫酸铜反应　　　　　　D. 氧化反应

　　E. 三氯化铁反应

12. 可与枸橼酸-醋酐试液在水浴上共热，显红紫色的是

（　　）

　　A. 肾上腺素　　　　　　B. 盐酸麻黄碱

　　C. 异丙肾上腺素　　　　D. 对乙酰氨基酚

　　E. 马来酸氯苯那敏

13. 对氯苯乙酰胺是（　　）药物中的特殊杂质

　　A. 马来酸氯苯那敏　　　B. 盐酸利多卡因

　　C. 盐酸丁卡因　　　　　D. 对乙酰氨基酚

　　E. 肾上腺素

【B 型题】（配伍选择题）。说明：备选答案在前，试题在后。每组题均对应同一组备选答案，每题只有一个正确答案。每个备选答案可重复选用，也可不选用。

（第 14~17 题备选答案）

　　A. 酮体　　　　　　　　B. 对氨基苯甲酸

　　C. 对氨基酚　　　　　　D. 有关物质

　　E. 游离苯酚

14. 肾上腺素中检查的特殊杂质是（　　）

15. 盐酸普鲁卡因注射液中检查的特殊杂质是（　　）

16. 马来酸氯苯那敏中检查的特殊杂质是（　　）

17. 对乙酰氨基酚中检查的特殊杂质是（　　）

（第 18~21 题备选答案）

　　A. 紫外-可见分光光度法

　　B. 高效液相色谱法

　　C. 非水滴定法

　　D. 亚硝酸钠滴定法

　　E. 酸碱滴定法

18. 盐酸利多卡因的含量测定是用（　　）

19. 盐酸普鲁卡因含量测定是用（　　）

20. 盐酸肾上腺素注射液含量测定是用（　　）

21. 对乙酰氨基酚片剂的含量测定是用（　　）

【X 型题】（多项选择题）。说明：每题至少有 2 个或 2 个以上答案可以选择。

22.《中国药典》2020 年版采用三氯化铁反应来鉴别的药物是（　　）

　　A. 马来酸氯苯那敏　　　B. 阿司匹林

　　C. 肾上腺素　　　　　　D. 对乙酰氨基酚

　　E. 盐酸普鲁卡因

23. 肾上腺素可选用的鉴别方法有（　　）

　　A. 重氮化-偶合反应　　　B. 三氯化铁反应

　　C. 制备衍生物测熔点　　　D. 氧化反应

　　E. 重金属反应

24.《中国药典》2020 年版采用红外光谱法进行鉴别的药物有（　　）

　　A. 对乙酰氨基酚　　　　B. 盐酸普鲁卡因

　　C. 盐酸利多卡因　　　　D. 盐酸麻黄碱

　　E. 马来酸氯苯那敏

25. 可亚硝酸钠滴定法测定含量的药物有（　　）

　　A. 盐酸普鲁卡因

　　B. 对乙酰氨基酚

C. 盐酸普鲁卡因注射用粉针剂

D. 盐酸利多卡因

E. 对乙酰氨基酚片

26. 马来酸氯苯那敏中应检查的杂质有（　　　）

A. 有关物质

B. 对氨基苯甲酸

C. 酮体

D. 四氢呋喃、二氧六环、吡啶、甲苯等残留溶剂

E. 对氨基酚

27. 以下关于亚硝酸钠滴定法的叙述，正确的是（　　　）

A. 加过量盐酸可加速重氮化反应

B. 温度太高可使亚硝酸逸失

C. 对于慢的重氮化反应常加入适量 KBr 加以催化

D. 滴定速度：先快后慢

E. 滴定管尖端插入液面下约 2/3 处

28. 亚硝酸钠滴定法中加入过量盐酸的目的是（　　　）

A. 可加速重氮化反应

B. 重氮盐在酸性溶液中稳定

C. 防止生成偶氮氨基化合物

D. 在硫酸中反应速度慢

E. 被测药物的盐酸盐溶解度大

29. 马来酸氯苯那敏的鉴别反应有（　　　）

A. 顺丁烯二酸反应

B. 枸橼酸-醋酐反应

C. 三氯化铁反应

D. 重氮化-偶合反应

E. 双缩脲反应

二、计算题

1. 对乙酰氨基酚的含量测定：精密称取对乙酰氨基酚 42mg，置 250ml 量瓶中，加 0.4% 氢氧化钠溶液 50ml 溶解后，加水至刻度，摇匀，精密量取 5ml，置 100ml 量瓶中，加 0.4% 氢氧化钠溶液 10ml，加水至刻度，摇匀，在 257nm 的波长处测定吸光度为 0.594，按 $C_8H_9NO_2$ 的吸收系数（ $E_{1cm}^{1\%}$ ）为 715 计算百分含量。

2. 取对乙酰氨基酚片（规格为 0.3g/片）10 片，精密称定，重量为 3.3251g，研细，精密称取细粉 0.0452g，置 250ml 量瓶中，加 0.4% 氢氧化钠溶液 50ml 与水 50ml，振摇 15 分钟，加水至刻度，摇匀，过滤，精密量取续滤液 5ml，置 100ml 量瓶中，加 0.4% 氢氧化钠溶液 10ml，加水至刻度，摇匀，照分光光度法在 257nm 的波长处测得吸光度为 0.576，按 $C_8H_9NO_2$ 的吸收系数（ $E_{1cm}^{1\%}$ ）为 715 计算，试计算对乙酰氨基酚片相对于标示量的百分含量。

（颜舒柳）

第 10 章

巴比妥类药物的分析

巴比妥类药物是一类作用于中枢神经系统的镇静剂，属于 5,5′-双取代丙二酰脲（巴比妥酸）的衍生物，其剂量由小到大，中枢抑制作用相继表现为镇静、催眠、抗惊厥和麻醉作用，其中苯巴比妥还有抗癫痫的作用，长期使用则会导致成瘾性。巴比妥类药物目前在临床上已很大程度上被苯并二氮杂䓬类药物所替代，后者过量服用后产生的副作用远小于前者。

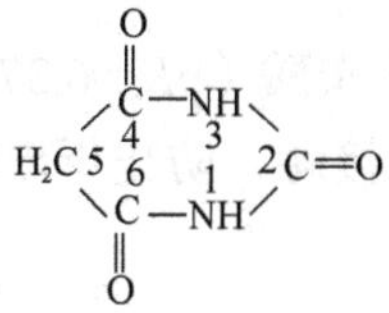

丙二酰脲

链接
巴比妥类药物临床药学简介

巴比妥类药物属于特殊管理的精神药品，该类药物可改变正常睡眠模式，引起非生理性睡眠。久用停药后，引起睡眠障碍，导致患者不愿停药。这可能是巴比妥类药物产生精神依赖性和躯体依赖性的重要原因之一。巴比妥类作为催眠药有许多缺点：①易产生耐受性和依赖性，可产生严重的戒断症状；②不良反应多见，过量可产生严重毒性；③诱导肝药酶的活性，干扰其他药物经肝脏的代谢。因此，已不做镇静催眠药常规使用，主要用于抗癫痫。

苯巴比妥至今仍是临床采用较多的抗癫痫药物之一。由于苯巴比妥的有效血药浓度范围窄，其疗效及毒性与血药浓度关系密切，且患者间个体差异较大，因此，临床应用苯巴比妥需进行血药浓度监测，以提高疗效并减少毒副反应的发生。

一、结构与性质

（一）基本结构

巴比妥类药物是丙二酰脲结构中 5 位碳原子上的 2 个氢原子均被烃基取代的化合物。双取代是巴比妥类药物具有镇静催眠作用的必需结构。苯巴比妥是丙二酰脲 C_5 位被苯基和乙基取代物，司可巴比妥则是异戊基和丙烯基的取代物。

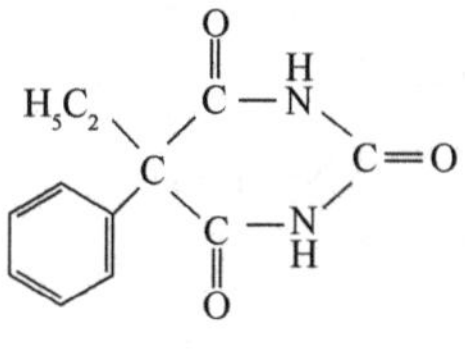

苯巴比妥

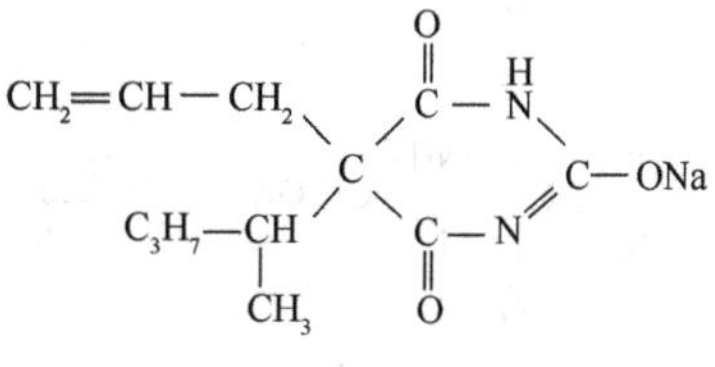

司可巴比妥钠

（二）主要性质

巴比妥类药物一般为白色结晶性粉末；在空气中较稳定，加热多能升华；本身微溶于水，易溶于乙醇及亲脂性有机溶剂，成钠盐后可溶于水。苯巴比妥的熔点为 174.5～178℃，司可巴比妥的熔点为 97℃。

丙二酰脲是巴比妥类药物的共同结构，其性质即代表该类药物的共性，也是区别于其他药物的鉴别依据。

1. 弱酸性　巴比妥酸结构中存在 1，3-二酰亚胺（—CO—NH—CO—）结构，在水溶液中能发生互变异构，形成烯醇型，故显弱酸性。烯醇型可与碱金属的碳酸盐或氢氧化物形成水溶性盐类，其钠盐可供制备注射剂用。

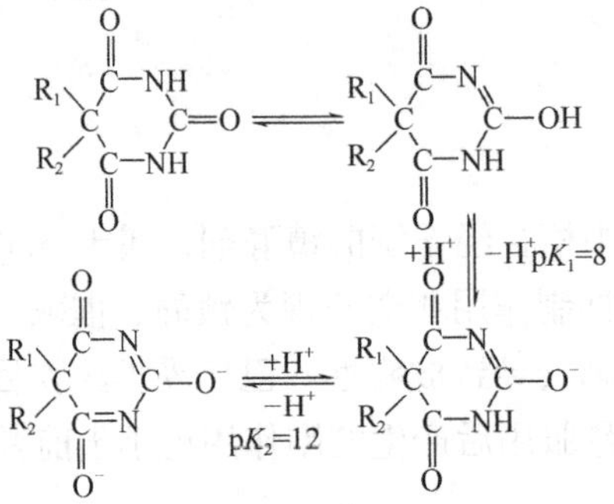

本类药物的 pK_a 多在 $7\sim9$，其酸性比碳酸（$pK_a=6.37$）还弱。因此本类药物的钠盐水溶液勿与酸性药物配伍，并应避免与空气中的 CO_2 接触，防止析出游离体沉淀。

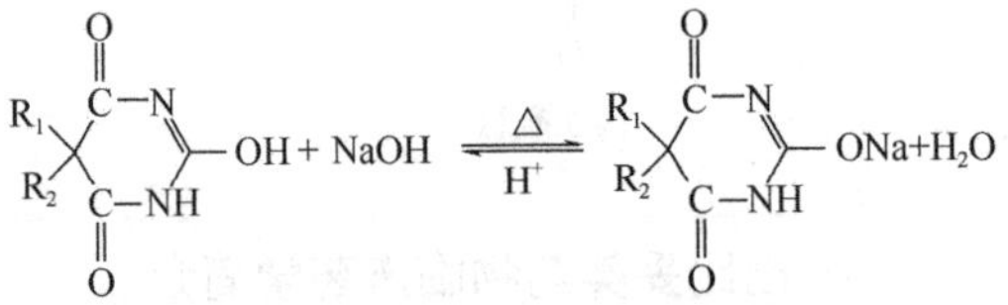

2. 水解性　丙二酰脲的环状结构遇酸、氧化剂、还原剂，一般情况下不会破裂，但是与氢氧化钠溶液一起加热时，酰脲结构即水解，水解后生成无效物质，并放出氨气，可使红色石蕊试纸变蓝。

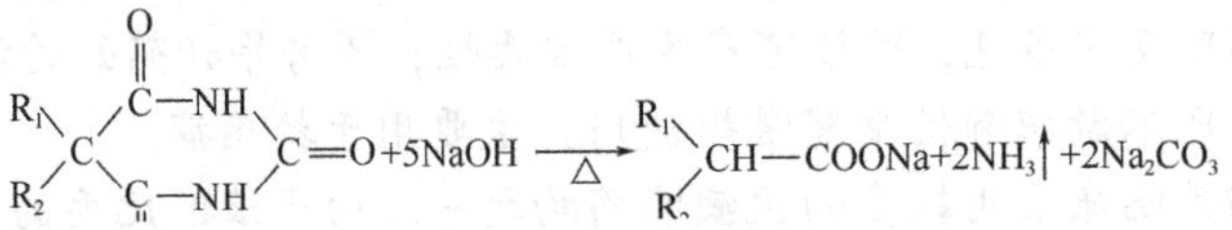

3. 与金属离子反应

（1）与铜盐反应：丙二酰脲结构能与重金属离子形成有色或不溶性配位化合物，如与铜盐反应，可供鉴别。

（2）与银盐反应：本类药物在碳酸钠溶液中与硝酸银试剂作用，先生成可溶性的一银盐，当硝酸银试剂微过量时，可生成不溶性的二银盐，此白色沉淀可溶于氨水中。

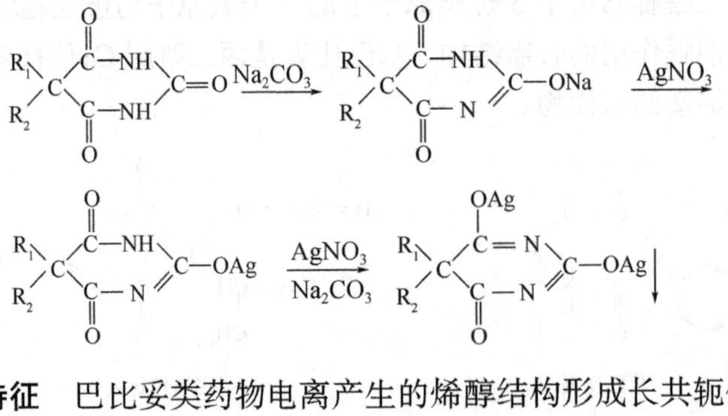

4. 紫外吸收光谱特征　巴比妥类药物电离产生的烯醇结构形成长共轭体系，因此具有紫外吸收。不同酸碱度介质条件下，电离程度不同，紫外吸收特征明显不同（图 10-1）。

5. 红外吸收光谱特征　巴比妥类药物的基本结构中均含有酰胺基团，他们的红外吸收光谱因而出现相应的特征吸收峰。随取代基的不同，各种巴比妥药物红外吸收光谱各具特色，因此可用于鉴别不同的巴比妥药物。

二、鉴 别 试 验

巴比妥类药物的鉴别主要利用丙二酰脲基团及取代基的特征反应进行的。本节主要介绍苯巴比妥的鉴别试验，《中国药典》2020 年版中收载的苯巴比妥的鉴别有以下几种方法。

1. 特殊取代基的鉴别　以下两个反应属于苯环取代基的反应，区别苯巴比妥和其他不含苯环的巴比妥类药物。

（1）亚硝酸钠反应：根据苯环可以发生亚硝基化反应鉴别。

方法：取本品约 10mg，加硫酸 2 滴与亚硝酸钠约 5mg，混合，即显橙黄色，随即转橙红色。

（2）硫酸-甲醛反应：取本品约 50mg，置试管中，加甲醛试液 1ml，加热煮沸，冷却，沿管壁缓缓加硫酸 0.5ml，使成两液层，置水浴中加热，界面显玫瑰红色。

2. 红外分光光度法鉴别　中国药典对苯巴比妥及其钠盐均采用标准红外图谱鉴别：本品的红外吸收图谱应与对照的图谱一致（图 10-2）。

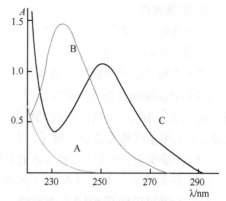

图 10-1　巴比妥类药物的紫外吸收光谱

A. 0.05mol/L H_2SO_4 液，pH 值 1（未电离）；B. pH 值 9.9 缓冲液（一级电离）；C. 1mol/L NaOH 液，pH 值 13（二级电离）

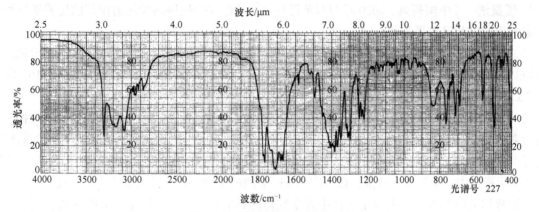

图 10-2　苯巴比妥红外吸收图谱

三、杂 质 检 查

本类药物中的杂质主要由生产过程中产生的中间体和副产物组成。以苯巴比妥和司可巴比妥钠为例简单介绍其杂质检查方法。

（一）苯巴比妥的杂质检查

苯巴比妥的合成制备中包括酯化、缩合、乙基化和环合等多步反应，反应的中间体及反应不完全等副产物是该药的主要杂质。

1. 检查项目　《中国药典》2020 年版中苯巴比妥的主要检查项目如下所述（表 10-1）。

表 10-1　苯巴比妥检查项目

项目	原理	标准规定
酸度	杂质酸性比药物本身高	加甲基橙指示剂不得显红色
乙醇溶液的澄清度	杂质不溶于乙醇而药物溶于乙醇	乙醇液应澄清
有关物质		单个杂质峰面积不得大于对照溶液主峰面积（0.5%），各杂质峰面积的和不得大于对照溶液主峰面积的 2 倍（1.0%）
中性或碱性物	杂质不溶于 NaOH 而溶于乙醚，药物则相反	遗留残渣不得过 3mg
干燥失重	检查水分	不得过 1.0%
炽灼残渣	检查无机物	不得过 0.1%

2. 检查方法

（1）酸度：取本品 0.20g，加水 10ml，煮沸搅拌 1 分钟，放冷，滤过，取滤液 5ml，加甲基橙指示液 1 滴，不得显红色。

（2）乙醇溶液的澄清度：取本品 1.0g，加乙醇 5ml，加热回流 3 分钟，溶液应澄清。

（3）中性或碱性物质：取本品 1.0g，置分液漏斗中，加氢氧化钠试液 10ml 溶解后，加水 5ml 与乙醚 25ml，振摇 1 分钟，分取醚层，用水振摇洗涤 3 次，每次 5ml，取醚液经干燥滤纸滤过，滤液置 105℃恒重的蒸发皿中，蒸干，在 105℃干燥 1 小时，遗留残渣不得过 3mg。

（4）干燥失重：取本品，在 105℃干燥至恒重，减失重量不得过 1.0%（照干燥失重检查法检查）。

（5）炽灼残渣：不得过 0.1%（照炽灼残渣检查法检查）。

（二）司可巴比妥钠的杂质检查

《中国药典》2020 年版司可巴比妥钠的检查项目和方法与苯巴比妥基本相同，主要不同之处就是增加了重金属检查。

重金属检查法 取本品 1.0g，依重金属检查法检查，含重金属不得过百万分之二十。

四、含量测定

（一）苯巴比妥原料药及其制剂的含量测定

1. 银量法 《中国药典》2020 年版对苯巴比妥、苯巴比妥钠原料和注射用苯巴比妥钠采用本方法测定含量。以苯巴比妥为例。

（1）测定方法：取本品约 0.2g，精密称定，加甲醇 40ml 使溶解，再加新制的 3%无水碳酸钠溶液 15ml，照电位滴定法，用硝酸银滴定液（0.1mol/L）滴定。每 1ml 硝酸银滴定液（0.1mol/L）相当于 23.22mg 的 $C_{12}H_{12}N_2O_3$。

（2）原理与注意事项：银量法属于容量分析方法中的沉淀滴定法，苯巴比妥在适当的碱性溶液中，能与银离子反应，滴定时先生成可溶性的一银盐，过量的银离子与苯巴比妥生成难溶性的二银盐沉淀，因此可用银量法测定其含量。理论上，当银离子过量时可以通过生成的二银盐的浑浊来判断滴定终点，但是在实际操作中，由于反应较慢，难以准确判断混浊的出现，因此采用电位法判断终点。

用甲醇作为溶剂可以克服滴定过程中温度变化的影响；无水碳酸钠溶液应临用时新配，因为久贮的碳酸钠溶液吸收空气中的二氧化碳，产生碳酸氢钠，使含量明显下降；银电极临用前需用硝酸浸洗 1~2 分钟，再用水淋洗干净后使用。

案例 10-1 苯巴比妥含量测定

某药厂新合成一批苯巴比妥原料，质检部的检验人员按规定对其进行含量测定。其中一份样品称量为：0.2490g；用硝酸银滴定液（0.1001mol/L）滴定；滴定至终点时消耗滴定液体积：10.70ml；检验员从药典中查得每 1ml 硝酸银滴定液（0.1mol/L）相当于 23.22mg 的 $C_{12}H_{12}N_2O_3$；计算结果：（本品按干燥品计算不得少于 98.5%）

F=0.1001/0.1=1.001　　测得水分为 0.35%

$$含量\% = \frac{VTF}{W} = \frac{10.70 \times 23.22 \times 1.001}{0.2490 \times 1000 \times (1-0.35\%)} \times 100\%$$

请你核查其计算结果是否正确。

2. 高效液相色谱法 《中国药典》2020 年版对苯巴比妥片采用高效液相色谱法测定含量。

（1）色谱条件与系统适用性试验：用辛烷基硅烷键合硅胶为填充剂；以乙腈-水（30：70）为流动相；检测波长为 220nm。理论板数按苯巴比妥峰计算不低于 2000，苯巴比妥与相邻色谱峰的分离度应符合要求。

（2）测定方法：取本品 20 片，精密称定，研细，精密称取适量（约相当于苯巴比妥 30mg），置 50ml 量瓶中，加流动相适量，超声处理 20 分钟使苯巴比妥溶解，放冷，用流动相稀释至刻度，摇匀，滤过，精密量取续滤液 1ml，置 10ml 量瓶中，用流动相稀释至刻度，摇匀，精密量取 10μl，注入液相色谱仪，记录色谱图。另取苯巴比妥对照品适量，精密称定，加流动相溶解并定量稀释制成每 1ml 中约含苯巴比妥 60μg 的溶液，同法测定。按外标法以峰面积计算，即得。

（二）司可巴比妥钠原料药及其制剂的含量测定

溴量法　司可巴比妥钠分子结构中含有丙烯基，其双键可与溴定量发生加成反应，《中国药典》2020 年版对司可巴比妥原料及其胶囊均采用该法测定含量。

方法：取本品约 0.1g，精密称定，置 250ml 碘瓶中，加水 10ml，振摇使溶解，精密加溴滴定液（0.05mol/L）25ml，再加盐酸 5ml，立即密塞并振摇 1 分钟，在暗处静置 15 分钟后，注意微开瓶塞，加碘化钾试液 10ml，立即密塞，摇匀后，用硫代硫酸钠滴定液（0.1mol/L）滴定，至近终点时，加淀粉指示液，继续滴定至蓝色消失，并将滴定的结果用空白试验校正。每 1ml 溴滴定液（0.05mol/L）相当于 13.01mg 的 $C_{12}H_{17}N_2NaO_3$。

自 测 题

一、选择题

【A 型题】（最佳选择题）。说明：每题的备选答案中只有一个最佳答案。

1. 巴比妥类药物具有的共同结构是（　　）

   A. 乙内酰脲　　　　　　B. 丙二酰脲

   C. 酰胺　　　　　　　　D. 内酯

   E. 吡喹酮

2. 巴比妥类药物的钠盐水溶液勿与（　　）

   A. 金属离子配伍　　　　B. 碱性药物配伍

   C. 酸性药物配伍　　　　D. 葡萄糖注射液配伍

   E. 氯化钠注射液配伍

3. 巴比妥类药物在以下条件下最易水解（　　）

   A. 接触空气中的二氧化碳

   B. 接触光线

   C. 接触金属离子

   D. 在稀盐酸溶液中

   E. 与氢氧化钠溶液一起加热时

4. 巴比妥类药物在碳酸钠溶液中与过量硝酸银试剂作用，可生成不溶性的（　　）

   A. 一银盐　　　　　　　B. 二银盐

   C. 三银盐　　　　　　　D. 硝酸盐

   E. 碳酸盐

5. 苯巴比妥与铜吡啶试液反应生成（　　）

   A. 红色　　　　　　　　B. 橙色

   C. 黄色　　　　　　　　D. 绿色

   E. 紫色

6. 用硝酸银鉴别巴比妥类药物时的现象为（　　）

   A. 开始无沉淀，最后出现沉淀

   B. 开始有沉淀，最后沉淀消失

   C. 开始出现沉淀，但很快消失，最后沉淀不再消失

   D. 开始有少量沉淀，最后沉淀越来越多

   E. 沉淀越来越少

7. 苯巴比妥类药物的酸度检查主要是检查（　　）

   A. 制备过程中生成的丙二酰脲

   B. 制备过程中反应不完全的苯基丙二酰脲

   C. 贮存过程中产生的丙二酰脲

   D. 同类酸性杂质

   E. 巴比妥酸

8. 下列药物中能与氢氧化钠共沸放出氨气的是（　　）

   A. 对乙酰氨基酚　　　　B. 阿司匹林

   C. 水杨酸　　　　　　　D. 苯巴比妥

   E. 苯甲酸

【B 型题】（配伍选择题）。说明：备选答案在前，试题在后。每组题均对应同一组备选答案，每题只有一个正确答案。每个备选答案可重复选用，也可不选用。

（第 9～13 题备选答案）

   A. 弱酸性　　　　　　　B. 水解性

   C. 与金属离子反应　　　D. 紫外吸收光谱特征

   E. 红外吸收光谱特征

9. 巴比妥类药物电离产生的烯醇结构形成长共轭体系，因此具有（　　）

10. 巴比妥类药物基本结构中均含有酰胺基团，可出现相应的特征吸收峰属于（　　）

11. 巴比妥类药物在水溶液中能发生互变异构，形成烯醇型，因此具有（　　）

12. 与氢氧化钠溶液一起加热时，并放出氨气，可使红色石蕊试纸变蓝，是因为具有（　　）

13. 巴比妥类药物在碳酸钠溶液中与硝酸银试剂作用，生成白色沉淀是因为能（　　）

（第 14～18 题备选答案）

   A. 炽灼残渣法　　　　　B. 干燥失重法

   C. 中性或碱性物　　　　D. 乙醇溶液澄清度

   E. 酸度

14. 检查无机杂质采用（　　）

15. 检查水分采用（　　　）

16. 酸性比药物高的杂质检查（　　　）

17. 不溶于乙醇的杂质检查（　　　）

18. 不溶于 NaOH 而溶于乙醚的杂质检查（　　　）

【X型题】（多项选择题）。说明：每题至少有 2 个或 2 个以上答案可以选择。

19.《中国药典》2020 年版中收载的苯巴比妥的鉴别中，哪些属于苯环结构的鉴别反应（　　　）

　　A. 与亚硝酸钠反应　　　　B. 硫酸-甲醛反应

　　C. 与铜盐反应　　　　　　D. 水解反应

　　E. 与银盐反应

20. 采用银量法测定含量的药物或制剂是（　　　）

　　A. 苯巴比妥　　　　　　　B. 苯巴比妥钠

　　C. 司可巴比妥　　　　　　D. 苯巴比妥片

　　E. 注射用苯巴比妥钠

21. 关于银量法描述正确的是（　　　）

　　A. 属于容量分析方法中的氧化还原滴定法

　　B. 属于容量分析方法中的沉淀滴定法

　　C. 药典中通过生成的二银盐的浑浊来判断滴定终点

　　D. 药典中采用电位法判断终点

　　E. 用甲醇作为溶剂可以克服滴定过程中温度变化的影响

22. 巴比妥类药物的特殊杂质检查项目有（　　　）

　　A. 酸度

　　B. 中性或碱性物质

　　C. 水杨酸

　　D. 乙醇溶液的澄清度

　　E. 对氨基苯甲酸

二、简答题

1. 简述巴比妥类药物及苯巴比妥的结构特点。

2. 简述巴比妥类药物酸碱性。

3. 计算苯巴比妥钠的含量：精密称本品 0.2075g，加甲醇 40ml 使溶解，再加新制的 3%无水碳酸钠溶液 15ml，照电位滴定法依法测定，用硝酸银滴定液（0.1002mol/L）滴定，消耗 8.14ml。每 1ml 硝酸银滴定液（0.1mol/L）相当 25.42mg 的 $C_{12}H_{11}N_2NaO_3$。

（颜舒柳）

第**11**章

杂环类药物的分析

环状有机化合物的碳环中，夹杂有其他非碳原子时，这种环称为杂环。非碳原子，又称杂原子，一般为氮、硫、氧原子。具有生理、药理等生物活性的许多化合物，无论是天然的还是人工合成的，分子结构中都含有杂环，其中一些药物就称为杂环类药物。本章主要介绍吡啶类、喹诺酮类、托烷类、吩噻嗪类及苯并二氮杂䓬类药物的分析。

第1节 吡啶类药物的分析

一、结构与性质

1. 基本结构 本类药物的分子结构中均含有吡啶环，常用的药物有异烟肼、尼可刹米、硝苯地平、碘解磷定、烟酸等，本节主要讨论抗结核药异烟肼和中枢兴奋药尼可刹米。吡啶环氮原子的对位有酰肼基取代的是异烟肼，氮原子间位有甲酰胺基取代的是尼可刹米，其理化性质见下表（表 11-1）。

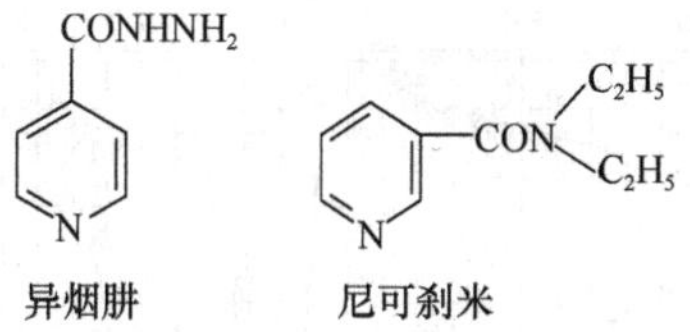

异烟肼　　　尼可刹米

表 11-1 吡啶类药物的主要理化性质比较

	异烟肼	尼可刹米
性状	无色结晶，白色或类白色结晶性粉末；无臭；遇光渐变质；熔点为170～173℃	无色至淡黄色澄明油状液体；放置冷处，即成结晶；有轻微的特臭；有引湿性；相对密度在25℃时为1.058～1.066；凝点为22～24℃；折光率在25℃时为1.522～1.524
溶解度	在水中易溶，在乙醇中微溶，在乙醚中极微溶	能与水、乙醇、三氯甲烷或乙醚任意混合
酸碱性	碱性（叔胺），生物碱沉淀反应	碱性（叔胺），生物碱沉淀反应
氧化还原性	强还原性（酰肼）	—
水解性	可水解	碱性条件下水解释放出二乙胺气体

2. 主要性质

（1）缩合反应：异烟肼的酰肼基可以和芳醛缩合成腙，析出结晶，并有固定的熔点，可用于鉴别。

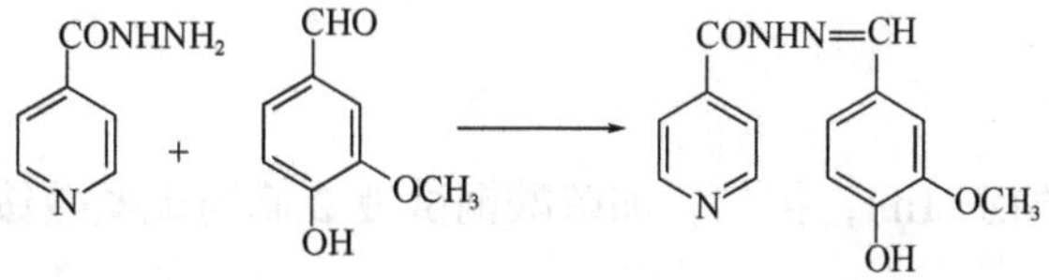

（2）氨制硝酸银的反应：异烟肼分子中的酰肼基团具有还原性，可被氧化剂硝酸银氧化，生成异烟酸和单质银沉淀，并放出氮气。

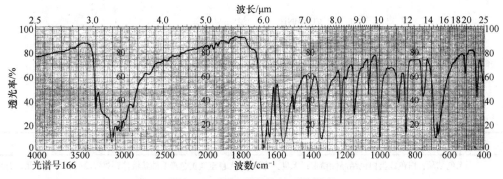

（3）水解反应：尼可刹米分子中有酰胺键，在碱性条件下可以水解，释放出二乙胺。

（4）戊烯二醛反应：为吡啶环的特征反应，异烟肼与尼可刹米均可发生此反应。尼可刹米分子中的吡啶环与溴化氰反应，开环形成戊烯二醛的衍生物，再与苯胺缩合形成黄色的希夫碱。

（5）沉淀反应：吡啶环中的氮原子具有碱性，可与重金属盐类及苦味酸等发生沉淀反应，用于鉴别。

二、鉴 别 试 验

（一）异烟肼的鉴别试验

1. 利用氨制硝酸银的反应鉴别

方法：取本品约 10mg，置试管中，加水 2ml 溶解后，加氨制硝酸银试液 1ml，即发生气泡与黑色浑浊，并在试管壁上生成银镜。

2. 红外分光光度法鉴别　本品的红外吸收图谱应与对照的图谱一致（图 11-1）。

图 11-1　异烟肼的红外吸收图谱

（二）尼可刹米的鉴别试验

《中国药典》2020 年版收载的尼可刹米项下鉴别试验有四种。

1. 利用尼可刹米的水解反应鉴别

方法：取本品 10 滴，加氢氧化钠试液 3ml，加热，即发生二乙胺的臭气，能使湿润的红色石蕊试纸变蓝色。

2. 利用戊烯二醛反应鉴别

方法：取本品 1 滴，加水 50ml，摇匀，分取 2ml，加溴化氰试液 2ml 与 2.5% 苯胺溶液 3ml，摇匀，溶液渐显黄色。

3. 利用沉淀反应鉴别

方法：取本品 2 滴，加水 1ml，摇匀，加硫酸铜试液 2 滴与硫氰酸铵试液 3 滴，即生成草绿色沉淀。

4. 红外分光光度法鉴别　本品的红外光吸收图谱应与对照的图谱一致。

三、杂 质 检 查

（一）检查项目

《中国药典》2020 年版中异烟肼和尼可刹米的主要检查项目如下（表 11-2）。

表 11-2　异烟肼和尼可刹米的检查项目

项目	标准规定	
	异烟肼	尼可刹米
酸碱度	pH 值 值应为 6.0～8.0	pH 值应为 6.5～7.8
溶液澄清度与颜色	与同体积的对照液比较，不得更深	与 1 号浊度标准液比较，不得更浓；如显色，与黄色 1 号标准比色液比较，不得更深
特殊杂质	不得显黄色斑点（游离肼）	—
易氧化物	—	高锰酸钾的粉红色在 2 分钟内不得消失
水分		加二硫化碳溶液应澄清
干燥失重	减失重量不得过 0.5%	—
炽灼残渣	遗留残渣不得过 0.1%	—
重金属	不得过百万分之十	—
有关物质	不得大于 1.0%	不得大于 0.5%

（二）检查方法

1. 异烟肼中游离肼的检查　异烟肼不稳定，遇光渐变质，可能制备时由原料药引入游离肼，也可在储藏过程中降解产生。肼是一种诱变剂和致癌物质，因此有必要对原料和制剂中的游离肼进行限量检查。《中国药典》2020 年版中游离肼的检查采用薄层色谱法的杂质对照比较法，规定不得显黄色斑点。

测定方法：取本品适量，加丙酮-水（1∶1）溶解并定量稀释制成每 1ml 中约含 0.1g 的溶液，作为供试品溶液；另取硫酸肼对照品适量，加丙酮-水（1∶1）溶解并稀释制成每 1ml 中约含 80μg（相当于游离肼 20μg）的溶液，作为对照溶液；取异烟肼与硫酸肼各适量，加丙酮-水（1∶1）溶解并稀释制成每 1ml 中分别含异烟肼 0.1g 及硫酸肼 80μg 的混合溶液，作为系统适用性试验溶液。照薄层色谱法试验，吸取上述三种溶液各 5μl，分别点于同一硅胶 G 薄层板上，展开，晾干，喷以乙醇制对二甲氨基苯甲醛试液，15 分钟后检视。系统适用性试验溶液所显游离肼与异烟肼的斑点应完全分离，游离肼的 R_f 值约为 0.75，异烟肼的 R_f 值约为 0.56。在供试品溶液主斑点前方与对照品溶液主斑点相应的位置上，不得显黄色斑点。

2. 尼可刹米中有关物质的检查　有关物质主要是合成的副产物乙基烟酰胺，采用高效液相色谱法。

测定方法：取本品，加水溶解并稀释制成每毫升中约含 4mg 的溶液，作为供试品溶液；精密量取供试品溶液 1ml，置 100ml 量瓶中，用水稀释至刻度，摇匀，作为对照溶液。照高效液相色谱法试验，用十八烷基硅烷键合硅胶为填充剂，以甲醇-水（30∶70）为流动相，检测波长为 263nm。理论板数按尼可刹米峰计算不低于 2000，尼可刹米峰与其相邻杂质峰的分离度应符合要求。精密量取供试品溶液与对照溶液各 10μl，分别注入液相色谱仪，记录色谱图至主成分峰保留时间的 2 倍。供试品溶液色谱图中如有杂质峰，各杂质峰面积之和不得大于对照溶液主峰面积的 0.5 倍（0.5%）。

四、含 量 测 定

（一）异烟肼原料药及其制剂含量测定

《中国药典》2020 年版对异烟肼原料药及其制剂均采用高效液相色谱法测定含量，以异烟肼的含量测定为例。

1. 色谱条件与系统适用性试验　用十八烷基硅烷键合硅胶为填充剂；以 0.02mol/L 磷酸氢二钠溶液（用磷酸调 pH 值至 6.0）-甲醇（85：15）为流动相；检测波长为 262nm。理论板数按异烟肼峰计算不低于 4000。

2. 测定方法　取本品，精密称定，加水溶解并定量稀释制成每 1ml 中约含 0.1mg 的溶液，精密量取 10μl 注入液相色谱仪，记录色谱图；另取异烟肼对照品，同法测定。按外标法以峰面积计算，即得。

（二）尼可刹米原料药及其制剂的含量测定

《中国药典》2020 年版采用非水滴定法测定原料药的含量，采用紫外-可见分光光度法测定尼可刹米注射液的含量。

1. 非水滴定法　尼可刹米分子中的吡啶环具有碱性，在冰醋酸溶液中与高氯酸定量反应生成高氯酸盐，以结晶紫为指示剂指示终点。

测定方法：取本品约 0.15g，精密称定，加冰醋酸 10ml 与结晶紫指示液 1 滴，用高氯酸滴定液（0.1mol/L）滴定至溶液显蓝绿色，并将滴定的结果用空白试验校正。每 1ml 高氯酸滴定液（0.1mol/L）相当于 17.82mg 的 $C_{10}H_{14}N_2O$。

2. 紫外-可见分光光度法　为避免注射液中的水分对非水滴定法的干扰，尼可刹米分子中的吡啶环为共轭体系，在 263nm 处具有较强的紫外吸收，故《中国药典》对其注射液采用吸收系数法测定含量。

测定方法：用内容量移液管精密量取本品 2ml，置 200ml 量瓶中，用 0.5%硫酸溶液分次洗涤移液管内壁，洗液并入量瓶中，加 0.5%硫酸溶液稀释至刻度，摇匀；精密量取适量，加 0.5%硫酸溶液定量稀释成每 1ml 中约含尼可刹米 20μg 的溶液，照紫外-可见分光光度法，在 263nm 的波长处测定吸光度，按 $C_{10}H_{14}N_2O$ 的吸收系数（$E_{1cm}^{1\%}$）为 292 计算，即得。

案例 11-1　尼可刹米的含量测定

方法：精密称取本品 0.1512g，加冰醋酸 10ml 与结晶紫指示液 1 滴，用高氯酸滴定液（0.1012mol/L）滴定至溶液显蓝绿色，消耗高氯酸滴定液 8.24ml，空白试验消耗高氯酸滴定液 0.06ml。每 1ml 高氯酸滴定液（0.1mol/L）相当于 17.82mg 的 $C_{10}H_{14}N_2O$。药典规定本品含 $C_{10}H_{14}N_2O$ 不得少于 98.5%（g/g）。通过计算判断本品含量是否合格。

第 2 节　喹诺酮类药物的分析

一、结构与性质

1. 基本结构　喹诺酮类药物具有 4-吡啶酮-3-羧酸的基本结构，属于吡酮酸的衍生物，基本结构为：

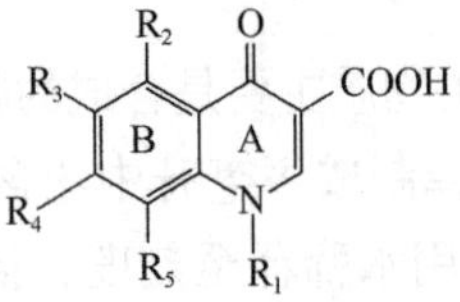

由于其抗菌作用强、使用安全、不易产生耐药性等特点，成为临床上广泛使用的抗菌药。典型药物有诺氟沙星、环丙沙星、左氧氟沙星等，为第三代氟喹诺酮类药物。其结构式为：

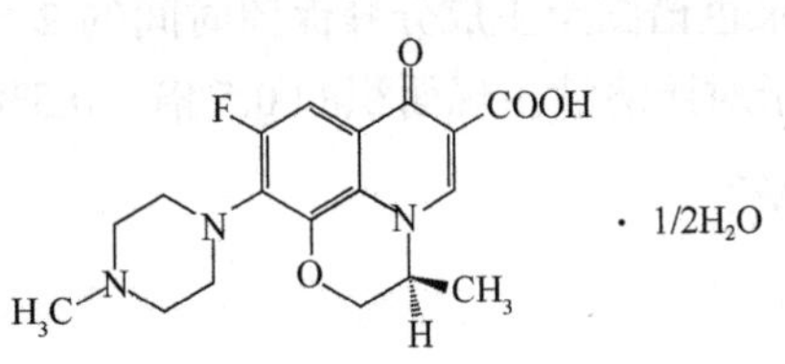

左氧氟沙星 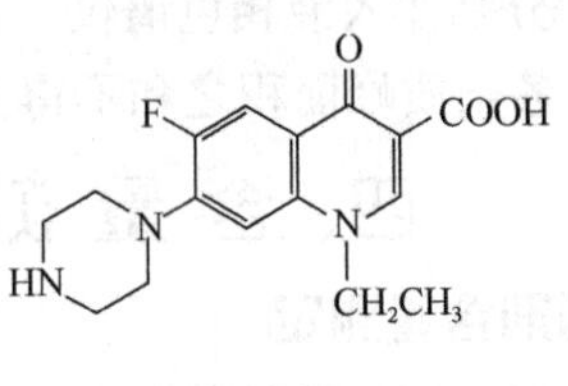　　　　　　　诺氟沙星 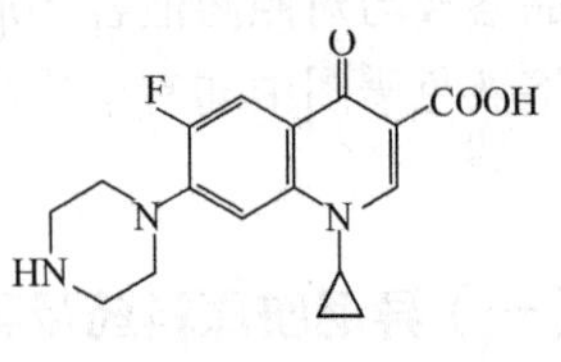　　　　　　　环丙沙星

链接

抗菌药与抗生素

抗菌药（antibacterial）指一类对细菌有抑制或杀灭作用的化学合成药物，包括人工合成抗菌药（喹诺酮类等）和抗生素。

抗生素一般指由细菌、霉菌或其他微生物在繁殖过程中产生的、能够杀灭或抑制其他微生物的一类物质及其衍生物，用于治疗敏感微生物（常为细菌或真菌）所致的感染。包括β-内酰胺类、氨基糖苷类、大环内酯类等。

喹诺酮类抗菌药是人工合成的含 4-喹诺酮基本结构，对细菌 DNA 回旋酶具有选择性抑制作用的抗菌药物。主要用于呼吸道感染、皮肤软组织感染、尿路感染、胃肠道和胆道感染、妇科感染等。

2. 主要性质

（1）酸碱两性：本类药物因含有酸性的羧基和碱性的哌嗪基，呈酸碱两性易溶于醋酸、盐酸和氢氧化钠溶液中。

（2）还原性：分子结构中的哌嗪基具有还原性，遇光易氧化，颜色逐渐变深。

（3）旋光性：左氧氟沙星在甲醇溶液中测定比旋度应为−92° 至−99°。

（4）紫外吸收：分子中具有共轭体系，可产生紫外吸收，用于鉴别和含量测定。

二、鉴 别 试 验

1. 诺氟沙星　《中国药典》2020 年版对诺氟沙星采用薄层色谱法鉴别。

2. 左氧氟沙星

（1）光学异构体的鉴别：高效液相色谱法。

（2）紫外-可见分光光度法：取本品适量，加 0.1mol/L 的盐酸溶液溶解并稀释成每 1ml 中约含 5μg 的溶液，照紫外-可见分光光度法测定，在 226nm 与 294nm 的波长处有最大吸收，在 263nm 的波长处有最小吸收。

（3）本品的红外吸收图谱应与对照的图谱一致（图 11-2）。

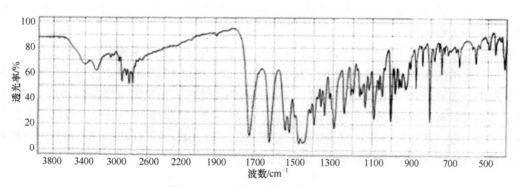

图 11-2　左氧氟沙星的红外吸收图谱

三、杂 质 检 查

该类药物的有关物质主要是生产过程和贮藏过程中引入的，一般通过溶液的澄清度与颜色、有关物质等项目的检查来控制。

（一）溶液澄清度

该项检查是检查碱液中的不溶性杂质，喹诺酮类药物在碱性溶液中易溶，中间体杂质不溶于碱液。但时间稍长即分解可溶，所以检查时应迅速观察。如左氧氟沙星和诺氟沙星的检查。

检查方法：取左氧氟沙星 5 份，分别加水制成每 1ml 含 5mg 的溶液，溶液均应澄清；如显浑浊，与 2 号浊度标准液比较，均不得更浓。

（二）有关物质

1. 诺氟沙星　在生产和储存过程中产生的有关物质会影响到药物的疗效和毒副反应，所以应控制其限量。《中国药典》2020 年版采用高效液相色谱法检查。

2. 左氧氟沙星

（1）紫外-可见分光光度法检查杂质：取左氧氟沙星 5 份，分别加水溶解并定量稀释制成每 1ml 含 10mg 的溶液，照紫外-可见分光光度法在 450nm 波长处测定吸光度，均不得过 0.1。

（2）《中国药典》2020 年版中对左氧氟沙星有关物质的检查采用自身对照的高效液相色谱法。杂质 A 不得过 0.35，其他单个杂质峰不得大于 0.2%，其他各杂质的和不得大于 0.5%。

3. 环丙沙星　《中国药典》2020 年版规定检查有关物质氟喹啉酸，采用高效液相色谱法检查。

四、含量测定

（一）高效液相色谱法

《中国药典》2020 年版中诺氟沙星原料药及其胶囊、软膏、滴眼液、环丙沙星的原料药及其制剂；左氧氟沙星原料药及其制剂均采用高效液相色谱法测定，以左氧氟沙星的含量测定为例：

1. 色谱条件与系统适用性试验　用十八烷基硅烷键合硅胶为填充剂；以醋酸铵高氯酸钠溶液（取醋酸铵 4.0g 和高氯酸钠 7.0g，加水 1300ml 使溶解，用磷酸调节 pH 值至 2.2）-乙腈（85：15）为流动相；检测波长为 294nm。取左氧氟沙星对照品、环丙沙星对照品和杂质 E 对照品各适量，加 0.1mol/L 盐酸溶液溶解并稀释制成每 1ml 中约含左氧氟沙星 0.1mg、环丙沙星和杂质 E 各 5μg 的混合溶液，取 10μl 注入液相色谱仪，记录色谱图，左氧氟沙星峰的保留时间约为 15 分钟，左氧氟沙星峰与杂质 E 峰和左氧氟沙星峰与环丙沙星峰的分离度应分别大于 2.0 与 2.5。

2. 测定法　取本品约 50mg，精密称定，置 50ml 量瓶中，加 0.1mol/L 盐酸溶液溶解并稀释至刻度，摇匀，精密量取 5ml，置 50ml 量瓶中，用 0.1mol/L 盐酸溶液稀释至刻度，摇匀，精密量取 10μl 注入液相色谱仪，记录色谱图；另取左氧氟沙星对照品适量，同法测定，按外标法以峰面积计算，即得。

（二）紫外-可见分光光度法

由于该类药物的分子结构中含有共轭体系，在紫外光区有特征吸收，可用此法测定其含量。如诺氟沙星乳膏的含量测定。

测定方法：本品适量（约相当于诺氟沙星 5mg），精密称定，置分液漏斗中，加三氯甲烷 15ml，振摇后，用氯化钠饱和的 0.1%氢氧化钠溶液 25ml、20ml、20ml 和 10ml 分次提取，合并提取液，置 100ml 量瓶中，加 0.1%氢氧化钠溶液稀释至刻度，摇匀，滤过，精密量取续滤液 10ml，加 0.4%氢氧化钠溶液定量稀释制成每 1ml 中约含诺氟沙星 5μg 的溶液，照紫外-可见分光光度法，在 273nm 的波长处测定吸收度；另诺氟沙星对照品适量，精密称定，加 0.4%氢氧化钠溶液溶解并定量稀释制成每 1ml 中约含 5μg 的溶液，同法测定吸收度，计算即得。

第 3 节　托烷类药物的分析

一、结构与性质

1. 基本结构　托烷（莨菪烷）类药物是由莨菪醇和莨菪酸缩合成的酯类生物碱。该类药物常见的有氢溴酸山莨菪碱和硫酸阿托品。氢溴酸山莨菪碱和硫酸阿托品均为抗胆碱药，能解除平滑肌痉挛，散大瞳孔。

阿托品　　　　　　　　　　山莨菪碱

2. 主要性质

（1）性状：硫酸阿托品和氢溴酸山莨菪碱均为无色结晶或白色结晶性粉末，无臭。前者在水中极易溶解，在乙醇中易溶，熔点不得低于 189℃，熔融时同时分解；后者在水中极易溶解，在乙醇中易溶，在丙酮中微溶，熔点为 176～181℃。

（2）碱性：托烷类药物分子中五元环上含有叔胺型的氮原子，碱性较强，可与酸成盐。

（3）水解性：托烷类药物由于分子中含有酯的结构，容易水解。

（4）生物碱沉淀反应：托烷类药物可与生物碱沉淀试剂发生沉淀反应。

（5）旋光性：氢溴酸山莨菪碱结构中有不对称碳原子，呈左旋体，比旋度应为–9.0° 至–11.5°；硫酸阿托品为外消旋体，无旋光性。

（6）Vitali 反应：该类生物碱的酯键水解后生成莨菪酸，与发烟硝酸反应生成黄色三硝基衍生物，遇醇制氢氧化钾即显深紫色。Vitali 反应是托烷类生物碱的特征鉴别反应。

二、鉴 别 试 验

《中国药典》2020 年版采用红外光谱法、Vitali 反应和硫酸盐（或氢溴酸盐）的鉴别三种方法鉴别硫酸阿托品和氢溴酸山莨菪碱。

《中国药典》2020 年版收载的托烷类生物碱的特征鉴别方法：取供试品约 10mg，加发烟硝酸 5 滴，置水浴上蒸干，得黄色的残渣，放冷，加乙醇 2～3 滴湿润，加固体氢氧化钾一小粒，即显深紫色。

1. 硫酸阿托品的鉴别

（1）本品的红外光吸收图谱应与对照的图谱一致（图 11-3）。

（2）本品的水溶液显硫酸盐的鉴别反应。

2. 氢溴酸山莨菪碱的鉴别

（1）本品的红外吸收图谱应与对照的图谱一致。

（2）本品显托烷生物碱类的鉴别反应。

（3）本品的水溶液显溴化物的鉴别反应。即氢溴酸山莨菪碱的水溶液，加硝酸银试液，即生成淡黄色凝乳状沉淀；分离，沉淀能在氨试液中微溶，但在硝酸中几乎不溶。取氢溴酸山莨菪碱的水溶液，滴加氯试液，溴即游离；加三氯甲烷振摇，三氯甲烷层显黄色或红棕色。

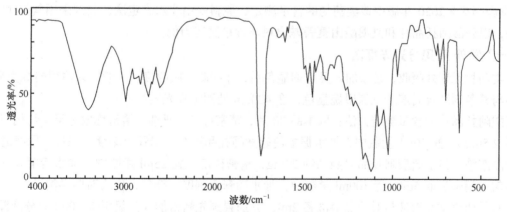

图 11-3　硫酸阿托品红外吸收图谱

三、杂 质 检 查

托烷类生物碱结构复杂，因此在制备过程中可能带入某些杂质，《中国药典》2020 年版规定该类药物均检查酸度、其他生物碱、干燥失重等。

（一）检查项目

托烷类生物碱杂质检查项目见表 11-3。

表 11-3　托烷类药物检查项目

项目	硫酸阿托品	氢溴酸山莨菪碱
酸度	控制酸性杂质	控制酸性杂质
莨菪碱	旋光度不得过–0.40°	—
其他生物碱	不大于 1.0%	不得显其他杂质斑点
干燥失重	120℃减失重量不得过 5.0%	120℃减失重量不得过 1.0%
炽灼残渣	残渣不得过 0.1%	—

（二）检查方法

1. 酸度　硫酸阿托品或氢溴酸山莨菪碱的水溶液，加甲基红指示液 1 滴，如显红色，加氢氧化钠滴定液（0.02mol/L）适量，应变为黄色。

2. 硫酸阿托品中有关物质的检查

（1）莨菪碱：莨菪碱为阿托品在生产过程中消旋化不完全引入的，其毒性大，故需检查硫酸阿托品中的莨菪碱。因莨菪碱具有旋光性，阿托品无旋光性，利用这一特点，采用旋光度法检查该杂质。方法：取本品，按干燥品计算，加水溶解并制成每 1ml 中含 50mg 的溶液，依旋光度测定法测定，旋光度不得过–0.40°。

（2）其他生物碱：硫酸阿托品中的其他生物碱有东莨菪碱、山莨菪碱等，可利用高效液相色谱法进行检查。

3. 氢溴酸山莨菪碱中有关物质的检查　氢溴酸山莨菪碱中可能存在如阿扑阿托品、颠茄碱等其他生物碱。

检查方法：取本品与氢溴酸山莨菪碱对照品，分别加甲醇制成每 1ml 中含 10mg 的溶液。照薄层色谱法试验，吸取上述两种溶液各 10μl，分别点于同一氧化铝（中性，活度Ⅱ～Ⅲ级）薄层板上，用三氯甲烷–无水乙醇（95∶5）为展开剂，展开，晾干，喷以稀碘化铋钾试液-碘化钾碘试液（1∶1）。供试品溶液除显一个与对照品溶液主斑点位置相同的灰黑色斑点外，不得显其他斑点。

四、含 量 测 定

《中国药典》2020 年版中该类药物的含量测定，原料采用非水滴定法，制剂采用紫外-可见分光光度法，以硫酸阿托品片和氢溴酸山莨菪碱原料药含量测定为例。

（一）紫外-可见分光光度法

该类药物无紫外吸收，必须加入显色剂显色后，才能测定吸收度。一般加入溴甲酚绿为显色剂，阿托品与显色剂结合后溶于三氯甲烷显色，在 420nm 处测定吸光度。

硫酸阿托品片的含量测定方法：取本品 20 片，精密称定，研细，精密称取适量（约相当于硫酸阿托品 2.5mg），置 50ml 量瓶中，加水振摇使硫酸阿托品溶解并稀释至刻度，滤过，取续滤液，作为供试品溶液。另取硫酸阿托品对照品约 25mg，精密称定，置 25ml 量瓶中，加水溶解并稀释至刻度，摇匀，精密量取 5ml，置 100ml 量瓶中，加水稀释至刻度，摇匀，作为对照品溶液。

精密量取供试品溶液与对照品溶液各 2ml，分别置预先精密加入三氯甲烷 10ml 的分液漏斗中，各加溴甲酚绿溶液（取溴甲酚绿 50mg 与邻苯二甲酸氢钾 1.021g，加 0.2mol/L 氢氧化钠溶液 6.0ml 使溶解，再加水稀释至 100ml，摇匀，必要时滤过）2.0ml，振摇提取 2 分钟后，静置使分层，分取澄清的三氯甲烷液，照紫外-可见分光光度法，在 420nm 的波长处分别测定吸光度，计算，并将结果乘以 1.027，即得供试量中含（$C_{17}H_{23}NO_3$）$_2$·H_2SO_4·H_2O 的重量。

（二）非水滴定法

托烷生物碱类药物多具有弱碱性，在水溶液中直接用酸滴定没有明显突跃，在非水溶液中（冰醋酸-醋酐），碱性增强，可用高氯酸滴定。因此该类药物的原料药基本采用此法测定含量。

氢溴酸山莨菪碱原料药含量测定方法：取本品约 0.2g，精密称定，加冰醋酸 20ml 溶解后（必要时微热使溶解），加醋酸汞试液 5ml 与结晶紫指示液 1 滴，用高氯酸滴定液（0.1mol/L）滴定至溶液显纯蓝色，并将滴定的结果用空白试验校正。每 1ml 高氯酸滴定液（0.1mol/L）相当于 38.63mg 的 $C_{17}H_{23}NO_4 \cdot HBr$。

第 4 节　吩噻嗪类药物

结构中具有硫氮杂蒽母核（吩噻嗪环）的药物如盐酸氯丙嗪和盐酸异丙嗪，称为吩噻嗪类药物。该类药物结构的主要差别是 10 位氮原子上和 2 位碳原子上的取代基不同。盐酸异丙嗪为抗组胺药，盐酸氯丙嗪是抗精神病药。其基本结构如下：

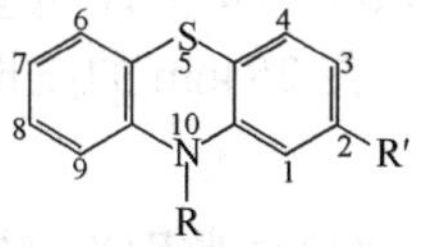

吩噻嗪环

一、结构与性质

（一）基本结构

盐酸氯丙嗪分子中，吩噻嗪环的氮原子上有丙基（二甲氨基丙基）取代，苯环上有氯原子取代，因而得名；盐酸异丙嗪的氮原子上的取代基是异丙基（二甲氨基异丙基）。

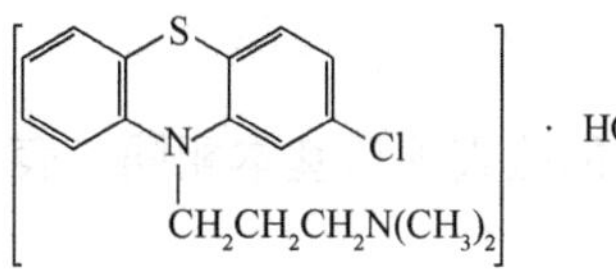

盐酸氯丙嗪 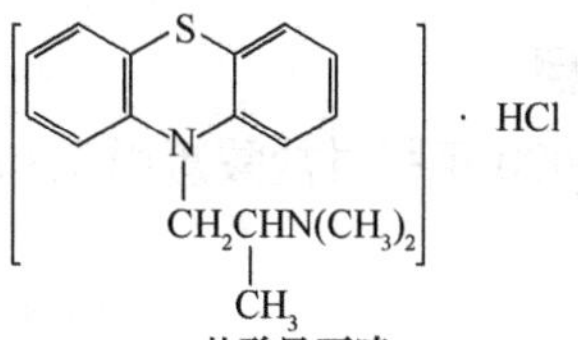　　　　　　　　　　盐酸异丙嗪

（二）主要性质

盐酸氯丙嗪和异丙嗪的性质类似，主要与吩噻嗪环有关。

1. **性状**　盐酸异丙嗪为白色或类白色的粉末或颗粒；几乎无臭，在空气中日久变质，显蓝色。在水中极易溶解，在乙醇或三氯甲烷中易溶，在丙酮或乙醚中几乎不溶。

盐酸氯丙嗪为白色或乳白色结晶性粉末；有微臭，有引湿性；遇光渐变色；水溶液显酸性反应。在水、乙醇或三氯甲烷中易溶，在乙醚或苯中不溶。熔点为 194～198℃。

2. **弱碱性**　母核上 N 原子的碱性极弱，但侧链 N 具碱性较强，易与酸成盐，可用非水滴定法测定含量。

3. **还原性**　硫氮杂蒽环上硫原子为–2 价，具有较强的还原性，易被氧化，遇光渐变色。遇空气和硫酸、硝酸、溴水、$FeCl_3$、H_2O_2 等氧化剂氧化后变色，取代基不同其颜色也不同，可供鉴别和含量测定。

4. **络合反应**　吩噻嗪环上的硫原子，易与金属离子络合呈色。该反应专属性强，可用于鉴别和含量测定。

5. **紫外吸收特性**　由于本类药物的吩噻嗪环具有共轭体系，可用紫外-可见分光光度法鉴别。

二、鉴别试验

（一）显色反应

因本类药物含吩噻嗪环，具还原性，可被不同的氧化剂氧化而呈色，取代基不同，颜色不同。

1. **盐酸异丙嗪的鉴别**

（1）取本品约 5mg，加硫酸 5ml 溶解后，溶液显樱桃红色；放置后，色渐变深。

（2）取本品约 0.1g，加水 3ml 溶解后，加硝酸 1ml，即生成红色沉淀；加热，沉淀即溶解，溶液由红色转变为橙黄色。

2. 盐酸氯丙嗪的鉴别

（1）取本品约 10mg，加水 1ml 溶解后，加硝酸 5 滴即显红色，渐变淡黄色。

（2）取本品少量，置试管中，加等量的二氧化锰，混匀，加硫酸湿润，缓缓加热，即发生氯气，能使用水湿润的碘化钾淀粉试纸显蓝色。

（二）紫外-可见分光光度法

吩噻嗪环具有含 S、N 的三环共轭的大 π 体系，在紫外光区有三个吸收峰，分别在 205nm、254nm 和 300nm 附近。可用于鉴别和含量测定，《中国药典》2020 年版以最大吸收波长和吸收度来鉴别盐酸氯丙嗪。

取本品，加盐酸溶液（9→1000）制成每 1ml 中含 5μg 的溶液，照紫外-可见分光光度法测定，在 254nm 与 306nm 的波长处有最大吸收，在 254nm 的波长处吸光度约为 0.46。

（三）红外分光光度法

《中国药典》2020 年版利用红外分光光度法鉴别吩噻嗪类药物，盐酸氯丙嗪、盐酸异丙嗪的红外吸收图谱应与对照的图谱一致。

三、杂 质 检 查

吩噻嗪类药物及其制剂在生产、储存过程中可能引入多种中间体或副产物，另外，吩噻嗪母核容易被氧化，在储存过程中可能产生分解产物，因此《中国药典》2020 年版对原料和部分制剂均要求检查有关物质。

（一）检查项目

《中国药典》2020 年版对盐酸氯丙嗪和盐酸异丙嗪的检查项目基本相同（表 11-4）。

表 11-4　吩噻嗪类药物检查项目

项目	标准规定	
	盐酸异丙嗪	盐酸氯丙嗪
酸度	pH 值应为 4.0～5.0	—
溶液的澄清度与颜色	溶液应澄清无色	溶液应澄清无色
有关物质	不得过 1.0%	单个杂质限度 0.5%，各杂质的和限度为 1%
干燥失重	减失重量不得过 0.5%	减失重量不得过 0.5%
炽灼残渣	不得过 0.1%	不得过 0.1%

（二）检查方法

由于杂质对照不易获得，因此检查方法采用自身稀释对照的高效液相色谱法，要求避光操作。

1. 盐酸氯丙嗪的有关物质的检查　取本品 20mg，置 50ml 量瓶中，加流动相溶解并稀释至刻度，摇匀，作为供试品溶液；精密量取供试品溶液适量，用流动相定量稀释制成每 1ml 中含 2μg 的溶液，作为对照溶液。照高效液相色谱法试验，用辛烷基硅烷键合硅胶为固定相；以乙腈-0.5%三氟乙酸（用四甲基乙二胺调节 pH 值至 5.3）（50∶50）为流动相；检测波长为 254nm。精密量取供试品溶液与对照溶液 10μl，分别注入液相色谱仪，记录色谱图至主成分峰保留时间的 4 倍。供试品溶液的色谱图中如有杂质峰，单个杂质峰面积不得大于对照溶液主峰面积（0.5%），各杂质峰面积的和不得大于对照溶液主峰面积的 2 倍（1.0%）

2. 盐酸氯丙嗪注射剂的有关物质的检查　避光操作。精密量取本品适量，用流动相稀释制成每 1ml 中约含盐酸氯丙嗪 0.4mg 的溶液，作为供试品溶液；精密量取供试品适量，用流动相定量稀释制成每 1ml 中约含盐酸氯丙嗪 2μg 的溶液，作为对照溶液。照盐酸氯丙嗪有关物质项下的方法测定，供试品溶液的色谱图中如有杂质峰，大于对照溶液主峰面积（0.5%）且小于对照溶液主峰面积 10 倍（5%）的杂质峰不得多于一个，其他单个杂质峰面积均不得大于对照溶液主峰面积（0.5%）。

（三）注意事项

吩噻类药物遇光易变色，检查过程中应避光操作；溶液临用前新配。

四、含 量 测 定

吩噻嗪类药物的含量测定方法有非水溶液滴定法、紫外-可见分光光度法、氧化还原滴定法、高效液相色谱法等。《中国药典》2020 年版中盐酸氯丙嗪和异丙嗪原料药的含量测定采用滴定法，盐酸氯丙嗪的制剂含量测定采用紫外-可见分光光度法，盐酸异丙嗪的制剂含量测定采用高效液相色谱法。

（一）非水溶液滴定法

盐酸氯丙嗪原料药含量测定方法：取本品约 0.2g，精密称定，加冰醋酸 10ml 与醋酐 30ml 溶解后，照电位滴定法，用高氯酸滴定液（0.1mol/L）滴定，并将滴定的结果用空白试验校正。每 1ml 高氯酸滴定液（0.1mol/L）相当于 35.53mg 的 $C_{17}H_{19}ClN_2S \cdot HCl$。

（二）紫外-可见分光光度法

因为制剂中有附加剂的干扰，所以采用紫外-可见分光光度法测定含量，以吸收系数计算，避光操作。

盐酸氯丙嗪注射液含量测定方法：精密量取本品适量（约相当于盐酸氯丙嗪 50mg），置 200ml 量瓶中，加盐酸溶液（9→1000）稀释至刻度，摇匀；精密量取 2ml，置 100ml 量瓶中，用盐酸溶液（9→1000）稀释 至刻度，摇匀。取供试品溶液，照紫外-可见分光光度法，在 254nm 的波长处测定吸光度，按 $C_{17}H_{19}ClN_2S \cdot HCl$ 的吸收系数（$E_{1cm}^{1\%}$）为 915 计算，即得。

案例 11-2　盐酸氯丙嗪片含量测定

避光操作。取本品 10 片，除去包衣后，精密称定，研细，精密称取适量（约相当于盐酸氯丙嗪 10mg），置 100ml 量瓶中，加盐酸溶液（9→1000）70ml，振摇使盐酸氯丙嗪溶解，用同一溶剂稀释至刻度，摇匀，滤过，精密量取续滤液 5ml，置 100ml 量瓶中，加同一溶剂稀释至刻度，摇匀，照紫外-可见分光光度法，在 254nm 的波长处测定吸光度，按 $C_{17}H_{19}ClN_2S \cdot HCl$ 的吸收系数（$E_{1cm}^{1\%}$）为 915 计算，即得。

已知：本品规格为 50mg，除去包衣后，精密称定，10 片总重量是 1.050g，研细，精密称取片粉 0.0215g，按上述方法测定的吸收度为 0.460，请计算该品相当于标示量的百分含量。

解答：

$$标示量(\%) = \frac{\dfrac{A}{E_{1cm}^{1\%} \times L \times 100} \times V \times 稀释倍数 \times 平均片重}{M_{样} \times 标示量} \times 100\%$$

$$= \frac{0.460 \times 100 \times \dfrac{100}{5} \times 0.1050}{915 \times 100 \times 0.0215 \times 50 \times 10^{-3}} \times 100\%$$

$$= 98.2\%$$

第 5 节　苯并二氮杂䓬类药物

苯并二氮杂䓬类药物主要有地西泮、硝西泮、氯氮䓬等，分子结构中均含有七元杂环。由于七元环称为䓬环，环中杂有两个氮原子，杂环又与苯环相并，因而命名为苯并二氮杂䓬类。苯并二氮杂䓬类药物具有镇静催眠作用，为抗焦虑药、抗惊厥药，属于国家特殊管理的精神类药品。本节主要介绍地西泮的分析。

链接

镇静催眠药小知识

同学们一定听说过服用大量安眠药引起死亡的案例吧。

镇静催眠药是中枢神经系统抑制药，具有镇静、催眠作用，过多剂量可麻醉全身，包括延脑中枢。一次服用大剂量可引起急性镇静催眠药中毒；长期滥用催眠药可引起耐药性和依赖性而导致慢性中毒；突然停药或减量可引起戒断综合征。因此该类药物属于特殊管理的精神药品。该类药物作用特点是呈剂量依赖关系：小剂量镇静→中等剂量催眠→大剂量麻醉→过量死亡。

1950 年以前常用的镇静催眠药是巴比妥类。50 年代以后开始开拓使用非巴比妥类药，但缺点也不少。1960 年开始用抗焦虑药物苯并二氮䓬类，目前此类药几乎取代了大部其他镇静催眠药。

一、结构与性质

1. 基本结构

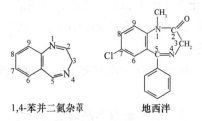

1,4-苯并二氮杂䓬

地西泮

（1）具有苯并二氮杂䓬环母核；

（2）1 位氮原子被甲基取代，7 位碳原子被氯取代。

2. 主要性质

（1）性状：地西泮为白色或类白色的结晶性粉末；无臭。在丙酮或三氯甲烷中易溶，在乙醇中溶解，在水中几乎不溶。熔点为 130～134℃。

（2）弱碱性：地西泮分子中杂环上的氮原子具有强碱性，但苯基的取代使碱性降低，因此采用非水滴定法测定含量。

（3）水解性：该杂环比较稳定，但在强酸性溶液中可水解，形成相应的含芳香第一胺结构的二苯甲酮衍生物，可用于鉴别。

（4）紫外吸收特性：地西泮的结构中有两个苯环，两者能与二氮杂䓬环形成较长的共轭体系，因而有紫外吸收，可用于鉴别和含量测定。

二、鉴 别 试 验

《中国药典》2020 年版关于地西泮鉴别项收载四种鉴别试验，分别是硫酸-荧光反应、紫外、红外光谱鉴别以及有机氯的鉴别。

1. 硫酸-荧光反应 苯并二氮杂䓬类药物溶于硫酸后，在紫外光灯下呈现出不同颜色的荧光，地西泮为黄绿色。

操作方法：取本品约 10mg，加硫酸 3ml，振摇使溶解，在紫外光灯（365nm）下检视，显黄绿色荧光。

2. 红外分光光度法鉴别 本品的红外光吸收图谱应与对照的图谱一致。

3. 紫外-可见分光光度法鉴别 因地西泮的分子结构中具有共轭体系，可利用紫外最大吸收波长、吸收度等鉴别。

操作方法：取本品，加 0.5%硫酸的甲醇溶液制成每 1ml 中含 5μg 的溶液，照紫外-可见分光光度法测定，在 242nm、284nm 与 366nm 的波长处有最大吸收；在 242nm 波长处的吸光度约为 0.51，在 284nm 波长处的吸光度约为 0.23。

4. 有机氯化物的鉴别 地西泮结构中的苯环上有氯原子取代，因此呈有机氯的特征反应。操作方法：取本品 20mg，用氧瓶燃烧法进行有机破坏，以 5%氢氧化钠溶液 5ml 为吸收液，燃烧完全后，用稀硝酸酸化，并缓缓煮沸 2 分钟，溶液显氯化物的鉴别反应。

另外，苯并二氮杂䓬类在盐酸酸性条件下，能与生物碱沉淀试剂，如碘化铋钾试剂生成沉淀，也可用于鉴别。

三、杂 质 检 查

苯并二氮杂䓬类药物在生产或储藏过程中易引入中间体、副产物或分解产物等。如地西泮在合成过程中，因 N₁ 甲基化不完全，会产生去甲基安定等杂质，又可分解产生 2-甲氨基-5 氯二苯甲酮等。《中国药典》2020 年版采用高效液相色谱法检查地西泮原料药及其注射液和片剂的有关物质；用薄层色谱法检查片剂中的有关物质。

四、含 量 测 定

《中国药典》2020 年版中地西泮原料药和制剂的含量测定分别采用了非水滴定法和高效液相色谱法。

（一）非水滴定法

地西泮为弱碱性药物，在冰醋酸-醋酐溶液中碱性增强，可采用非水滴定法。

测定方法：取本品约 0.2g，精密称定，加冰醋酸与醋酐各 10ml 使溶解，加结晶紫指示液 1 滴，用高氯酸滴定液（0.1mol/L）滴定至溶液显绿色。每 1ml 高氯酸滴定液（0.1mol/L）相当于 28.47mg 的 $C_{16}H_{13}CIN_2O$。

（二）高效液相色谱法

地西泮片剂和注射液的含量测定均采用了高效液相色谱法。以注射液的含量测定为例：

1. 色谱条件与系统适用性试验　用十八烷基硅烷键合硅胶为填充剂；以甲醇-水（70∶30）为流动相；检测波长为 254nm。理论板数按地西泮峰计算不低于 1500。

2. 测定方法　精密量取本品适量（约相当于地西泮 10mg），置 50ml 量瓶中，加甲醇稀释至刻度，摇匀，作为供试品溶液。精密量取 10μl 注入液相色谱仪，记录色谱图；另取地西泮对照品约 10mg，精密称定，同法测定。按外标法以峰面积计算，即得。

自 测 题

一、选择题

【A 型题】（最佳选择题）。说明：每题的备选答案中只有一个最佳答案。

1. 分子中有酰胺键，在碱性条件下水解，释放出二乙胺的药物是（　　）
   A. 异烟肼　　　　　　　B. 尼可刹米
   C. 左氧氟沙星　　　　　D. 诺氟沙星
   E. 阿司匹林

2. 异烟肼中的特殊杂质是（　　）
   A. 吡啶　　　　　　　　B. 甲酰胺
   C. 甲酰肼　　　　　　　D. 游离肼
   E. 盐酸肼

3. 异烟肼中游离肼的检查采用的方法是（　　）
   A. 薄层色谱法
   B. 指示剂法
   C. 比色法

D. 紫外-可见分光光度法
E. 高效液相色谱法

4. 下列药物中，哪一个药物加氨制硝酸银能产生银镜反应（　　）
   A. 地西泮　　　　　　　B. 阿司匹林
   C. 异烟肼　　　　　　　D. 尼可刹米
   E. 环丙沙星

5. 鉴别尼可刹米可采用的鉴别反应是（　　）
   A. 硫色素反应　　　　　B. 缩合反应
   C. 戊烯二醛反应　　　　D. 还原反应
   E. 硫酸荧光反应

6. 硫酸-荧光反应为下列哪类药物的特征鉴别反应（　　）
   A. 吡啶类　　　　　　　B. 吩噻嗪类
   C. 苯并二氮杂䓬类　　　D. 喹诺酮类
   E. 托烷类

7. 用非水滴定法测定盐酸氯丙嗪的含量时，需加入下列哪种试剂消除盐酸的干扰（　　）
   A. 冰醋酸　　　　　　B. 醋酐
   C. 高氯酸　　　　　　D. 醋酸汞
   E. 氢氧化钠

8. 吩噻嗪类药物的主要化学性质不包括（　　）
   A. 碱性　　　　　　　B. 还原性
   C. 紫外吸收特征　　　D. 络合反应
   E. 水解性

9. 吩噻嗪类药物遇光易变色的主要原因是（　　）
   A. 吩噻嗪环具有氧化性
   B. 吩噻嗪环具有还原性
   C. 吩噻嗪环侧链具有还原性
   D. 吩噻嗪环具有水解性
   E. 吩噻嗪环具有碱性

10. 《中国药典》2020 年版对盐酸氯丙嗪注射液的含量测定，选用的波长是（　　）
    A. 306nm　　　　　　B. 300nm
    C. 254nm　　　　　　D. 306nm 和 254nm
    E. 以上均可

11. 地西泮有较强的紫外吸收主要是由于（　　）
    A. 有苯环
    B. 苯环与杂环形成较长的共轭体系
    C. 是七元环
    D. 有含氮杂环
    E. 氮原子上有孤对电子

【B 型题】（配伍选择题）。说明：备选答案在前，试题在后。每组题均对应同一组备选答案，每题只有一个正确答案。每个备选答案可重复选用，也可不选用。

（第 12～16 题备选答案）
   A. 吡啶类　　　　　　B. 喹诺酮类
   C. 托烷类　　　　　　D. 吩噻嗪类
   E. 苯并二氮杂䓬类

12. 地西泮（　　）
13. 异烟肼（　　）
14. 环丙沙星（　　）
15. 硫酸阿托品（　　）
16. 盐酸氯丙嗪（　　）

（第 17～21 题备选答案）
   A. 溴酸钾法　　　　　B. 溴量法
   C. 高效液相色谱法　　D. 非水滴定法
   E. 紫外-可见分光光度法

17. 尼可刹米分子具有较强的紫外吸收，《中国药典》2020 年版对其注射液含量测定采用（　　）

18. 尼可刹米分子中的吡啶环具有碱性，《中国药典》2020 年版对其原料药含量测定采用（　　）

19. 异烟肼原料药含量测定采用（　　）

20. 异烟肼中酰肼基具有还原性，制剂含量测定采用（　　）

21. 结晶紫指示液用在（　　）

（第 22～26 题备选答案）
   A. 薄层色谱法
   B. 芳醛缩合反应
   C. Vitali 反应
   D. 硝酸氧化显色反应
   E. 硫酸-荧光反应

22. 鉴别氢溴酸山莨菪碱（　　）
23. 鉴别异烟肼（　　）
24. 鉴别硫酸阿托品（　　）
25. 鉴别盐酸氯丙嗪（　　）
26. 鉴别地西泮（　　）

【X 型题】（多项选择题）。说明：每题至少有 2 个或 2 个以上答案可以选择。

27. 异烟肼的主要性质有（　　）
    A. 芳醛缩合反应　　　B. 与硝酸银反应
    C. 红外光谱法　　　　D. 水解反应
    E. 沉淀反应

28. 《中国药典》2020 年版采用非水滴定法测定含量的药物是（　　）
    A. 地西泮　　　　　　B. 盐酸氯丙嗪
    C. 硫酸阿托品　　　　D. 氧氟沙星
    E. 尼可刹米

29. 关于左氧氟沙星描述正确的是（　　）
    A. 属于喹诺酮类抗菌药物
    B. 其分子结构中有共轭系统，在紫外区有特征吸收
    C. 需要检查光学异构体
    D. 有关物质的检查采用高效液相色谱法
    E. 采用高效液相色谱法测定含量

30. 关于硫酸阿托品描述正确的是（　　）
    A. 是由莨菪醇和莨菪酸缩合成的酯类生物碱，容易水解
    B. 含有叔胺型的氮原子，碱性较强，可与酸成盐
    C. 可与生物碱沉淀试剂发生沉淀反应
    D. 可用紫脲酸胺反应鉴别
    E. 可用 Vitali 反应

二、填空题

1. 能与氨制硝酸银反应生成银镜的是式_____。

2. 可用戊烯二醛反应鉴别的是_____，其鉴别反应的试剂有_____和_____。

3. 异烟肼中的有关物质是_____的检查。

4. 氢溴酸山莨菪碱的结构是由_____与_____缩合成的酯类生物碱，水解后可生成莨菪酸，发生_____，即鉴别托烷类生物碱的特征反应。

5. 盐酸异丙嗪的吩噻嗪环具有_____，可被硫酸、硝酸等氧化剂氧化而呈色。

6. 盐酸氯丙嗪中有关物质的检查应避光操作，原因

是　　　　。

三、简答题

1. 鉴别尼可刹米的方法有哪些？简述酰胺键的水解反应。

2. 简述杂环类药物的结构特点及分类。

3. 简述托烷类生物碱的特征鉴别反应及原理。

4. 计算盐酸异丙嗪片含量（规格为 12.5mg）。

取本品 10 片，除去包衣后，精密称定重量为 1.2060g，研细，精密称取细粉 0.1180g，置 200ml 量瓶中，加盐酸溶液（9→1000）适量，振摇 15 分钟使盐酸异丙嗪溶解，再加盐酸溶液（9→1000）稀释至刻度，摇匀，用干燥滤纸滤过，精密量取续滤液 10ml，置 100ml 量瓶中，加水稀释至刻度，摇匀，照紫外-可见分光光度法，在 249nm 的波长处测定吸光度为 0.535，按 $C_{17}H_{20}N_2S \cdot HCl$ 的吸收系数（$E_{1cm}^{1\%}$）为 910 计算该品相当于标示量的百分含量。

（黎冬玲）

第12章

维生素类药物的分析

维生素是维持人体正常代谢功能所必需的一类微量生物活性物质，主要用于机体的能量转移和代谢调节。机体对其需要量虽然甚微，但他们却能发挥重要的生理作用。大多数的维生素人体内不能自行合成，必须从食物中摄取。若来源不足，吸收减少或需要量增加时，就会产生维生素缺乏症。

维生素种类繁多，生理功能各异，化学结构又缺乏类缘关系。故一般多依据其溶解性，将其分为脂溶性和水溶性两大类。脂溶性维生素有：维生素 A、维生素 D（D_2、D_3）、维生素 E、维生素 K_1；水溶性维生素有：B 族（维生素 B_1、B_2、B_6、B_{12}）、维生素 C、叶酸、烟酸和烟酰胺。

> **链接** 维生素的发现与命名
>
> 自 1911 年从米糠中分离出抗脚气病因子，将此命名为维生素后，迄今已发现的维生素有 60 余种。人体所需的维生素多数从食物中获取，只有少数可以在体内合成或由肠道细菌产生，此外，人工合成也是一个重要来源。
>
> 通常根据维生素发现的先后，将其命名为维生素 A、B、C、D、E、K 等。随着分离测试技术的进步，有些早期发现的维生素又再分离为几种结构相似的品种。如从维生素 A 又分出为维生素 A_1 和维生素 A_2，从维生素 D 又分出维生素 D_2、维生素 D_3、维生素 D_4 等。
>
> 维生素类药物主要用于各种维生素缺乏症的防治，但过量服用维生素，不但无益，有时可引起中毒，应加以注意。

第1节 维生素 A 的分析

一、结构与性质

维生素 A 的化学名为视黄醇，是最早被发现的维生素，存在于动物的肝、奶、肉类及蛋黄中，尤其在鱼肝油（胶类无毒海鱼肝脏中提取的脂肪油）中含量最为丰富。

1. **基本结构** 维生素 A 的结构是具有共轭多烯侧链的环己烯，存在多种立体异构体。鱼肝油中的维生素 A 主要有维生素 A_1、A_2 和 A_3。维生素 A_2 是去氢维生素 A，生物活性仅为维生素 A_1 的 20%～50%；维生素 A_3 为脱水维生素 A，效价也低于维生素 A_1。药典收载的维生素 A 即为维生素 A_1 的乙酸酯，即维生素 A 侧链端基醇与醋酸形成的酯。其制剂有维生素 A 胶丸、维生素 AD 胶丸和维生素 AD 滴剂。

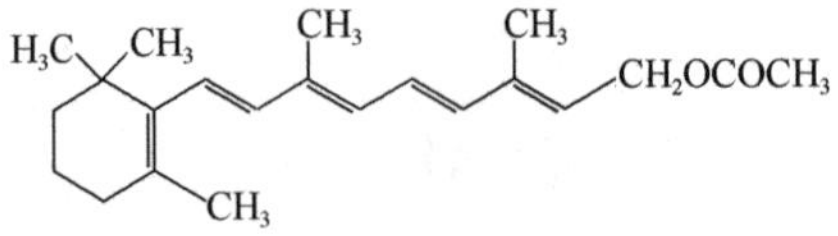

维生素A的乙酸酯

2. **主要性质**

（1）性状：维生素 A 为淡黄色油溶液或结晶与油的混合物（加热至 60℃应为澄明溶液）；无臭；在空气中易氧化，遇光易变质。本品与三氯甲烷、乙醚、环己烷或石油醚能任意混合，在乙醇中微溶，在水中不溶。

（2）还原性：维生素 A 分子中含有共轭多烯醇的侧链，性质不稳定，在空气中易氧化，遇光易变色。加热或金属离子（如铁离子等）存在时可促进氧化变质，生成无生物活性的环氧化物维生素 A 醛及维生素 A 酸。食物中的维生素 A 在加热状态下不被破坏，可能是因为与极易氧化的维生素 E 同时存在之故。维生素 A 在油溶液中比在空气中稳定，故常制成油溶液制剂。

（3）紫外吸收特性：维生素 A 分子中含 5 个共轭双键，其无水乙醇液在 326nm 波长处有最大吸收。维生素 A 的无水乙醇溶液在盐酸催化下加热脱水，生成的脱水维生素 A 有 6 个共轭双键，其最大吸收波长向红移，在 340～390nm 波长间出现 3 个最大吸收峰（348、367、389nm）。维生素 A_1、维生素 A_2 和维生素 A_3 在 40～340nm 波长间均有紫外吸收，并能与显色试剂产生相近颜色，因此，在测定维生素 A 含量时必须考虑这些因素的干扰。

（4）与三氯化锑反应：维生素 A 与三氯甲烷中与三氯化锑试剂作用，产生不稳定的蓝色，渐变成紫红色。

二、鉴 别 试 验

《中国药典》2020 年版中收载维生素 A 的鉴别方法只有三氯化锑反应一种，国外药典中还收载光谱和色谱鉴别法。

1. 三氯化锑反应　维生素 A 在饱和无水三氯化锑的无醇三氯甲烷溶液中，形成不稳定的正碳离子显蓝色，渐变成紫红色。因水可使三氯化锑水解生成氯化高锑，乙醇可与碳正离子作用，使正电荷消失。因此溶剂采用饱和无水三氯化锑的无醇三氯甲烷溶液。

方法：取本品 1 滴，加三氯甲烷 10ml 振摇使溶解；取出 2 滴，加三氯甲烷 2ml 与 25%三氯化锑的三氯甲烷溶液 0.5ml，即显蓝色，渐变成紫红色。

2. 紫外-可见分光光度法　取约含 10IU 的维生素 A 供试品，加无水乙醇-盐酸（100∶1）溶液溶解，立即在 300～400nm 波长范围内测定紫外光谱，应在 326nm 处有一单一的吸收峰。再将溶液在水浴中加热 30 秒，迅速冷却，继续在 300～400nm 波长范围内测定紫外光谱，则应在 348nm、367nm 和 389nm 波长处有三个尖锐的吸收峰，且在 332nm 处有较低的吸收峰或拐点（图 12-1）。

3. 色谱法　《英国药典》（BP）和《美国药典》（USP）中维生素 A 的色谱鉴别条件如下（表 12-1）。

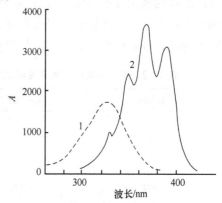

图 12-1　维生素 A 和去水维生素 A 的紫外吸收光谱 1. 维生素 A；2. 去水维生素 A

表 12-1　维生素 A 的色谱鉴别

	BP	USP
薄层板	硅胶 G	硅胶
展开剂	环己烷-乙醚（8∶2）	相同
显色剂	三氯化锑	磷钼酸
供试液浓度（IU）	1.5～5	相同
点样量（μl）	2～10	相同
现象	蓝色斑点	蓝绿色斑点

三、含 量 测 定

维生素 A 及其制剂的含量，最初采用生物学法测定其活性，这也是维生素 A 的剂量以效价表示的原因。随着科技的进步，《中国药典》2020 年版是用紫外-可见分光光度法和高效液相色谱法测定维生素 A 及其制剂中维生素 A 的含量，以单位表示。每单位相当于全反式维生素 A 醋酸酯 0.344μg 或全反式维生素 A 醇 0.300μg；维生素 A 醋酸酯纯品的吸收系数 $E_{1cm}^{1\%}$（328nm，环己烷）为 1530。测定应在暗室中进行。

维生素 A 制剂有维生素 A 软胶囊、AD 软胶囊和 AD 滴剂，其中维生素 A 软胶囊采用紫外-可见分光光度法测定，AD 软胶囊和 AD 滴剂则采用高效液相色谱法测定。

案例 12-1　　维生素 A 醋酸酯换算因素计算

维生素 A 含量是用生物效价表示，单位：IU/g（国际单位）。每单位相当于全反式维生素 A 乙酸酯 0.344μg。那么，1g 维生素 A 乙酸酯相当的维生素 A 的国际单位数为：$\dfrac{1IU \times 10^6}{0.344μg} = 2907000(IU/g)$

维生素 A 乙酸酯纯品的吸收系数 $E_{1cm}^{1\%}$（328，环己烷）为 1530，则换算因素：

$$F = \frac{效价(IU/g)}{E_{1cm}^{1\%}} = \frac{2907000}{1530} = 1900$$

因此，每 1g 供试品中含有的维生素 A 醋酸酯的单位数：

$$= E_{1cm}^{1\%} \times 1900 = \frac{A_{328实测}}{CL} \times 1900$$

由于维生素 A 制剂中含有稀释用油和维生素 A 原料药中混有其他杂质，采用紫外-可见分光光度法测得的吸光度不是维生素 A 独有的吸收。在规定的条件下，非维生素 A 物质的无关吸收所引入的误差可以用三点法校正，以便得到正确结果。即在三个波长处测得吸光度，除其中一点是在最大吸收峰波长处测得外，其他两点分别在吸收峰两侧的波长处测定。

表 12-2　各波长处测定吸光度规定值

波长/nm	吸光度比值
300	0.555
316	0.907
328	1.000
340	0.811
360	0.299

方法：取供试品适量，精密称定，加环己烷溶解并定量稀释制成每 1ml 中含 9～15 单位的溶液，照紫外-可见分光光度法，测定其吸收峰的波长，并在下表（表 12-2）所列各波长处测定吸光度，计算各吸光度与波长 328nm 处吸光度的比值和波长 328nm 处的 $E_{1cm}^{1\%}$ 值。

如果吸收峰波长在 326～329nm 之间，且所测得各波长吸光度比值不超过表 12-2 中规定的 ±0.02，可用下式计算含量：每 1g 供试品中含有的维生素 A 的单位= $E_{1cm}^{1\%}$（328nm）×1900

如果吸收峰波长在 326～329nm 之间，但所测得的各波长吸光度比值超过表 12-2 中规定值的 ±0.02，应按下式求出校正后的吸光度，然后再计算含量：

$$A_{328}（校正）=3.52（2A_{328}-A_{316}-A_{340}）$$

第 2 节　维生素 B 的分析

B 族维生素包括许多化学结构及生理作用完全不同的一类物质，将他们归为一类，因为最初是从同一来源（如肝、酵母、米糠、麦麸等）中分离得到的。

B 族维生素主要有 B₁（盐酸硫胺）、B₂（核黄素）、B₄（嘌呤酸）、B₃（烟酸）、B₆（吡多辛）、B₁₂（氰钴胺）及烟酰胺等。本节主要介绍维生素 B₁。《中国药典》2020 年版收载的维生素 B₁ 制剂主要有片剂和注射剂。

一、结构与性质

1. 基本结构　维生素 B₁ 是由氨基嘧啶环通过-CH₂-与噻唑环（季铵碱）连接而成，并与盐酸成盐，又名盐酸硫胺。

$$H_3C - [嘧啶环: NH_2] - CH_2 - [噻唑环: S, CH_2CH_2OH, CH_3] \cdot Cl^- \cdot HCl$$

维生素B₁

2. 主要性质

（1）性状：维生素 B₁ 为白色结晶或结晶性粉末；有微弱的特臭，味苦；干燥品在空气中迅速吸收约 4% 的水分。在水中易溶，在乙醇中微溶，在乙醚中不溶。

（2）酸碱性：维生素 B₁ 嘧啶环上的伯氨和噻唑环的季铵具有碱性，可与酸成盐。盐酸硫胺的水溶液显酸性，且在酸性介质中较稳定。

（3）与生物碱沉淀试剂反应：维生素 B₁ 结构中含有氮杂环，可与生物碱沉淀试剂硅钨酸等反应生成沉淀。

（4）硫色素反应（还原性）：维生素 B₁ 溶于氢氧化钠溶液中，噻唑环被氧化开环，生成硫醇化合物，经铁氰化钾氧化成硫色素，产物溶于正丁醇中，显蓝色荧光，加酸酸化后荧光即消失，再加碱，荧光又复显。

（5）紫外吸收特性：维生素 B₁ 具有共轭双键，本品 12.5μg/ml 的盐酸溶液（9→1000）溶液，在 246nm 的波长处测定吸光度，吸收系数（$E_{1cm}^{1\%}$）为 406～436。

二、鉴 别 试 验

1. 硫色素反应　是《中国药典》2020 年版维生素 B₁ 项下专属性强的化学鉴别反应。

鉴别方法：取本品约 5mg，加氢氧化钠试液 2.5ml 溶解后，加铁氰化钾试液 0.5ml 与正丁醇 5ml，强力振摇 2 分钟，放置使分层，上面的醇层显强烈的蓝色荧光；加酸使成酸性，荧光即消失；再加碱使成碱性，荧光又显出。

2. 红外分光光度法　取本品适量，加水溶解，水浴蒸干，在 105℃ 干燥 2 小时测定。本品的红外光吸收图谱应与对照的图谱一致。

3. 氯化物反应　本品的水溶液显氯化物的鉴别反应。

三、杂 质 检 查

《中国药典》2020 年版规定维生素 B₁ 的检查包括酸度、溶液的澄清度与颜色、有关物质、硫酸盐、硝酸盐、总氯量、铁盐、重金属等。

1. 硝酸盐　维生素 B₁ 在合成时需要使用硝酸盐，因此可能会引入硝酸盐杂质。采用靛胭脂法检查，限量为 0.25%。

2. 总氯量　本品为盐酸盐，需检查总氯量。《中国药典》2020 年版采用银量法检查，按干燥品计算，含总氯量应为 20.6%～21.2%。

四、含 量 测 定

《中国药典》2020 年版中收载的维生素 B₁ 原料药采用非水滴定法，片剂和注射液采用紫外-可见分光光度法。

1. 非水滴定法　利用噻唑环上季铵和嘧啶环上氨基的弱碱性，在非水溶液中用高氯酸滴定液滴定。

测定方法：取本品约 0.12g，精密称定，加冰醋酸 20ml 微热溶解，放冷，加醋酐 30ml，照电位滴定法，用高氯酸滴定液（0.1mol/L）滴定，并将滴定的结果用空白试验校正。每 1ml 高氯酸滴定液（0.1mol/L）相当于 16.86mg 的 $C_{12}H_{17}ClN_4OS \cdot HCl$。

2. 紫外-可见分光光度法　维生素 B₁ 分子结构中具共轭双键，在紫外区 246nm 处有最大吸收。如维生素 B₁ 片的含量测定。

测定方法：取本品 20 片，精密称定，研细，精密称取适量（约相当于维生素 B₁ 25mg），置 100ml

量瓶中，加盐酸溶液（9→1000）约 70ml，振摇 15 分钟使维生素 B₁ 溶解，用上述溶剂稀释至刻度，摇匀，用干燥滤纸滤过，精密量取续滤液 5ml，置另一 100ml 量瓶中，再加上述溶剂稀释至刻度，摇匀，照紫外-可见分光光度法在 246nm 的波长处测定吸收度，按 $C_{12}H_{17}ClN_4OS \cdot HCl$ 的吸收系数为 421 计算，即得。

$$计算：标示量\% = \frac{A \times V \times D \times \overline{W}}{E_{1cm}^{1\%} \times 100 \times W \times 标示量} \times 100\%$$

式中：A 为吸收度；V 为起始配制的供试品溶液体积；D 为供试品稀释倍数；$\overline{W}$ 为平均片重；W 为称取的片粉重。

第 3 节　维生素 C 的分析

链接

历史瞬间

　　哥伦布是 16 世纪意大利伟大的航海家，他常常带领船队在大西洋上远航探险。那时，航海生活非常艰苦，船员们在船上只能吃到黑面包和咸鱼。最可怕的是在航海期间很容易得一种怪病，病人先是感到浑身无力，走不动路，接着就会全身出血，然后慢慢地死去。船员们都把这种怪病叫做"海上凶神"。

　　有一次，船队才航行不到一半的路程，已经有十几个船员病倒了。病重的船员为了不拖累大家，要求哥伦布把他们送到附近的荒岛上，等返航归来的时候，再把他们的尸体运回家乡。

　　几个月过去了，哥伦布的船队终于胜利返航了，当船在荒岛靠岸时，十几个蓬头垢面的人从岛上像大海狂奔过来。他们还活着！哥伦布又惊又喜地问道："你们是怎么活下来的？""我们来到岛上以后，很快就把你们留下的食物吃完了，后来，肚子饿的时候，我们只好采些野果子吃，这样，我们才一天天活下来。"

　　后来经过研究，人们发现野果子和其他一些水果、蔬菜都含有一种名叫维生素 C 的物质，正是维生素 C 救了那些船员的生命。原来，所谓的"海上凶神"就是"坏血病"，他是由于人体内长期缺乏维生素 C 引起的。当身体内补充了适量的维生素 C，坏血病就不治而愈了。

一、结构与性质

　　维生素 C 又称 L-抗坏血酸，广泛存在于柠檬、柑橘等水果、新鲜蔬菜及其他许多植物中。药用品由化学合成制得。

　　1. 基本结构　维生素 C 是含有五羟基的苏糖型己烯酸内酯，具有二烯醇和内酯环结构，分子中含两个手性碳原子（C_4、C_5），所以维生素 C 不仅性质活泼，且具有旋光性。

维生素C

　　2. 主要性质

　　（1）性状：维生素 C 为白色结晶或结晶性粉末；无臭，味酸；久置色渐变微黄。水溶液显酸性反应。本品在水中易溶，在乙醇中略溶，在三氯甲烷或乙醚中不溶。熔点 190～192℃，熔融时同时分解。

　　（2）旋光性：维生素 C 有两个手性碳原子，在四个光学异构体中 L（＋）-抗坏血酸活性最大，比旋度+20.50º～+21.50º。

（3）酸性：本品分子中含有连二烯醇的结构，水溶液显酸性，可以与 $NaHCO_3$ 成盐。

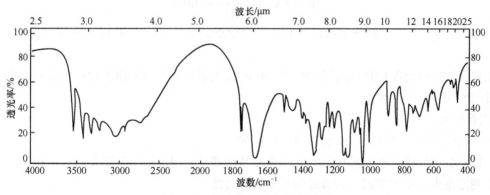

（4）还原性：连二烯醇结构还具有很强的还原性，在水溶液中易被空气中的氧、硝酸银、碱性酒石酸铜、碘、及 2，6-二氯靛酚钠所氧化，生成去氢维生素 C。去氢维生素 C 在无氧条件下，发生脱水和水解反应，经脱羧生成呋喃甲醛，进一步聚合呈色，是维生素储存过程中变色的主要原因。

（5）糖的性质：维生素 C 结构与糖相似，因此具有糖类性质的反应。

二、鉴　别　试　验

1. 氧化反应　《中国药典》2020 年版维生素 C 原料项下收载的鉴别反应是 2，6-二氯靛酚钠的反应。维生素 C 钠的鉴别采用碱性酒石酸铜的反应。

（1）与 2，6-二氯靛酚钠的反应：维生素 C 的水溶液可将蓝色的二氯靛酚钠还原成无色溶液。

鉴别方法：取本品 0.2g，加水 10ml 溶解后，分成二等份，在一份加硝酸银试液 0.5ml，即生成银的黑色沉淀，在另一份中，加二氯靛酚钠试液 1～2 滴，试液的颜色即消失。

（2）碱性酒石酸铜的反应：取维生素 C 钠的水溶液（1→50）4ml，加 0.1mol/L 的盐酸溶液 1ml，加碱性酒石酸铜试液数滴，加热，生成红色沉淀。

2. 光谱法　维生素 C 的红外光吸收图谱应与对照的图谱一致（图 12-2）。

图 12-2　维生素 C 的红外光谱图

三、杂　质　检　查

1. 检查项目　《中国药典》2020 年版维生素 C 项下的检查如下（表 12-3）。

表 12-3　维生素 C 的检查项目

项目	原因	标准规定
溶液的澄清度与颜色	分解产物不溶于水并有颜色	溶液应澄清无色；吸光度不得过 0.03
草酸	维生素 C 的代谢产物	不得浓于对照溶液
铁盐	金属离子催化氧化反应，引起变质	原子吸收分光光度值应符合规定
铜盐	金属离子催化氧化反应，引起变质	原子吸收分光光度值应符合规定
重金属	金属离子催化氧化反应，引起变质	重金属不得过百万分之十
炽灼残渣	检查无机物	不得过 0.1%
细菌内毒素	注射剂	应小于 0.02EU

2. 检查方法

（1）铁盐和铜盐的检查：采用的方法是原子吸收分光光度法。

（2）重金属：采用硫代乙酰胺法。

（3）溶液颜色与澄清度的检查：取本品 3.0g，加水 15ml，振摇使溶解，溶液应澄清无色；如显色，将溶液经 4 号垂熔玻璃漏斗滤过，取滤液，照紫外-可见分光光度法，在 420nm 的波长处测定吸光度，不得过 0.03。

（4）草酸：取本品 0.25g，加水 4.5ml，振摇使维生素 C 溶解，加氢氧化钠试液 0.5ml、稀醋酸 12ml 与氯化钙试液 0.5ml，摇匀，放置 1 小时，作为供试品溶液；另精密称取草酸 75mg，置于 500ml 量瓶中，加水溶解并稀释至刻度，摇匀，精密量取 5ml，加稀醋酸 1ml 与氯化钙试液 0.5ml，摇匀，放置 1 小时，作为对照溶液。供试品溶液产生的浑浊不得浓于对照溶液（0.3%）。

四、含量测定

《中国药典》2020 年版中收载维生素 C 的制剂有片剂、颗粒剂、泡腾颗粒、泡腾片、注射液。维生素 C 原料药及其制剂的含量测定均采用氧化还原滴定法中的直接碘量法。

1. 原理 维生素 C 具有较强的还原性，在稀醋酸酸性溶液中，可被碘定量氧化，以淀粉为指示剂，终点显蓝色。根据碘滴定液消耗的体积，计算含量。

2. 测定方法 取维生素 C 约 0.2g，精密称定，加新沸过的冷水 100ml 与稀醋酸 10ml 使溶解，加淀粉指示液 1ml，立即用碘滴定液（0.05mol/L）滴定至溶液显蓝色并在 30 秒钟内不褪。每 1ml 碘滴定液（0.05mol/L）相当于 8.806mg 的 $C_6H_8O_6$。

3. 计算

$$维生素C\% = \frac{TVF}{M} \times 100\%$$

式中：T 为滴定度；V 为消耗滴定液的体积；F 为校正因子（实际浓度/标示浓度）；M 为供试品的重量。

标准规定：原料药含 $C_6H_8O_6$ 不得少于 99.0%；维生素 C 的灭菌水溶液含维生素 C（$C_6H_8O_6$）应为标示量的 93.0%～107.0%。

4. 注意事项

（1）加新沸过的冷水可以防止水中溶解的氧对维生素 C 的氧化。

（2）稀乙酸可以减缓维生素 C 被空气中氧的氧化速度，但滴定仍然需要迅速进行。

（3）测定维生素 C 片剂时，为排除辅料干扰应过滤。

（4）注射剂中抗氧化剂焦亚硫酸钠易水解生成亚硫酸氢钠对测定有干扰，测定时加入丙酮作掩蔽剂消除干扰。

案例 12-2 维生素 C 注射液含量测定

药典规定：本品为维生素 C 的灭菌水溶液。含维生素 C（$C_6H_8O_6$）应为标示量的 90.0%～110.0%。

如果取标示量为 5ml：0.5g 的维生素 C 注射液 2ml，按药典规定用碘滴定液（0.1032mol/L）滴定至终点时消耗滴定液 21.76ml。计算该注射液标示量百分含量，并判断是否符合规定。

$$维生素C标示量\% = \frac{T \times 10^{-3} \times V \times F \times S_{标}(ml)}{V_{供} \times S_{标}(g)} \times 100\%$$

$$= \frac{8.806 \times 10^{-3} \times 21.76 \times 1.032 \times 5}{2 \times 0.5} \times 100\% = 98.9\%$$

结果符合规定。

第 4 节 维生素 D 的分析

维生素 D 是一类抗佝偻病维生素的总称。维生素 D 主要存在于鱼肝油、肝脏、蛋黄和乳汁中。在紫外线的照射下，维生素 D_2、D_3 的前体转变成 D_2 和 D_3，再经过体内的活化，促进肠内钙磷的吸收。

> **链接**
>
> "超级食品"——鸡蛋
>
> 　　英国营养学家发现：鸡蛋可以促进健康、抗击肥胖，属于"超级食品"。建议人们每天食用 1 个鸡蛋，以达到最佳效果。
>
> 　　鸡蛋所含热量低，但蛋白质丰富。而且，鸡蛋富含维生素 D、维生素 B_{12} 以及硒等对身体健康有益的元素。1 个鸡蛋就能提供人体每日所需维生素 D 的 20%。如果维生素 D 摄入不足，可能导致骨科疾病、癌症、心脏病、多发性硬化、免疫性疾病或者精神疾病等。另外，鸡蛋里还含有大量抗氧化物质。这些物质可以阻止黄斑变性产生。黄斑变性是致盲的主要原因之一。
>
> 　　鸡蛋适合每个年龄段的人食用。它很容易烹饪，味道也不错。在高蛋白质食品中，鸡蛋的氨基酸含量最高，这种物质有助于生长发育和病后恢复，因此对儿童、青少年和年轻人至关重要。"肉食动物"和不喝牛奶的人最应该多吃鸡蛋。

一、结构与性质

1. 基本结构　维生素 D 类都是甾醇的衍生物，目前已知的至少有十种之多，其中最为重要的是维生素 D_2 和维生素 D_3，两者的区别仅在维生素 D_3 侧链无双键和少了一个甲基。

维生素D_2　　　　　　　　　　　维生素D_3

2. 主要性质

（1）性状：维生素 D_2 和维生素 D_3 均为无色针状结晶或白色结晶性粉末；无臭；遇光或空气均易变质。维生素 D_2 和维生素 D_3 在三氯甲烷中极易溶解，在乙醇、丙酮或乙醚中易溶，在植物油中略溶，在水中不溶。

（2）旋光性：维生素 D 的结构中含有手性碳原子，具有旋光性，维生素 D_2 的比旋度为 $+102.5°$ ～ $+107.5°$；维生素 D_3 比旋度为 $+105°$ ～ $+112°$。

（3）稳定性：维生素 D_2 和维生素 D_3 分子中均含有多个双键，性质极不稳定，在空气和日光下，遇酸或氧化剂，均能发生氧化反应而变质，使疗效降低，毒性增加。维生素 D_3 因侧链上无双键，故稳定性高于维生素 D_2，但在空气中遇光仍易变质。

（4）醋酐-浓硫酸显色反应：维生素 D_2 或维生素 D_3 的氯仿溶液，加入醋酐-浓硫酸溶液，振摇后，初显黄色，渐变为红色，迅速变为紫色、蓝绿色，最后变为绿色。

（5）紫外吸收特性：维生素 D_2 和维生素 D_3 均含共轭体系，有紫外吸收，可用紫外-可见分光光度法鉴别。维生素 D_2 和维生素 D_3 在无水乙醇溶解并定量稀释制成每 1ml 中约含 10μg 的溶液，照紫外-可见分光光度法，在 265nm 的波长处测定吸光度，维生素 D_2 吸收系数（$E_{1cm}^{1\%}$）为 460～490；维生素 D_3 吸收系数（$E_{1cm}^{1\%}$）为 465～495。

二、鉴 别 试 验

《中国药典》2020 年版对维生素 D_2 和维生素 D_3 鉴别，采用显色反应和红外光谱法。

1. 醋酐-浓硫酸显色反应　取维生素 D_2 和维生素 D_3 各约 0.5mg，加三氯甲烷 5ml 溶解后，加醋酐 0.3ml 与硫酸 0.1ml，振摇，初显黄色，渐变红色，迅即变为紫色。若为维生素 D_2 则最后成绿色；若为维生素 D_3 再变为蓝绿色，最后变为绿色。

2. 红外分光光度法　维生素 D_2 和维生素 D_3 的红外吸收图谱应与对照的图谱一致（图 12-3 和图 12-4）。

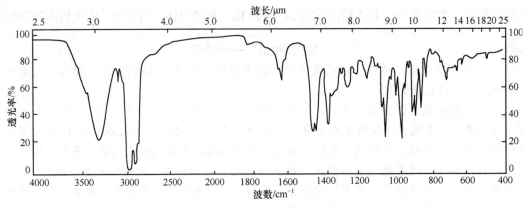

图 12-3 维生素 D₂ 红外吸收图谱

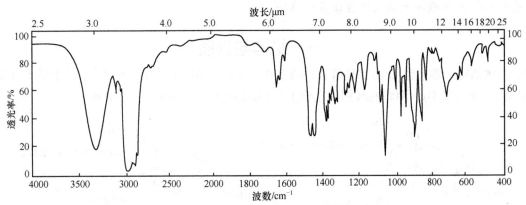

图 12-4 维生素 D₃ 的红外吸收图谱

三、杂 质 检 查

《中国药典》2020 年版规定维生素 D₂ 原料药中应检查麦角甾醇。

检查方法：取本品 10mg，加 90%乙醇 2ml 溶解后，加洋地黄皂苷溶液（取洋地黄皂苷 20mg，加 90%乙醇 2ml，加热溶解制成）2ml，混合，放置 18 小时，不得发生浑浊或沉淀。

四、含 量 测 定

《中国药典》2020 年版附录中收载维生素 D 的含量测定方法，采用高效液相色谱法测定维生素 D 及其制剂的含量。药典中收载的维生素 D 测定法分为三种：第一法、第二法和第三法。无维生素 A 醇及其他杂质干扰的供试品采用第一法；有干扰的按第二法；如按第二法处理后前维生素 D 峰仍受杂质干扰，仅维生素 D 峰可以分离时，则按第三法测定。大多数的维生素 D 及其制剂采用第一法测定。维生素 D 对光敏感，测定应在半暗室中及避免氧化的情况下进行。

第 5 节　维生素 E 的分析

维生素 E 是一类与生育有关的维生素的总称。他们大多存在于植物中，其中以麦胚油、豆类及蔬菜中含量最为丰富。

> **链接**
>
> **维生素 E 与养颜**
>
> 维生素 E 主要用于抗衰老、预防习惯性流产、先兆流产、绝经期综合征等。也可用于肌萎缩、肌营养不良、肝炎、肝硬化、冠心病的辅助治疗。其养颜作用主要因维生素 E 有较强的抗氧化作用，可防止不饱和脂肪酸氧化，阻止脂褐素的形成，因而被推崇为"老化抑制剂"；还能渗透至皮肤内部而发挥其润肤作用，故是理想的润肤剂，同时，维生素 E 可有效防止紫外线晒伤，保持皮肤弹性，延缓皮肤衰老。维生素 E 与锌剂合用，可防治黄褐斑。但应注意，连续用药 6 个月以上者，易引起血小板聚集和血栓形成等不良反应，故不能大量、长期使用。

一、结构与性质

1. 基本结构　维生素 E 是苯并二氢吡喃类衍生物，因苯环上含有一个酚羟基，因此又称生育酚。已知维生素 E 类有 8 种，各个异构体显示不同的生理活性，其中以 α-生育酚活性最强。天然维生素 E 为右旋体，人工合成品则为消旋体，其生物活性为右旋体的 40%。药用一般为合成品。因维生素 E 易被空气氧化，故药典收载的维生素 E 为 α-生育酚醋酸酯，其制剂有片剂、注射剂、胶丸和粉剂。

维生素 E　　$C_{31}H_{52}O_3$　　472.75

2. 主要性质

（1）性状：维生素 E 为微黄色至黄色或黄绿色澄清的黏稠液体；几乎无臭；遇光色渐变深。天然型放置会固化，25℃左右熔化。在无水乙醇、丙酮、乙醚或植物油中易溶，在水中不溶。

（2）水解性：苯环上有乙酰化的酚羟基（酯键），在酸性或碱性溶液中加热易水解成游离生育酚。游离生育酚常作为特殊杂质进行检查。

（3）还原性：水解生成的游离生育酚暴露于空气或日光中，极易被氧化而变色，其酯类相对稳定，但遇光也渐变色。游离生育酚可被进一步氧化生成有色的醌型化合物，碱性条件下氧化反应更易发生。故应避光保存。

如与硝酸反应：α-生育酚加无水乙醇溶解后，加硝酸微热，生成生育红，其溶液显橙红色。

（4）紫外吸收特性：维生素 E 具有苯环，有紫外吸收。其 0.1mg/ml 无水乙醇溶液在 284nm 的波长处吸收系数（$E_{1cm}^{1\%}$）为 41.0～45.0，见图 12-5。

二、鉴　别　试　验

1. 与硝酸反应　维生素 E 在酸性条件下加热，先水解生成游离生育酚，再进一步被硝酸氧化成生育红而显橙红色。

方法：取本品约 30mg，加无水乙醇 10ml 溶解后，加硝酸 2ml，摇匀，在 75℃加热约 15 分钟，溶液显橙红色。

2. 光谱法　本品的红外光吸收图谱应与对照图谱一致。

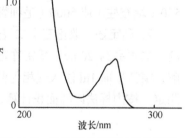

图 12-5　维生素 E 的紫外吸收图谱

三、杂　质　检　查

1. 检查项目　《中国药典》2020 年版维生素 E 项下的检查项目见下表（表 12-4）。

表 12-4　维生素 E 的检查项目

项目	原因	标准规定
酸度	杂质为酸性物质	消耗的氢氧化钠滴定（0.1mol/L）不得过 0.5ml
生育酚	制备中未酯化的或贮存中分解的生育酚	消耗硫酸铈滴定液（0.01mol/L）不得过 1.0ml
（残留溶剂）正己烷	残留溶剂	应符合规定

2. 检查方法

（1）酸度的检查：取乙醇与乙醚各 15ml，置锥形瓶中，加酚酞指示液 0.5ml，滴加氢氧化钠滴定液（0.1mol/L）至微显粉红色，加本品 1.0g，溶解后，用氢氧化钠滴定液（0.1mol/L）滴定，消耗的氢氧化钠滴定液（0.1mol/L）不得过 0.5ml。

（2）游离生育酚的检查：《中国药典》2020 年版采用硫酸铈滴定法（铈量法），利用游离生育酚的还原性，将硫酸铈还原成硫酸亚铈。终点时过量硫酸铈与二苯胺（指示剂）反应，显蓝色。

检查方法：取本品 0.10g，加无水乙醇 5ml 溶解后，加二苯胺试液 1 滴，用硫酸铈滴定液（0.01mol/L）滴定，消耗硫酸铈滴定液（0.01mol/L）不得过 1.0ml。

（3）有关物质：本方法适合合成维生素 E 的检查。

取本品，用正己烷稀释制成每 1ml 中约含 2.5mg 的溶液，作为供试品溶液；精密量取供试品溶液适量，用正己烷定量稀释制成每 1ml 中含 25μg 的溶液，作为对照溶液。照含量测定项下的色谱条件，再精密量取供试品溶液与对照溶液各 1μl，分别注入气相色谱仪，记录色谱图至主成分峰保留时间的 2 倍。供试品溶液色谱图中如有杂质峰，α-生育酚（杂质 I，相对保留时间约为 0.87）的峰面积不得大于对照溶液主峰面积（1.0%），其他单个杂质峰面积不得大于对照溶液主峰面积的 1.5 倍（1.5%），各杂质峰面积的和不得大于对照溶液主峰面积的 2.5 倍（2.5%）。

（4）残留溶剂：取本品，精密称定，加 N,N-二甲基酰胺溶解并定量稀释制成每 1ml 中约含 50mg 的溶液，作为供试品溶液；另取正己烷适量，精密称定，加 N,N-二甲基甲酰胺定量稀释制成每 1ml 中含 10μg 的溶液，作为对照品溶液。按照残留溶剂的测定方法试验，以 5%苯基甲基聚硅氧烷为固定液（或极性相近的固定液），起始柱温为 50℃，维持 8 分钟，然后以每分钟 45℃的速率升温至 260℃，维持 15 分钟。取供试品溶液与对照品溶液，分别顶空进样，记录色谱图，正己烷的残留量应符合规定。

四、含量测定

《中国药典》2020 年版收载维生素 E 及其制剂的含量测定均采用气相色谱法。

维生素 E 的沸点为 350℃，虽然高，但仍可不经衍生化而直接用气相色谱法测定其含量。由于气相色谱法选择性高，可分离维生素 E 及其异构体，尤其适用于制剂的含量测定。

1. 色谱条件与系统适用性试验 载气为氮气；以硅酮（OV-17）为固定相，涂布浓度为 2%；或用 100%二甲基聚硅氧烷为固定液的毛细管柱；柱温为 265℃。理论板数按维生素 E 峰计算应不低于 500（填充柱）或 5000（毛细管柱），维生素 E 峰与正三十二烷峰之间的分离度应符合规定。

2. 测定法 取正三十二烷适量，加正己烷溶解并稀释成每 1ml 中含 1.0mg 的溶液，作为内标溶液。取本品约 20mg，精密称定，置棕色具塞锥形瓶中，精密加入内标溶液 10ml，密塞，振摇使溶解，精密量取 1μl 注入气相色谱仪，记录色谱图；另取作维生素 E 对照品约 20mg，精密称定，同法测定。按内标法以峰面积计算，即得。

自测题

一、选择题

【A 型题】（最佳选择题）。说明：每题的备选答案中只有一个最佳答案。

1. 与三氯化锑反应即显蓝色，渐变为紫红色的是（ ）

  A. 维生素 A   B. 维生素 B₁

  C. 维生素 C   D. 维生素 D

  E. 维生素 E

2. 能发生硫色素反应的是（ ）

  A. 维生素 A   B. 维生素 B₁

  C. 维生素 C   D. 维生素 D

  E. 维生素 E

3. 精密称取 25mg 维生素 B₁，置 100ml 量瓶中，加盐酸溶液（9→1000）稀释至刻度，此时溶液的浓度是（ ）

  A. 2500mg/ml   B. 250mg/ml

  C. 25mg/ml   D. 2.5mg/ml

  E. 0.25mg/ml

4. 醋酐-浓硫酸显色反应是用于鉴别（ ）

  A. 维生素 A   B. 维生素 B

C. 维生素 C
D. 维生素 D

E. 维生素 E

5. 测定维生素 C 片剂时，为排除辅料干扰应（　　）

A. 加新沸过的冷水
B. 加稀醋酸

C. 快速滴定
D. 过滤

E.加入丙酮

6.《中国药典》2020 年版采用碘量法测定维生素 C 的含量，测定中加稀醋酸的目的是，使维生素 C 在酸性介质中受空气中氧的氧化作用（　　）

A. 减慢
B. 加快

C. 完全
D. 消失

E. 不存在

7. 采用碘量法测定维生素 C 的含量，是利用维生素 C 的（　　）

A. 氧化性
B. 还原性

C. 酸性
D. 碱性

E. 溶解性

8.《中国药典》2020 年版中规定，维生素 D_2 原料药中应检查的杂质是（　　）

A. 麦角甾醇
B. 游离生育酚

C. 水杨酸
D. 维生素 D_3

E. 酸度

9.《中国药典》2020 年版对维生素 E 中游离生育酚的检查采用（　　）

A. 碘量法
B. 铈量法

C. 酸碱滴定法
D. 非水滴定法

E. 旋光度法

10.《中国药典》2020 年版维生素 E 及其制剂的含量测定方法是（　　）

A. 高效液相色谱法

B. 铈量法

C. 紫外-可见分光光度法

D. 非水滴定法

E. 气相色谱法

11. 可用硝酸氧化反应鉴别而显橙红色的是（　　）

A. 维生素 A
B. 维生素 B

C. 维生素 C
D. 维生素 D

E. 维生素 E

【B 型题】（配伍选择题）。说明：备选答案在前，试题在后。每组题均对应同一组备选答案，每题只有一个正确答案。每个备选答案可重复选用，也可不选用。

（第 12～16 题备选答案）

A. 维生素 A
B. 维生素 B_1

C. 维生素 C
D. 维生素 D

E. 维生素 E

12. 苯并二氢吡喃类衍生物（　　）

13. 具有共轭多烯侧链的环己烯（　　）

14. 氨基嘧啶环通过—CH_2—与噻唑环（季铵碱）连接而

成（　　）

15. 含有五羟基的苏糖型己烯酸内酯，并具有连二烯醇的结构（　　）

16. 甾醇的衍生物（　　）

（第 17～21 题备选答案）

A. 维生素 A
B. 维生素 B_1

C. 维生素 C
D. 维生素 D

E. 维生素 E

17. 可用三氯化锑反应鉴别的是（　　）

18. 可用硝酸银反应鉴别的是（　　）

19. 可用醋酐-浓硫酸反应鉴别的是（　　）

20. 可用硝酸氧化反应鉴别的是（　　）

21. 水溶液显氯化物的鉴别反应的是（　　）

（第 22～25 题备选答案）可利用紫外-可见分光光度法鉴别，是因为以下药物的结构中含有

A. 苯环
B. 共轭双键

C. 甲基
D. 酚羟基

E. 酯键

22. 维生素 A（　　）

23. 维生素 B_1（　　）

24. 维生素 D（　　）

25. 维生素 E（　　）

【X 型题】（多项选择题）。说明：每题至少有 2 个或 2 个以上答案可以选择。

26.属于脂溶性维生素的是（　　）

A. 维生素 A
B. 维生素 B

C. 维生素 C
D. 维生素 D

E. 维生素 E

27.《中国药典》2020 年版收载维生素 C 及其钠盐的鉴别反应有（　　）

A. 与硝酸银反应

B. 与 2，6-二氯靛酚的反应

C. 与碱性酒石酸铜反应

D. 与三氯化锑反应

E. 与三氯化铁反应

28.《中国药典》2020 年版收载鉴别维生素 D_2 和维生素 D_3 的方法有（　　）

A. 旋光法
B. 生物碱沉淀法

C. 紫外-可见分光光度法
D. 红外分光光度法

E. 醋酐-浓硫酸显色法

29. 维生素 A 分子中含有共轭多烯醇的侧链，因此具有以下性质（　　）

A. 不溶于水
B. 油状液体

C. 还原性
D. 氧化性

E. 紫外吸收特性

二、填空题

1.硫色素反应时利用维生素 B_1 的 _____ 性，被铁氰化钠氧化而呈色。

2. 维生素 B₁ 是由＿＿＿＿＿＿＿通过—CH₂—与噻唑环（季铵碱）连接而成，并与盐酸成盐，又名＿＿＿＿＿＿＿。

3. 因维生素 B₁ 具有＿＿＿＿＿＿＿，在非水溶液中可用滴定。

4. 维生素 C 又称＿＿＿＿＿＿＿，具有很强的＿＿＿＿＿＿＿，其水溶液可将 $AgNO_3$ 还原成＿＿＿＿＿＿＿；也可将蓝色的二氯靛酚还原成＿＿＿＿＿＿＿溶液。

5. 维生素 C 原料药及其制剂的含量测定均采用氧化还原滴定法中的＿＿＿＿＿＿＿。测定中加新沸过的冷水的目的是＿＿＿＿＿＿＿，注射剂中抗氧化剂焦亚硫酸钠易水解生成亚硫酸氢钠对测定有干扰，因此测定时加入＿＿＿＿＿＿＿作掩蔽剂消除干扰。

6. 维生素 D 类都是甾醇的衍生物，其中最为重要的是维生素＿＿＿＿＿＿＿和维生素＿＿＿＿＿＿＿，分子中均含有多个双键，＿＿＿＿＿＿＿，在空气和日光下，遇酸或氧化剂，均能发生＿＿＿＿＿＿＿，使疗效降低，毒性增加。《中国药典》2020 年版规定维生素 D₂ 原料药中应检查＿＿＿＿＿＿＿。

7. 维生素 E 又称生育酚，＿＿＿＿＿＿＿为右旋体，人工合成品则＿＿＿＿＿＿＿，因维生素 E 易被空气氧化，故药典收载的维生素 E 为＿＿＿＿＿＿＿。

8. 维生素 E 苯环上有乙酰化的＿＿＿＿＿＿＿，在酸性或碱性溶液中加热易水解成＿＿＿＿＿＿＿。故＿＿＿＿＿＿＿常作为特殊杂质进行检查。

三、简答题

维生素 C 含量测定：本品为 *L*-抗坏血酸。含 $C_6H_8O_6$ 不得少于 99.0%。

取本品约 0.2g，精密称定，加新沸过的冷水 100ml 与稀醋酸 10ml 使溶解，加淀粉指示液 1ml，立即用碘滴定液（0.05mol/L）滴定，至溶液显蓝色并在 30 秒钟内不褪。每 1ml 碘滴定液（0.05mol/L）相当于 8.806mg 的 $C_6H_8O_6$。

计算并回答问题：

1. 本含量测定方法是什么方法？

2. 为什么用新沸过的冷水溶解样品？

3. 加稀醋酸的目的是？

4. 如果用浓度为 0.0516mol/L 碘滴定液滴定，校正系数 *F* 是多少？

5. 滴定至终点时共用滴定液 21.76ml，已知精密称取的供试品的量为 0.2002g，计算含量。

6. 判断其含量是否符合规定。

（肖　东）

第 *13* 章

甾体激素类药物的分析

甾体激素类药物的分子中均含有甾体母核的结构，主要包括肾上腺皮质激素和性激素两大类，其中性激素又分为雄激素和蛋白同化激素、雌激素、孕激素等。雄激素既有雄性活性，也有蛋白同化活性，他能促进蛋白质的合成，抑制蛋白质的代谢，睾酮为天然的雄性激素，经结构改造后的合成品有甲睾酮和丙酸睾酮、苯丙酸诺龙等；孕激素是雌性动物卵泡排卵后形成的黄体分泌的激素，黄体酮是应用非常广泛的孕激素，口服后可迅速被破坏失效，只能注射给药；雌激素是最早被发现的甾体激素，天然雌激素有雌二醇、雌三醇和雌酮，对雌二醇进行结构改造，得到一系列高效和长效的雌激素，如炔雌醇；肾上腺皮质激素按生理作用分为糖皮质激素和盐皮质激素，糖皮质激素主要参与糖、脂肪和蛋白质的代谢，盐皮质激素主要调节机体的水、盐类代谢并维持电解质的平衡。

> **链接**
>
> ### 激素的利与弊—双刃剑
>
> 激素是由内分泌腺体（甲状腺、肾上腺、卵巢、睾丸、胰腺等）分泌的物质，是机体内自然生成和存在的。以前多从有关的腺体组织提取，现多为人工合成。
>
> 由于生长激素可提高农牧业产量，近年来在经济利益驱动下，生长激素泛滥成灾。如为使家禽多长肉大量喂食的"催肥剂"；为使牛羊多产奶在牲畜体内注射含雌性激素的"催奶剂"；用"催红素"催红的番茄和苹果吃起来却味同嚼蜡；看上去紫得发黑、吃到嘴里又酸又涩的葡萄，竟是用"葡萄膨大素"催大催熟的；还有硕大的西瓜、甜瓜、水蜜桃等，不少都是用激素"催"出来的。滥用生长激素，不只影响儿童的身高体重，还影响神经系统、免疫系统、生殖系统等。
>
> 一些营养口服液含也有性激素，尤其是一些男性壮阳保健品，多含雄性激素和中枢神经兴奋剂。这样的"保健品"只会"透支体力"，长期使用有害无益。一些女性使用的调经、养颜产品，则大多含有雌激素。如此低廉的添加剂，再配上几种所谓的天然药物，精美包装后售以数十元一盒，绝对暴利。
>
> 由于激素具有抗炎、抗毒、抗休克、免疫抑制等作用，其使用范围非常广泛。哮喘、肾病、银屑病、痤疮、颈椎病、肩周炎、骨质增生、器官移植…，尤其是高达40%～60%的类风湿病人曾经使用或正在使用激素。
>
> 真菌感染、高血压、糖尿病、充血性心衰、青光眼、骨质疏松等应禁用或慎用。不合理使用激素造成的疾病，其后果比原发性疾病更加严重。一旦违规使用，救命的激素也能致命。"神的左手是用来赐福的，而神的右手却是可怕的"。用这句诗来形容激素的双刃剑特点非常合适。

一、结构与性质

1. **基本结构与分类**　甾体激素类药物通常都具有环戊烷并多氢菲母核结构，基本骨架如下：

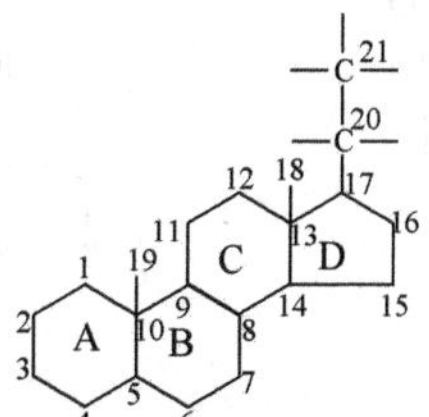

　　各种甾类激素药物在结构上的差异主要在于取代基或双键的种类、位置和数目，以及 C_{10} 上有无甲基、C_{17} 上有无侧链基等，因此，甾类药物按化学结构可分为雌甾烷、雄甾烷和孕甾烷三大类。

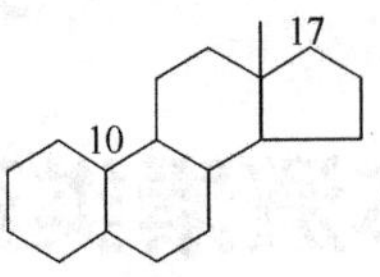

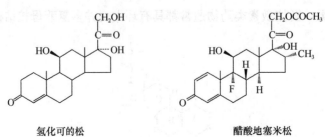

雌甾烷 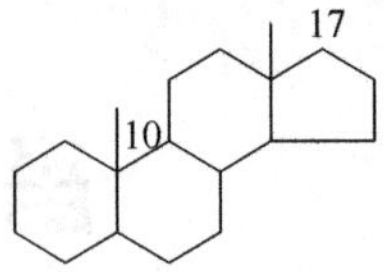　　　　　雄甾烷 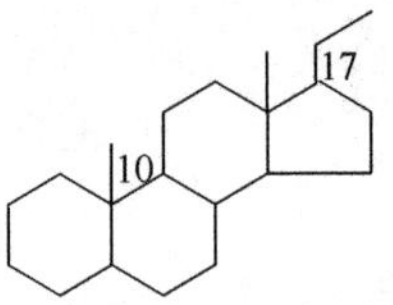　　　　　孕甾烷

　　（1）雌激素：雌激素都具有 C_{10} 无甲基、C_{13} 上有甲基的雌甾烷结构，即母核共有 18 个 C 原子；A 环为苯环；C_3 上有酚羟基或酯键；C_{17} 上有羟基（或成酯）或酮基、乙炔基。典型药物如雌二醇、炔雌醇，结构如下：

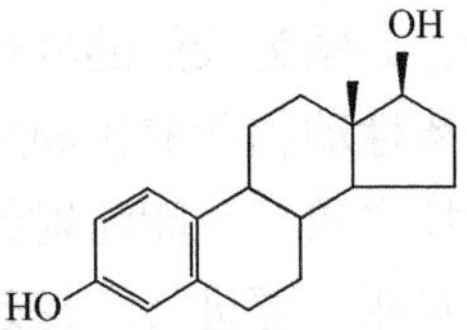

雌二醇 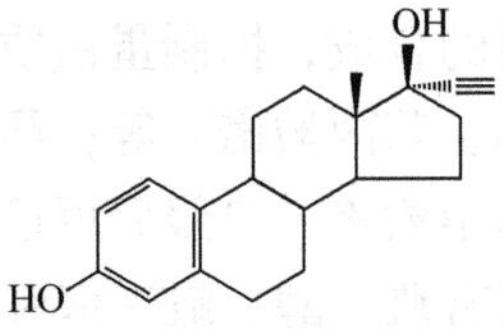　　　　　　　　　　　　炔雌醇

　　（2）雄激素及蛋白同化激素：雄激素具有雄甾烷结构，即母核具有 19 个 C 原子；蛋白同化激素母核具有 18 个 C 原子（C_{10} 上无甲基）；雄激素和蛋白同化激素都是雄甾烷的衍生物，其 A 环上都有 4-烯-3-酮结构，C_{17} 上多为羟基或羟基形成的酯。典型药物如睾酮和苯丙酸诺龙，结构如下：

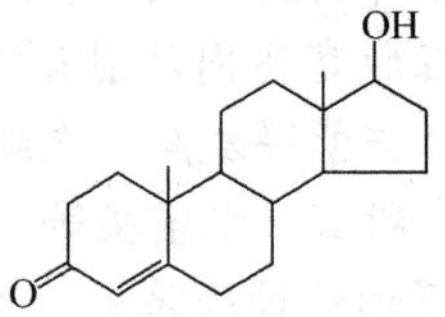

睾酮 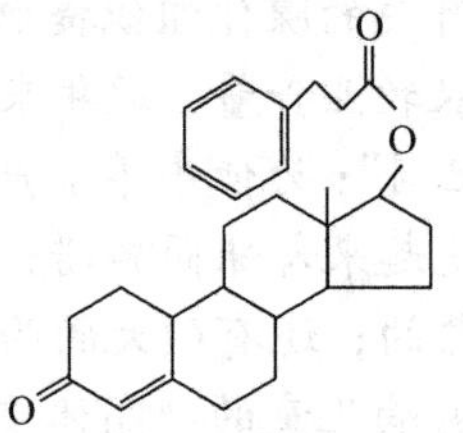　　　　　　　　　　　苯丙酸诺龙

　　（3）孕激素：C_{10} 和 C_{13} 上均有甲基，具有 21 个 C 原子的孕甾烷结构；A 环上有 4-稀-3-酮基；C_{17} 上有甲酮基或羟基（或成酯）、乙炔基。典型药物如黄体酮、炔诺酮，结构如下：

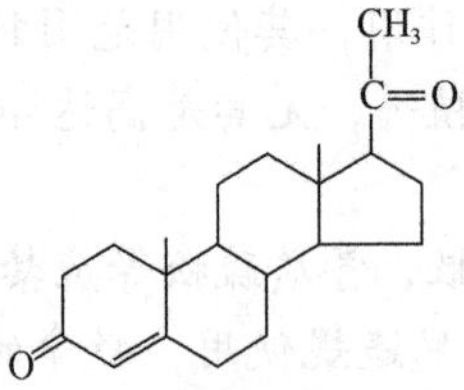

黄体酮 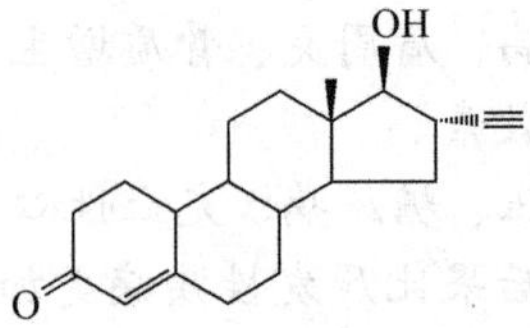　　　　　　　　　　炔诺酮

　　（4）糖皮质激素（肾上腺皮质激素）：具孕甾烷结构，A 环上有 4-烯-3-酮基；C_{11} 上有羰基或羟基；C_{17} 上有 α-醇酮基和 α-羟基。典型药物如氢化可的松、醋酸地塞米松、醋酸曲安奈德等，结构如下：

氢化可的松　　　　　　　　醋酸地塞米松

> **链接**
>
> **蛋白同化激素的危害**
>
> 蛋白同化激素是一种与雄性激素有关的合成药物。在三十年代末期同化激素被用于治疗性功能减退、青春发育延迟和其他疾病引起的消瘦。从 50 年代起，运动员们用同化激素来修复肌肉和增强运动耐力。目前有 100 多种同化激素，都是处方药物，现药店一般不得随意销售。健美运动员的使用率非常高，原因是为了增加肌肉块和减少体内的脂肪。长期使用同化激素对身体健康有严重的影响，可引起心脏病发作和卒中，增加患肝脏疾病的危险，还会造成身体不良改变等。

2. 主要性质

（1）官能团的显色反应

① 酮基的反应：含 C_3 或 C_{20} 酮基的甾体激素药物能与羰基试剂 2，4-二硝基苯肼、硫酸苯肼、异烟肼等反应，生成有色的腙类衍生物。可用于除雌激素外的其他甾体激素药物的鉴别。例如，黄体酮与异烟肼缩合生成异烟腙而呈黄色：

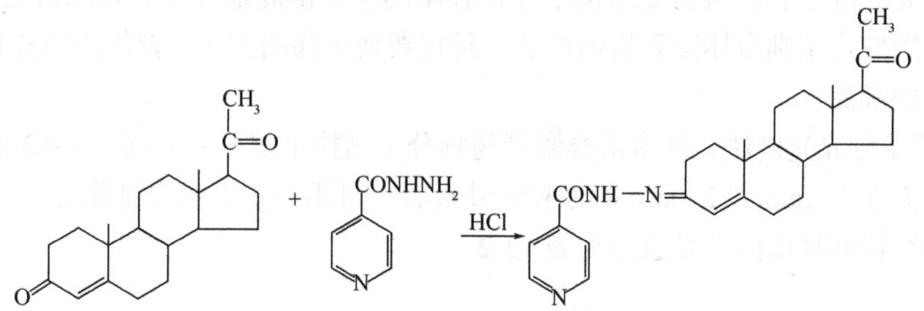

② C_{17}-α-醇酮基的还原性：肾上腺皮质激素类药物分子中 C_{17} 位上连有 α-醇酮基，具有还原性，能与斐林试剂（碱性酒石酸铜）反应显色；与多伦试剂（氨制硝酸银）反应，生成黑色单质银，可供鉴别。如醋酸泼尼松加甲醇溶解后，与加热的斐林试剂反应：

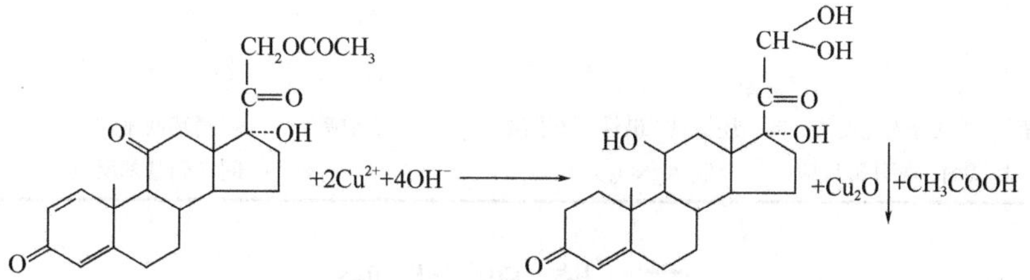

③ 甲酮基的反应：分子中含有甲酮基结构的甾体激素如黄体酮，能与亚硝基铁氰化钠反应，生成蓝紫色复合物，用于定性鉴别。此反应是黄体酮的专属鉴别方法，在一定条件下，黄体酮显蓝紫色，其他常用甾体激素均不显蓝紫色，而呈现淡橙色或不显色。

④ 氟元素的呈色反应：一些含氟的甾体激素类药物，经氧瓶燃烧后生成无机氟化物，再与茜素氟蓝及硝酸亚铈反应生成蓝紫色化合物而呈色。

⑤ 酚羟基的呈色反应：雌激素类具有 C_3 酚羟基，C_4 上的氢较为活泼，能与重氮苯磺酸反应生成红色偶氮化合物。

（2）与强酸的显色反应：甾体激素类药物与硫酸、磷酸、高氯酸等作用可显色，尤其是与硫酸的显色反应应用较广。甾体激素与硫酸的呈色反应为甾体母核的反应，与硫酸显色的同时，产生荧光，加水稀释后，颜色和荧光可发生变化。例如，地塞米松、醋酸泼尼松和雌二醇与硫酸的呈色反应（表 13-1）。

表 13-1　某些甾体激素与硫酸的呈色反应

药品名称	溶液颜色	加水稀释后的现象
地塞米松	淡红棕色	颜色消失
雌二醇	黄绿色荧光	淡橙色
醋酸泼尼松	橙色	黄色渐变蓝绿色

（3）与硝酸银的沉淀反应：含炔基的甾体激素类药物，遇硝酸银试液，即生成白色的乙炔银盐沉淀。如炔雌醇加乙醇溶解后，与硝酸银试液反应生成白色沉淀。

（4）红外分光光度法：该类药物结构中存在较小的差异都能在红外吸收图谱上反映出来，所以红外分光光度法则成为鉴别甾体激素类药物的一种重要而可靠的方法，较传统的鉴别法和紫外-可见分光光度法专属性都高。

（5）紫外-可见分光光度法：许多甾类激素药物分子结构中都存在 C=C—C=O 和 C=C—C=C 共轭系统，所以他们在 240nm 或 280nm 附近有紫外吸收，可用于鉴别或含量测定。

甾体类药物结构和性质的关系总结见表 13-2。

表 13-2　甾体类药物结构和性质

	4 烯-3-酮	C$_{17}$-α-醇酮基	C$_{17}$-β-羟基	C$_{17}$-甲酮基	A 环为 3-OH 苯环
肾上腺皮质激素	+	+			
雄性与同化激素	+			+	
雌性激素			+		+
孕激素	+			+	
主要性质	紫外-可见分光光度法、羰基试剂、氨基脲反应	还原性（碱性酒石酸酮、氨制 AgNO$_3$）	可成酯	与亚硝基铁氰化钠、间二硝基苯反应	紫外-可见分光光度法、与重氮苯磺酸盐反应

二、鉴 别 试 验

甾体激素类药物主要根据甾体结构和其所连接的各种官能团的特征反应进行鉴别。常用鉴别方法有：呈色反应、沉淀反应、测定衍生物熔点、水解产物的反应、薄层色谱法、紫外-可见分光光度法、红外分光光度法等。

1. 呈色反应

（1）与强酸的呈色反应：如《中国药典》2020 年版中雌二醇的鉴别：取本品约 2ml，加硫酸 2ml 溶解，溶液显黄绿色荧光，加三氯化铁试液 2 滴，即显草绿色，再加水稀释，则变为红色。

（2）官能团的呈色反应

①α-酮基的反应：如《中国药典》2020 年版中黄体酮的鉴别：取本品约 0.5mg，加异烟肼约 1mg 与甲醇 1ml 溶解后，加稀盐酸 1 滴，即显黄色。

②甲酮基的反应：如《中国药典》2020 年版黄体酮的鉴别：取本品约 5mg，加甲醇 0.2ml 溶解后，加亚硝基铁氰化钠的细粉约 3mg、碳酸钠及醋酸铵各约 50mg，摇匀，放置 10~30 分钟，应显蓝紫色。

③氟元素的呈色反应：如地塞米松的鉴别：本品显有机氟化物的鉴别反应。

2. 沉淀反应　《中国药典》2020 年版炔雌酮的鉴别：取本品约 10mg，加乙醇 1ml 溶解后，加硝酸银试液 5~6 滴，即生成白色沉淀。

3. 水解产物的反应　一些甾体激素类药物具有羧酸酯的结构，水解后产生相应的羧酸，可根据羧酸的性质鉴别。如醋酸地塞米松的鉴别：取本品约 50mg，加乙醇制氢氧化钾试液 2ml，置水浴中加热水解 5 分钟，放冷，加硫酸溶液（1→2）2ml，缓缓煮沸 1 分钟，即产生醋酸乙酯的香气。

4. 紫外-可见分光光度法　如鉴别雌二醇：取含量测定项下的供试品溶液，照紫外-可见分光光度法测定，在 280nm 的波长处有最大吸收；如鉴别丙酸倍氯米松：丙酸倍氯米松的乙醇溶液（20μg/ml），在 239nm 波长处有最大吸收，吸收度为 0.57~0.60；在 239nm 与 263nm 波长处的吸收度比值为 2.25~2.45。

5. 红外分光光度法　目前各国药典收载的甾体激素类药物都采用红外分光光度法作为一种鉴别方法。如鉴别黄体酮、炔雌醇、地塞米松等（图 13-1）。

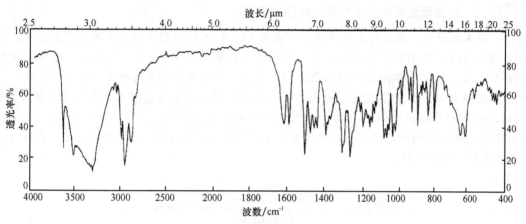

图 13-1　炔雌醇的红外吸收光谱

三、杂 质 检 查

1. 检查项目　甾体激素类药物是由甾体母核或结构类似的其他甾体激素经结构改造而制得，因此可能带来原料、中间体、异构体、降解产物及试剂和溶剂等杂质。除一般杂质检查外，《中国药典》2020 年版收载的甾体激素类药物特殊杂质的检查项目有其他甾体、硒的检查、残留溶剂、游离磷酸盐等（表 13-3）。

表 13-3　甾体激素类药物的检查项目

项目	原因	标准规定
有关物质	其他甾体	不大于 1%（地塞米松）
硒	制备时使用二氧化硒脱氢工艺	吸收度不大于对照
甲醇和丙酮	生产工艺中使用	甲醇峰，丙酮不得过 5.0%（g/g）
游离磷酸盐	由磷酸酯化时残存	吸收度不大于对照

2. 检查方法　其他甾体（即有关物质）是甾体激素类药物中的主要杂质，因此药典规定对其进行限量检查。其检查方法多采用高效液相色谱法。

（1）醋酸氟轻松中有关物质的检查方法：临用新制。取本品约 14mg，置 100ml 量瓶中，加甲醇 60ml 与乙腈 10ml 使溶解，用水稀释至刻度，摇匀，作为供试品溶液；精密量取供试品溶液 1ml，置 100ml 量瓶中，用流动相稀释至刻度，摇匀，作为对照溶液。照含量测定项下的色谱条件，精密量取供试品溶液与对照溶液各 20μl，分别注入液相色谱仪，记录色谱图至主成分峰保留时间的 2.5 倍。供试品溶液的色谱图中如有杂质峰，峰面积在对照溶液主峰面积 0.5~1.0 倍之间的杂质峰不得超过

1个，其他单个杂质峰面积不得大于对照溶液主峰面积的 0.5 倍（0.5%），各杂质峰面积的和不得大于对照溶液主峰面积的 2 倍（2.0%），小于对照溶液主峰面积 0.02 倍（0.02%）的色谱峰忽略不计。

（2）醋酸地塞米松的有关物质检查：临用新制。取本品适量，精密称定，加流动相溶解并定量稀释制成每 1ml 中约含 0.5mg 的溶液，作为供试品溶液；另取地塞米松对照品，精密称定，加流动相溶解并定量稀释制成每 1ml 中约含 0.5mg 的溶液，精密量取 1ml 与供试品溶液 1ml，置同一 100ml 量瓶中，用流动相稀释至刻度，摇匀，作为对照溶液。照含量测定项下的色谱条件，精密量取供试品溶液与对照溶液各 20μl，分别注入液相色谱仪，记录色谱图至供试品溶液主成分峰保留时间的 2 倍。供试品溶液的色谱图中如有与对照溶液中地塞米松保留时间一致的杂谱峰，按外标法以峰面积计算，不得过 0.5%；其他单个杂质峰面积不得大于对照溶液中醋酸地塞米松峰面积的 0.5 倍（0.5%），各杂质峰面积（与地塞米松保留时间一致的杂质峰面积乘以 1.13）的和不得大于对照溶液中醋酸地塞米松峰面积（1.0%），小于对照溶液中醋酸地塞米松峰面积 0.01 倍（0.01%）的峰忽略不计。

> **案例 13-1**　计算醋酸可的松中总有关物质的限量
>
> 　　方法：取本品适量，加乙腈溶解并稀释制成每 1ml 中含 1mg 的溶液，作为供试品溶液；精密量取供试品溶液 1ml，置 100ml 量瓶中，加乙腈稀释至刻度，摇匀，作为对照溶液。照含量测定项下的色谱条件，取对照溶液 20μl 注入液相色谱仪，使主成分色谱峰的峰高约为满量程的 50%。再精密量取供试品溶液与对照溶液各 20μl，分别注入液相色谱仪，记录色谱图至主成分峰保留时间的 2.5 倍。供试品溶液的色谱图中如有杂质峰，单个杂质峰的面积不得大于对照溶液主峰面积的 0.5 倍（0.5%），各杂质峰面积的和不得大于对照溶液主峰面积的 1.5 倍（1.5%），小于对照溶液主峰面积 0.01 倍（0.01%）的峰忽略不计。
>
> 　　计算：
>
> $$杂质限量\% = \frac{允许杂质存在的最大量}{供试品量} \times 100\%$$
>
> $$= \frac{对照溶液的浓度 \times 体积}{供试溶液的浓度 \times 体积} \times 1.5 \times 100\%$$
>
> $$= \frac{0.01mg/ml \times 20\mu l}{1mg/ml \times 20\mu l} \times 1.5 \times 100\% = 1.5\%$$
>
> 　　结果：醋酸可的松中总有关物质的限量为 1.5%。

四、含量测定

甾体激素类药物含量测定方法很多，主要是根据其具有的官能团和整个分子特征，选择具体方法。《中国药典》2020 年版收载的甾体激素类原料及其制剂中，有六十多个品种采用高效液相色谱法进行含量测定。

1. 黄体酮原料药及其制剂的含量测定　按外标法，采用高效液相色谱法测定。如黄体酮原料药的测定：

（1）色谱条件与系统适用性试验：用辛基硅烷键合硅胶为填充剂；以甲醇-乙腈-水（25：35：40）为流动相；检测波长为 241nm。取黄体酮 25mg，置 25ml 量瓶中，加 0.1mol/L 氢氧化钠甲醇溶液 10ml 使溶解，置 60℃ 水溶液中保温 4 小时，放冷，用 1mol/L 盐酸溶液调节至中性，用甲醇稀释至刻度，摇匀，取 10μl 注入液相色谱仪，调节流速使黄体酮峰的保留时间约为 12 分钟，调节检测灵敏度，使主成分色谱峰的峰高达到满量程，色谱图中黄体酮峰与相对保留时间约为 1.1 的降解产物峰的分离度应大于 4.0。

（2）测定方法：取本品，加甲醇溶解并定量稀释制成每 1ml 中约含 1mg 的溶液，精密量取 10μl 注入液相色谱仪，记录色谱图；另取黄体酮对照品，同法测定。按外标法以峰面积计算，即得。

2. 醋酸地塞米松的含量测定　《中国药典》2020 年版中醋酸地塞米松原料及其片剂均采用高效

液相色谱法测定含量，地塞米松注射液则采用紫外-可见分光光度法测定含量。

（1）醋酸地塞米松原料药测定方法

1）色谱条件与系统适用性试验：用十八烷基硅烷键合硅胶为填充剂；以乙腈-水（40∶60）为流动相；检测波长为 240nm。取有关物质项下的对照溶液 20μl 注入液相色谱仪，出峰顺序依次为地塞米松与醋酸地塞米松，地塞米松峰与醋酸地塞米松峰的分离度应大于 20.0。

2）测定方法：取本品适量，精密称定，加甲醇溶解并定量稀释制成每 1ml 中约含 50μg 的溶液，精密量取 20μl 溶液注入液相色谱仪，记录色谱图；另取醋酸地塞米松对照品，同法测定。按外标法以峰面积计算，即得。

（2）地塞米松注射液采用紫外-可见分光光度法测定含量：取本品，摇匀，精密量取 5ml（约相当于醋酸地塞米松 25mg），置 100ml 量瓶中，加无水乙醇适量，振摇使醋酸地塞米松溶解并稀释至刻度，摇匀，滤过，取续滤液，作为供试品溶液；另取醋酸地塞米松对照品约 25mg，精密称定，置 100ml 量瓶中，加无水乙醇溶解并稀释至刻度，摇匀，作为对照品溶液。精密量取供试品溶液与对照品溶液各 1ml，分别置干燥具塞试管中，各精密加无水乙醇 9ml 与氯化三苯四氮唑试液 1ml，摇匀，再各精密加氢氧化四甲基铵试液 1ml，摇匀，在 25℃的暗处放置 40～50 分钟，照紫外-可见分光光度法，在 485nm 的波长处分别测定吸光度，计算，即得。

3. 复方炔诺酮片的含量测定 《中国药典》2020 年版复方炔诺酮片的含量测定也采用高效液相色谱法。每片中含炔诺酮（$C_{20}H_{26}O_2$）应为 0.54～0.66mg，含炔雌醇（$C_{20}H_{24}O_2$）应为 31.5～38.5μg。

色谱条件与系统适用性试验：用十八烷基硅烷键合硅胶为填充剂，乙腈-水（45∶55）为流动相；检测波长为 200nm。理论板数按炔诺酮峰计算应不低于 3000，炔诺酮峰与炔雌醇峰的分离度应符合要求。

测定方法：取本品 20 片，精密称定，研细，精密称取适量（约相当于炔诺酮 3mg），置 50ml 量瓶中，加乙腈 25ml，超声使炔诺酮与炔雌醇溶解，用水稀释至刻度，摇匀，离心，精密量取 50μl 注入液相色谱仪，记录色谱图；另取炔诺酮与炔雌醇对照品，精密称定，加乙腈适量溶解后，加入与乙腈等量的水，再用乙腈-水（1∶1）定量稀释成每 1ml 中约含炔诺酮 60μg 与炔雌醇 3.5μg 的溶液同法测定。按外标法以峰面积计算，即得。

📖 自 测 题

一、选择题

【A 型题】（最佳选择题）。说明：每题的备选答案中只有一个最佳答案。

1. 下列具有环戊烷并多氢菲母核的药物是（　　）

  A. 维生素类　　　　　　B. 巴比妥类

  C. 芳胺类　　　　　　　D. 甾体激素类

  E. 吡啶类

2. 黄体酮的专属鉴别反应是（　　）

  A. 羰基的显色反应

  B. 17-α-醇酮基的

  C. 氟元素的呈色反应

  D. 酚羟基的呈色反应

  E. 甲酮基显色反应

3. 甾体激素类药物的母核类同，但基团差异明显，通用而特征性强的鉴别方法为（　　）

  A. 紫外光谱　　　　　　B. 磁共振谱

  C. 色谱法　　　　　　　D. 红外光谱

  E. 化学法

4. 黄体酮属于（　　）

  A. 雌激素　　　　　　　B. 雄激素

  C. 孕激素　　　　　　　D. 糖皮质激素

  E. 盐皮质激素

5. 下列具有 4-烯-3-酮基结构的药物是（　　）

  A. 氢化可的松　　　　　B. 雌二醇

  C. 庆大霉素　　　　　　D. 盐酸普鲁卡因

  E. 维生素 C

6. 醋酸地塞米松加碱性酒石酸铜，产生红色沉淀是由于分子结构中的（　　）

  A. 4-烯-3-酮基　　　　　B. C_{17}-炔基

  C. C_{17}-甲基酮　　　　　D. C_{17}-羟基

  E. C_{17}-α-醇酮基

7. 下列可与 2,4-二硝基苯肼、硫酸苯肼、异烟肼等反应，

形成黄色腙的药物是（　　　）

A. 庆大霉素　　　　　　　B. 硫酸奎宁

C. 黄体酮　　　　　　　　D. 炔雌醇

E. 维生素 B₁

8. 黄体酮加亚硝基铁氰化钠（硝普钠）显蓝紫色是基于分子中（　　　）

A. △⁴-3-酮基　　　　　　B. C₁₇-炔基

C. C₁₇-甲基酮　　　　　　D. C₁₇-羟基

E. C₁₇-α-醇酮基

9. 下列可与硝酸银试液反应生成白色沉淀的药物是（　　　）

A. 醋酸泼尼松　　　　　　B. 炔雌醇

C. 庆大霉素　　　　　　　D. 阿莫西林

E. 雌二醇

10. 具有 F 元素的甾体类药物是（　　　）

A. 炔雌醇　　　　　　　　B. 雌二醇

C. 黄体酮　　　　　　　　D. 醋酸地塞米松

E. 睾酮

11. 水解产物与乙醇反应产生醋酸乙酯香气的是（　　　）

A. 醋酸地塞米松　　　　　B. 炔雌醇

C. 苯丙酸诺龙　　　　　　D. 阿莫西林

E. 雌二醇

【B 型题】（配伍选择题）。说明：备选答案在前，试题在后。每组题均对应同一组备选答案，每题只有一个正确答案。每个备选答案可重复选用，也可不选用。

（第 12～16 题备选答案）

A. 黄体酮　　　　　　　　B. 炔雌醇

C. 苯丙酸诺龙　　　　　　D. 地塞米松

E. 雌二醇

12. 与斐林试剂反应生成橙红色沉淀（　　　）

13. 与亚硝基铁氰化钠作用产生蓝紫色（　　　）

14. 与硝酸银生成白色沉淀（　　　）

15. 与硫酸反应产生黄绿色荧光，加三氯化铁呈草绿色，加水稀释，变成红色的是（　　　）

16. 与茜素氟蓝反应呈色（　　　）

（第 17～21 题备选答案）

A. α-醇酮基　　　　　　　B. 甲酮基

C. 酚羟基　　　　　　　　D. 氨基嘧啶环

E. 内酯环

17. 雌二醇分子结构中具有（　　　）

18. 维生素 C 分子结构中具有（　　　）

19. 氢化可的松分子结构中具有（　　　）

20. 盐酸硫胺分子结构中具有（　　　）

21. 黄体酮分子结构中具有（　　　）

【X 型题】（多项选择题）。说明：每题至少有 2 个或 2 个以上答案可以选择。

22. 雄激素类药物包括（　　　）

A. 睾酮　　　　　　　　　B. 蛋白同化激素

C. 甲睾酮　　　　　　　　D. 苯丙酸诺龙

E. 黄体酮

23. 具有酚羟基的药物有（　　　）

A. 苯丙酸诺龙　　　　　　B. 炔雌醇

C. 黄体酮　　　　　　　　D. 雌二醇

E. 醋酸地塞米松

24. 黄体酮的鉴别试验有（　　　）

A. 红外光谱法　　　　　　B. Vitali 反应

C. 与异烟肼反应　　　　　D. 氯元素反应

E. 与亚硝基铁氰化钠的反应

25. 下列可与异烟肼缩合显黄色的是（　　　）

A. 醋酸地塞米松　　　　　B. 炔雌醇

C. 黄体酮　　　　　　　　D. 丙酸睾酮

E. 雌二醇

26. 甾体激素类药物应检查的特殊杂质包括（　　　）

A. 硒　　　　　　　　　　B. 游离磷酸盐

C. 聚合物　　　　　　　　D. 甲醇和丙酮

E. 其他甾体

二、简答题

1. 为什么说红外光谱法是甾体激素类药物鉴别的重要手段？

2. 鉴别甾体激素类药物常用哪些方法？

（蒋文婧）

第 14 章

抗生素类药物的分析

抗生素是指某些微生物代谢过程中所产生的化学物质，这些物质在很低的浓度下能抑制或杀灭其他病原微生物，而对宿主不产生严重的毒性。抗生素的主要来源是生物合成（发酵），少数利用化学合成或半合成方法制得。目前临床上主要用于治疗细菌感染性疾病，是常用的一类重要药物。除了抗感染的作用外，某些抗生素还具有抗肿瘤的活性和免疫抑制、刺激植物生长作用等。

抗生素种类繁多，性质复杂。《中国药典》2020 年版收载的抗生素原料及其制剂有近 200 种。

> **链 接**
>
> **抗生素的发现**
>
> 抗生素没有被发现以前，感染性疾病一直是人类的头号杀手，医院外科手术感染的死亡率高达 50% 以上，产妇感染的死亡率更高，结核病（俗称"痨病"）在 1940 年链霉素问世以前，是无药可治的。
>
> 1928 年，英国细菌学家弗莱明在实验室做细菌培养试验，希望能多培养出细菌。不料培养细菌的器皿上发生了霉菌（真菌）污染，培养基上生长出斑斑霉菌，这时，一种怪现象出现了——在霉菌的周围没有细菌生长。进一步研究，他发现原来霉菌在生长过程中产生了一种物质，这种物质可抑制细菌的生长，于是就有了广为人知的青霉素。从此，人类开始了利用抗生素治疗疾病的历史。抗生素是生物体产生的对其他微生物有伤害作用的化学物质或代谢产物，除少数例外，目前是仅有的能消除病原以治疗疾病的药物。1948 年后，大量抗生素的发现，使很多传染病的发病率和病死率大大降低。人类的平均寿命也延长了 15 年以上。

第 1 节　抗生素类药物的特点与常规检查

一、抗生素类药物的特点

生物合成抗生素主要经过微生物发酵、提纯、精制和化学结构修饰等过程，最后制成适当剂型。与化学合成药物相比，其结构、组成更复杂，具有以下特点。

1. **化学纯度低**　抗生素的化学组成存在"三多"：同系物多、异构体多、降解物多。

2. **活性组分易发生变异**　微生物菌株的变化、发酵条件改变等均可导致产品质量发生变化，如组分的组成或比例的改变。

3. **稳定性差**　分解产物能使疗效降低，并引起毒副作用。

二、抗生素类药物的常规检查

为了保证临床用药安全有效，抗生素类药物质量分析的常规检查一般包括以下项目。

1. **鉴别试验**　用理化或生物学方法鉴别其属何种抗生素，何种盐或酯类。

2. **毒性试验**　限制药品中引起急性毒性反应的杂质。

3. **热原试验**　限制药品中引起人体体温异常升高的致热杂质。

4. **降压试验**　限制药品中含有降低血压的杂质。

5. 无菌试验 检查药品中细菌污染的情况。

6. 溶液澄明度试验 限制药品中不溶性杂质。

7. 溶液酸碱度检查 规定溶液的酸碱度，使产品稳定并适合于临床应用。

8. 水分测定 限制药品中的水分。

9. 含量测定（效价测定） 抗生素的有效成分含量测定方法，主要为生物学检定法和理化测定法两大类。

（1）生物学检定法：是以抗生素抑菌或杀菌力作为衡量效价标准的一种方法。利用抗生素在琼脂培养基内的扩散作用，采用平行线的原理设计，比较标准品与供试品对接种的试验菌产生抑菌圈的大小，来测定供试品效价。本法优点是：灵敏度高、干扰物质少、测定原理与临床应用的要求一致；不论纯度高低、分子结构已知或未知均适用。缺点是：操作繁琐、培养时间长、误差较大等。

（2）理化测定法：利用抗生素特有的物理化学性质进行测定，随着抗生素研究的进展，该法正逐步取代生物学检定法，尤其是高效液相色谱法在抗生素的含量测定中越来越广泛。

抗生素种类繁多，有多种分类方法。按化学结构可分为：β-内酰胺类、氨基糖苷类、四环素类、大环内酯类，由于四环素类抗生素毒副作用比较大，临床已很少应用，《中国药典》2020 年版已不再收载四环素。

第 2 节　β-内酰胺类抗生素的分析

本类抗生素包括青霉素类和头孢菌素类，他们的分子结构中均含有四个原子组成的 β-内酰胺环，故统称为 β-内酰胺类抗生素。

一、结构与性质

（一）典型药物的结构

1. 青霉素类 该类药物的母核是由 β-内酰胺环和五元的氢化噻唑环并合而成，称为 6-氨基青霉烷酸（简称 6-APA）。青霉素类的分子是由侧链 RCO— 与母核 6-APA 中的氨基以酰胺的形式组成的，因此青霉素类的侧链常被称为酰胺侧链。

侧链 A:β-内酰胺环　　B:氢化噻唑环
青霉素(penicillins)

侧链 A:β-内酰胺环　　B:氢化噻嗪环
头孢菌素(cephalosporins)

2. 头孢菌素类 该类药物的母核是由 β-内酰胺环与六元的氢化噻嗪环并合而成，称为 7-氨基头孢烷酸（简称 7-ACA）。头孢菌素类的分子由侧链 RCO— 与母核 7-ACA 两部分组成。

临床上常用的 β-内酰胺类抗生素见表 14-1 和表 14-2。

> **链接**
>
> **头孢菌素的发展**
>
> 第一代：头孢噻吩、头孢唑啉、头孢氨苄、头孢拉定等；该类头孢菌素对革兰阳性菌包括耐药金黄色葡萄球菌的抗菌作用强于第二至第四代；主要用于耐药金黄色葡萄球菌及敏感菌所致的轻、中度感染，如呼吸道、尿路感染及皮肤、软组织感染等，对肾脏有一定的毒性。
>
> 第二代：头孢呋辛、头孢孟多、头孢克洛、头孢丙烯等；主要用于敏感阳性和阴性菌，尤其是产酶耐药的阴性菌所致的呼吸道感染、胆道感染、骨关节感染及皮肤软组织感染、泌尿道感染、妇产科感染及耐青霉素淋球菌感染等，肾脏毒性降低。

　　第三代：头孢噻肟、头孢曲松、头孢他啶、头孢哌酮等；对肾脏基本无毒性；主要用于重症耐药革兰氏阴性菌感染。
　　第四代：头孢匹罗、头孢吡肟、头孢利定、头孢噻利等；无肾脏毒性；主要用于重症耐药革兰氏阳性菌感染，特别是威胁生命的严重革兰氏阴性菌感染及免疫功能低下的重症；为提高疗效，铜绿假单胞菌感染可合用抗铜绿假单胞菌的广谱青霉素或氨基糖苷类抗生素；厌氧菌混合感染可合用甲硝唑。

表 14-1　常用青霉素类药物及结构

药物名称	R 基
青霉素钠	—CH₂— （苯环）
氨苄西林（ampicillin）	—CH— NH₂（苯环）
阿莫西林（amoxicillin）	HO—（苯环）—CH— NH₂
苯唑西林钠（oxacillin sodium）	（苯环-异噁唑 CH₃）

表 14-2　常用头孢菌素类药物及结构

药物名称	R 基	R1 基
头孢氨苄	NH₂ —CH—（苯环）	H
头孢羟氨苄	NH₂ —CH—（苯环）—OH	H
头孢拉定	NH₂ —CH—（环己烯）	H
头孢噻吩钠	—CH₂—（噻吩环）	—OCOCH₃
头孢噻肟钠	CH₃O—N=C—（噻唑环）—NH₂	—OCOCH₃
头孢唑啉钠	—CH₂—N（四氮唑环）	—S—（噻二唑环）—CH₃

（二）主要性质

　　1. **酸性与溶解性**　青霉素与头孢菌素分子中的游离羧基具有较强的酸性，能与碱生成盐。其中碱金属盐易溶于水，而有机碱盐难溶于水，易溶于甲醇等有机溶剂。青霉素的碱金属盐水溶液遇酸则析出游离的白色沉淀。

　　2. **旋光性**　青霉素类分子中含有 3 个手性碳原子，头孢菌素类分子含有 2 个手性碳原子，因此他们都有旋光性，可用于定性和定量分析。

　　3. **紫外吸收光谱特性**　青霉素类分子中的母核部分无紫外吸收，但其侧链部分具有苯环或其他共轭系统，则有紫外吸收特性；头孢菌素类分子中的母核部分具有共轭体系，有紫外吸收，见图 14-1。

　　4. **β-内酰胺环的不稳定性**　β-内酰胺环是青霉素类药物

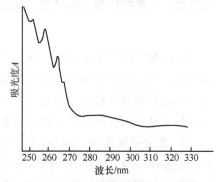

图 14-1　青霉素钠的紫外吸收曲线
（甲醇-氢氧化钾溶液）

结构中最不稳定的部分，干燥条件下青霉素盐稳定，受热时也较稳定；但青霉素的水溶液很不稳定。本类药物如与酸、碱、青霉素酶、羟胺及某些金属离子（铜、铅、汞和银等）作用时，易发生水解和分子重排，导致 β-内酰胺环的破坏而失去抗菌活性，同时产生一系列降解产物（青霉烯酸、青霉二酸、青霉噻唑酸、青霉胺等）。

头孢菌素类分子一般不易发生开环降解反应，对青霉素酶和稀酸也比较稳定，但 β-内酰胺酶、酸、碱、胺类（氨、氨基酸、羟胺等）均能促使头孢菌素类降解而失去活性。

二、鉴 别 试 验

1. 色谱法　高效液相色谱法已广泛用于本类药物的鉴别。《中国药典》2020 年版中大多数青霉素类及头孢菌素类药物都是采用高效液相色谱法，利用比较供试品与对照品主峰的保留时间是否一致进行鉴别。一般规定在含量测定项下记录的色谱图中，供试品溶液主峰保留时间应与对照品溶液主峰保留时间一致。

2. 光谱法

（1）红外分光光度法：红外光谱法反映了 β-内酰胺类药物分子的结构特征。几乎各国药典均采用本法鉴别 β-内酰胺类药物。如阿莫西林的鉴别：本品的红外光吸收图谱应与对照的图谱一致（图 14-2）。

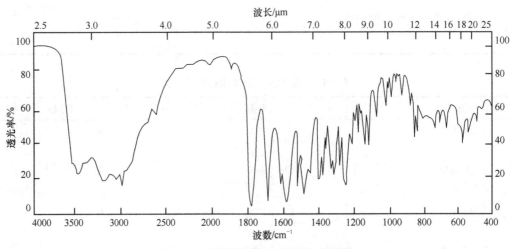

图 14-2　阿莫西林的红外吸收光谱图

（2）紫外-可见分光光度法：头孢菌素类药物结构中具有共轭体系，可产生紫外吸收，利用最大吸收波长是否一致进行鉴别。

3. 钾、钠离子的焰色反应　临床使用的青霉素类及头孢菌素类药物大多为其钠盐或钾盐，因此可利用钠、钾离子的焰色反应进行此类药物的鉴别。钠盐为鲜黄色；钾盐为紫色。

4. 羟肟酸铁反应　青霉素类及头孢菌素类药物在碱性溶液中与羟胺作用，β-内酰胺环开环生成羟肟酸，与酸性硫酸铁铵显色，如哌拉西林的鉴别。

三、杂 质 检 查

β-内酰胺类抗生素在临床使用中极易引起过敏反应，严重时可导致死亡。其过敏原有外源性和内源性，外源性主要来自生物合成时带入的杂蛋白多肽类；内源性主要来自于生产、贮存和使用过程中 β-内酰胺环开环自身聚合，生成的高分子聚合物及水解、分解产物。因此 β-内酰胺类抗生素的主要特殊杂质有：高分子聚合物、有关物质及异构体。

1. 高分子聚合物　β-内酰胺类抗生素在生产过程中，如制备钠盐、冷冻或喷雾干燥时，易引起 β-内酰胺环开裂，发生分子间聚合反应，形成高分子聚合物，如青霉素。另外，一些半合成青霉素类药物，如氨苄西林、阿莫西林，侧链中含有游离的氨基具有亲核性，可直接进攻 β-内酰胺环的羰基，发生分子间聚合，聚合反应较青霉素更易发生。

聚合物的检查采用分子排阻色谱法。分子排阻色谱法的分离原理为凝胶色谱的分子筛机制。色谱柱多以亲水硅胶、凝胶或经修饰凝胶（葡聚糖凝 Sephadex 和聚丙烯酰胺凝胶 Sepharose）为填充剂。流动相为水溶液或缓冲液，可加入适量有机溶剂（不应超过 30%）。流速不宜过快，一般为 0.5～1.0ml/min。定量方法一般采用以供试品自身为对照，按外标法计算供试品中高分子杂质的相对百分含量。

2. 有关物质及异构体　β-内酰胺类抗生素在酸、碱条件下或 β-内酰胺酶存在下，均易发生水解和分子重排，使 β-内酰胺环破裂。其水解、分解产物统称有关物质，包括青霉酸、D-青霉胺、青霉醛、青霉酰胺、青霉酸酯。

另外，β-内酰胺类抗生素由于含手性碳，具旋光异构体，故又存在异构体杂质。一般采用吸光度法和高效液相色谱法检查。

四、含 量 测 定

由于高效液相色谱法能有效地分离供试品中可能存在的降解产物、未除尽的原料及中间体等杂质，并能准确定量，适用于本类药物的原料、各种制剂的分析测定。《中国药典》2020 年版收载青霉素及头孢菌素类药物基本采用高效液相色谱法测定含量。本节仅介绍青霉素钠原料药及其注射用青霉素钠的含量测定方法。

1. 青霉素钠原料药　含 $C_{16}H_{17}N_2NaO_4S$ 不得少于 96.0%。

（1）色谱条件与系统适用性试验：用十八烷基硅烷键合硅胶为填充剂；以磷酸盐缓冲液（取磷酸二氢钾 10.6g，加水至 1000ml，用磷酸调节 pH 值至 3.4）-甲醇（72∶14）为流动相 A，乙腈为流动相 B。以流动相 A-流动相 B（85∶15）为流动相；检测波长为 225nm；取青霉素系统适用性对照品适量，加水溶解并稀释制成每 1ml 中约含 1mg 的溶液。取 20μl 注入液相色谱仪，记录的色谱图应与标准图谱一致。

（2）测定法：取本品适量，精密称定，加水溶解并定量稀释制成每 1ml 中约含 1mg 的溶液，精密量取 20μl，注入液相色谱仪，记录色谱图；另取青霉素对照品适量，同法测定。按外标法以峰面积计算，其结果乘以 1.0658，即为供试品中 $C_{16}H_{17}N_2NaO_4S$ 的含量。

2. 注射用青霉素钠　本品为青霉素钠的无菌粉末。按平均装量计算，含 $C_{16}H_{17}N_2NaO_4S$ 应为标示量的 95.0%～105.0%。

测定方法：取装量差异项下的内容物，精密称定，加水溶解并定量稀释制成每 1ml 中约含青霉素钠 1mg 的溶液，作为供试品溶液。照青霉素钠项下的方法测定，即得。每 1mg 的 $C_{16}H_{17}N_2NaO_4S$ 相当于 1670 青霉素单位。

> **链接**
>
> ### 菌 群 失 调
>
> 在正常情况下，人体的口腔、呼吸道、肠道、生殖系统等处都有细菌寄生繁殖，这些细菌多数为条件致病菌，少数属致病菌或纯寄生菌，这些菌群在互相制约下维持平衡状态，以保证人体健康，把这些寄生在人体的细菌群称之为"正常菌群"。当较长时间应用广谱抗生素后，敏感菌群受到抑制，而未被抑制的菌群则乘机大量繁殖，即引起菌群失调现象，临床可出现一系列的症状，如腹泻、口腔感染、白色念珠菌肠炎等。

第 3 节　氨基糖苷类抗生素的分析

本类抗生素的化学结构都是以碱性环己多元醇为苷元，与氨基糖缩合成苷，故称为氨基糖苷类抗生素。主要有链霉素、庆大霉素、卡那霉素、新霉素、巴龙霉素、阿米卡星、硫酸小诺霉素、硫酸奈替米星等，他们的抗菌谱和化学性质均有共同之处。本节以庆大霉素为例，介绍该类药物的分析。

一、结构与性质

（一）基本结构

庆大霉素是由绛红糖胺、脱氧链霉胺和加洛糖胺缩合而成的苷。

绛红糖胺　　　2-脱氧链霉胺　　　加洛糖胺

庆大霉素是庆大霉素 C 的复合物，其主要成分为庆大霉素 C_1、庆大霉素 C_2、庆大霉素 C_{1a}、庆大霉素 C_{2a}，庆大霉素 C_1、庆大霉素 C_2、庆大霉素 C_{1a} 三者结构相似、抗菌活性相似，仅在绛红糖胺 C_6 位及氨基上甲基化程度不同。庆大霉素 C_{2a} 是庆大霉素 C_2 的异构体。

庆大霉素有五个碱性中心（式中有*处），其碱性相似，能与无机酸或有机酸形成可溶于水的盐，临床多用其硫酸盐。

（二）主要性质

1. **溶解性与碱性**　本类抗生素分子中含有多个羟基和碱性基团，故为碱性水溶性抗生素，能与无机酸或有机酸成盐，临床主要为其硫酸盐。

2. **旋光性**　本类抗生素分子结构中含有多个手性碳（氨基糖），具有旋光性。

3. **稳定性与水解性**　硫酸庆大霉素对光、热、空气均较稳定，水溶液也稳定，不易水解。

4. **茚三酮反应**　庆大霉素具有氨基糖结构，具有羟基胺类和 α-氨基酸的性质，可与茚三酮缩合成蓝紫色缩合物。

二、鉴 别 试 验

《中国药典》2020 年版对硫酸庆大霉素的鉴别采用以下 3 种方法。

1. **薄层色谱法**　取本品与庆大霉素标准品，分别加水制成每 1ml 含 2.5mg 的溶液，照薄层色谱法试验，吸取上述两种溶液各 2μl，分别点于同一硅胶 G 薄层板（临用前于 105℃活化 2 小时）上，三氯甲烷-甲醇-氨溶液（1:1:1）混合振摇，放置 1 小时，分取下层混合液为展开剂，展开，取出于 20～25℃晾干，置碘蒸气中显色，供试品溶液所显主斑点数、颜色与位置应与标准品溶液斑点的颜色与位置相同。

2. **红外分光光度法**　本品的红外光吸收图谱应与对照的图谱一致。

3. **显硫酸盐的鉴别反应**　本品的水溶液显硫酸盐的鉴别反应。

案例 14-1　硫酸小诺霉素的鉴别试验

《中国药典》2020 年版中硫酸小诺霉素的鉴别试验以高效液相色谱法代替红外光谱法，其他内容与庆大霉素相同。

（1）取本品约 5mg，加水溶解后，加 0.1%茚三酮的水饱和正丁酮溶液 1ml 与吡啶 0.5ml，在水浴中加热 5 分钟，即显紫蓝色。

（2）取本品与小诺霉素标准品适量，分别加水制成每 1ml 中各含 5mg 的溶液，作为供试品溶液和标准品溶液，照薄层色谱法试验，吸取上述两种溶液各 5μl，分别点于同一硅胶 G 薄层板上。另取三氯甲烷-甲醇-氨水（4:3:2）混合振摇，冷藏 12 小时，取下层混合液为展开剂，用适宜容器装

60%硫酸溶液调节湿度，展开，取出于 20～25℃晾干，置碘蒸气中显色，供试品溶液所显主斑点的颜色与位置应与标准品溶液所显主斑点的颜色与位置相同。

（3）取本品和小诺霉素标准品适量，分别加水制成每 1ml 中约含 0.4mg 的溶液，作为供试品溶液与标准品溶液，照小诺霉素组分项下的色谱条件试验，供试品溶液主峰的保留时间应与小诺霉素标准品溶液主峰的保留时间一致。

（4）本品的水溶液显硫酸盐的鉴别反应。

三、特殊杂质检查

硫酸庆大霉素中的特殊杂质主要是庆大霉素 C 组分。

硫酸庆大霉素在国内于 1969 年正式投产。由于发酵菌种不同或工艺略有差别，各厂家产品 C 组分含量比例不完全一致。庆大霉素 C_1、C_2、C_{1a} 三者对微生物的活性无明显差异，但其毒副作用和耐药性有差异，导致各组分的多少影响产品的效价和临床疗效。因此，应控制各组分的相对含量百分比。

《中国药典》2020 年版采用高效液相色谱法测定庆大霉素 C 的含量，其原理是利用庆大霉素 C 组分结构中氨基与邻苯二醛、巯基醋酸在 pH 值为 10.4 的硼酸盐缓冲液中反应，生成 1-烷基硫代-2-烷基异吲哚衍生物，在 330nm 波长处有强吸收。

$$R—NH_2 + \text{(邻苯二醛)} + HSCH_2COOH \longrightarrow \text{(1-烷基硫代-2-烷基异吲哚衍生物)}$$

四、含量测定

《中国药典》2020 年版仍采用抗生素的生物学检定法测定硫酸庆大霉素及其各种制剂的含量。

> **链接** **氨基糖苷类抗生素的毒性**
>
> 对肾毒性的大小依次为：新霉素＞庆大霉素＞阿米卡星＞妥布霉素＞奈替米星＞链霉素；
>
> 引起神经肌肉麻痹的程度依次为：奈替米星＞新霉素＞链霉素＞阿米卡星＞庆大霉素＞妥布霉素；
>
> 产生耳蜗毒性的大小依次为：卡那霉素＞阿米卡星＞新霉素＞妥布霉素；
>
> 引起前庭毒性的大小依次为：奈替米星＞庆大霉素＞链霉素＞妥布霉素。

第4节 大环内酯类抗生素的分析

本类抗生素分子中均有一个内酯结构的十四元或十六元大环，故称大环内酯类，通过内酯环上的羟基和去氧氨基糖或 6-去氧氨基糖缩合成碱性苷。主要有红霉素、琥乙红霉素、罗红霉素、麦迪霉素、螺旋霉素、白霉素、阿奇霉素等。

> **链接** **大环内酯类抗生素的发展**
>
> 目前国际上抗感染药物市场排名前四位分别是头孢类抗生素、氟喹诺酮类、半合成青霉素类以及大环内酯类抗生素。
>
> 大环内酯类抗生素对革兰氏阳性菌及支原体抑制活性较高。
>
> 红霉素是 1952 年礼来公司推出的第一代大环内酯类抗生素，也是大环内酯类抗生素中的经典药物，他毒性低微、口服方便、价格便宜。罗红霉素是第二代大环内酯类抗生素的代表性品种之一。他由合并前的赛诺菲-安万特公司首先研发，罗红霉素具有口服吸收好、半衰期长、组织

和细胞内穿透力强等特点，其抗菌性是红霉素的 1~4 倍。在世界多个国家和地区广泛应用于临床。阿奇霉素是在红霉素结构上修饰后得到的第二代广谱抗生素，适用于敏感菌所致的呼吸道、皮肤软组织感染和衣原体所致的性传播性疾病。可以有效治疗性传播性疾病是阿奇霉素与其他第二代大环内酯类抗生素最大的不同，由于他对流感嗜血杆菌、淋球菌的作用比红霉素强 4 倍，因此阿奇霉素以其自身独特的优势稳居大环内酯内药物龙头。

一、结构与性质

1. **基本结构**　根据构成环的原子数不同，本类抗生素可分为两类：十四元大环内酯、十六元大环内酯。

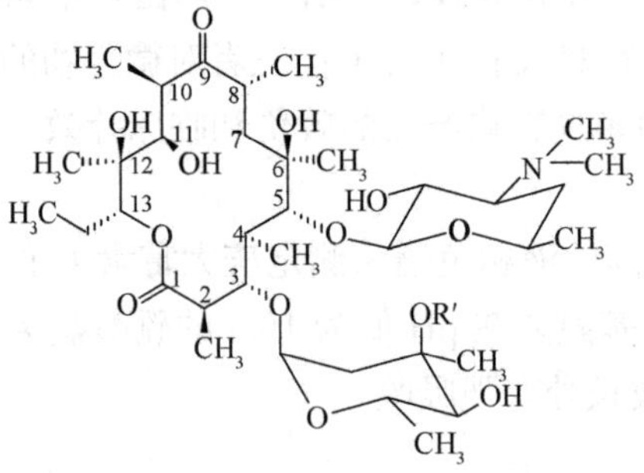

红霉素

红霉素为十四元大环内酯，环内无双键；偶数 C 上有 6 个甲基；C_9 上有酮基；C_3、C_5、C_6、C_{11}、C_{12} 位上共有 5 个羟基；其中，C_3 上的羟基与红霉糖相连；C_5 上的羟基与去氧氨基糖相连。

十四元大环内酯还有罗红霉素、琥乙红霉素、氟红霉素、克拉霉素等。

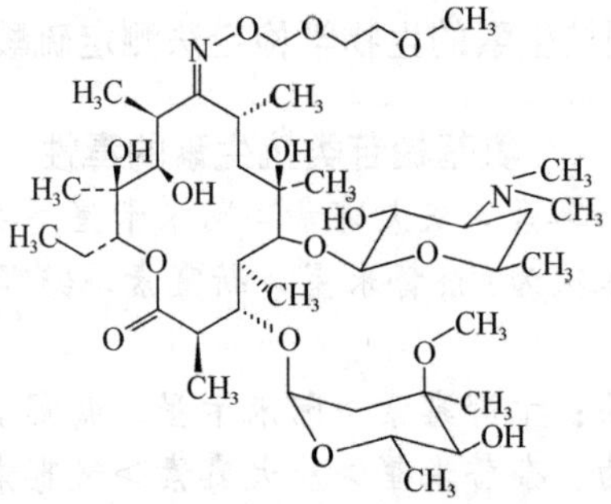

罗红霉素

交沙霉素为十六元大环内酯，十六元大环内酯还有螺旋霉素、乙酰螺旋霉素、麦迪霉素等。

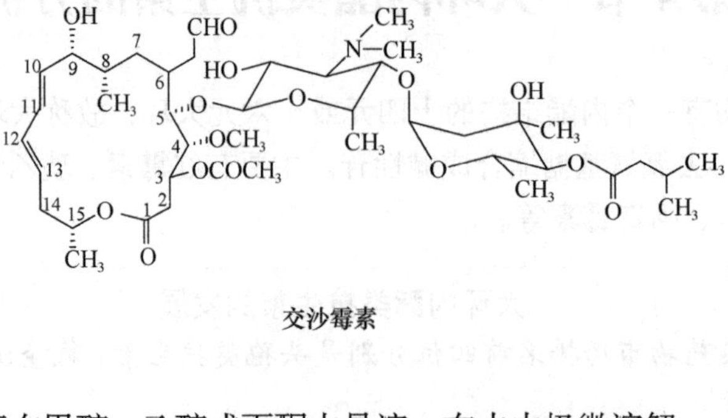

交沙霉素

2. **主要性质**

（1）溶解度：红霉素在甲醇、乙醇或丙酮中易溶，在水中极微溶解。

（2）稳定性：红霉素分子中具苷键、内酯环，干燥状态下较稳定，遇酸、碱或遇热易水解而失效。在酸性条件下，内酯环、苷键水解，最终生成脱水红霉素（无活性）、红霉糖胺及克拉定糖；在碱性条件下，内酯环易破坏，加酸也不再环合。

（3）酸碱性：红霉素为碱性化合物，故可与酸成盐。

（4）旋光性：红霉素的无水乙醇溶液的比旋度为–71°～–78°；罗红霉素的无水乙醇溶液的比旋度为–82°～–87°。

二、鉴 别 试 验

1. 羟肟酸铁反应　琥乙红霉素加盐酸羟胺的饱和甲醇溶液与氢氧化钠的饱和甲醇溶液，在水浴上加热，产生气泡，放冷，加盐酸使成酸性，加三氯化铁试液，溶液显紫红色。

2. 高效液相色谱法　《中国药典》2020 年版收载的罗红霉素及其制剂、琥乙红霉素等均采用此法鉴别。

方法：在含量测定项下记录的色谱图中，供试品溶液主峰的保留时间应与对照品溶液主峰的保留时间一致。

3. 红外分光光度法　红霉素类抗生素的原料药均有其特征红外光谱图。将供试品的红外光谱图应与对照图谱一致。

三、特殊杂质检查

红霉素在生产发酵过程中，除产生红霉素 A 外，同时还产生红霉素 B 和红霉素 C 等杂质，其抗菌活性低。所以《中国药典》2020 年版规定：对红霉素中红霉素 A、红霉素 B、红霉素 C、红霉素 D、红霉素 E 和红霉素 F 组分进行限量检查。采用高效液相色谱法。

四、含 量 测 定

红霉素类抗生素的含量测定方法很多，目前各国药典仍采用生物学检定法测定其效价（含量）。罗红霉素及其制剂的含量测定采用高效液相色谱法。

罗红霉素的含量测定：

1. 色谱条件及系统适用性试验　用十八烷基硅烷键合硅胶为填充剂；以 0.067mol/L 磷酸二氢铵溶液（用三乙胺调 pH 值至 6.5）-乙腈（65∶35）为流动相；检测波长 210nm。取罗红霉素对照品和红霉素标准品适量，加流动相溶解并稀释制成每 1ml 中各约含 1mg 的混合溶液，取 20μl 注入液相色谱仪，罗红霉素峰的保留时间约为 14 分钟，其与红霉素峰的分离度应不小于 15.0，罗红霉素峰与相对保留时间约为 0.95 处杂质峰的分离度应不小于 1.0，与相对保留时间约为 1.2 处杂质峰之间的分离度应不小于 2.0。

2. 测定方法　取本品适量，精密称定，加流动相溶解并定量稀释制成每 1ml 中约含 1.0mg 的溶液，精密量取 20μl 注入液相色谱仪，记录色谱图。另取罗红霉素对照品，同法测定。按外标法以峰面积计算，即得。

罗红霉素干混悬剂、罗红霉素片、罗红霉素胶囊、罗红霉素颗粒，试验条件同罗红霉素。

链接　　　　正确使用抗生素，避免疗程不当，频繁换药，疗程过短或过长

有的患者对抗生素期望值过高，使用某种抗生素一两天后没有明显好转，就要求医生换用或增加其他抗生素。治疗时间的长短应取决于感染的严重程度、临床反应和细菌的种类。通常对于急性感染，抗生素的疗程一般为 5～7 天，或症状和体征消失 3 天后方可停药。如果一个普通的感冒用几种抗生素，会增加细菌的耐药性，还可能造成二重感染。

自 测 题

一、选择题

【A 型题】（最佳选择题）。说明：每题的备选答案中只有一个最佳答案。

1. 抗生素的生物学测定法具有的特点是（　　）

A. 简单易行

B. 准确度高

C. 方法专属性好

D. 与临床应用要求一致

E. 测定快速

2. β-内酰胺类抗生素能与无机碱或有机碱形成盐是由于分子结构中含有（　　）

A. β-内酰胺环   B. 酰胺侧链

C. 游离酚羟基   D. 游离羧基

E. 氢化噻唑环

3. 《中国药典》2020 年版收载青霉素钠及其制剂的含量测定采用（　　）

A. 微生物检定法

B. 紫外-可见分光光度法

C. 非水滴定法

D. 高效液相色谱法

E. 旋光度法

4. 茚三酮试剂与下列药物显蓝紫色的是（　　）

A. 庆大霉素   B. 土环素

C. 红霉素   D. 青霉素

E. 氯霉素

5. 《中国药典》2020 年版测定氨基糖苷类药物的含量采用（　　）

A. 生物学检定法   B. 碘量法

C. 汞量法   D. 比色法

E. 反相高效液相色谱法

6. 阿奇霉素属于下列哪种抗生素（　　）

A. β-内酰胺类   B. 氨基糖苷类

C. 林可霉素类   D. 大环内酯类

E. 头孢菌素类

7. 具有大环内酯结构的药物是（　　）

A. 庆大霉素   B. 青霉素 G

C. 头孢拉定   D. 金霉素

E. 红霉素

8. 可鉴别琥乙红霉素的是（　　）

A. 羟肟酸铁反应   B. 水解反应

C. 三氯化铁反应   D. 与硫酸的反应

E. 与金属离子的反应

9. 罗红霉素及其制剂的含量测定采用（　　）

A. 生物学检定法

B. 紫外-可见分光光度法

C. 非水滴定法

D. 高效液相色谱法

E. 旋光度法

【B 型题】（配伍选择题）。说明：备选答案在前，试题在后。每组题均对应同一组备选答案，每题只有一个正确答案。每个备选答案可重复选用，也可不选用。

（第 10～14 题备选答案）

A. 无菌试验   B. 鉴别试验

C. 热原试验   D. 毒性试验

E. 降压试验

10. 用理化或生物学方法鉴别其属何种抗生素（　　）

11. 限制药品中引起急性毒性反应的杂质（　　）

12. 限制药品中引起体温异常升高的致热杂质（　　）

13. 限制药品中引起血压降低的杂质（　　）

14. 检查药品中细菌污染的情况（　　）

（第 15～19 题备选答案）

A. 溶液澄明度试验

B. 水分测定

C. 效价测定

D. 含量测定

E. 溶液酸碱度检查

15. 限制药品中不溶性杂质（　　）

16. 规定溶液的酸碱度，使产品稳定并适合于临床应用（　　）

17. 限制药品中水分含量（　　）

18. 以生物学检定法定量（　　）

19. 以理化测定法定量（　　）

【X 型题】（多项选择题）。说明：每题至少有 2 个或 2 个以上答案可以选择。

20. 青霉素和头孢菌素类抗生素具有下列性质（　　）

A. 酸性

B. 旋光性

C. 能与三氯化铁反应

D. 在酸、碱和某些氧化剂的作用下，分子中的 β-内酰胺环破裂或分子重排

E. 能与无机酸或有机酸形成溶于水的盐

21. β-内酰胺类药物鉴别的主要方法有（　　）

A. 茚三酮反应

B. 红外光谱法

C. 显硫酸盐的鉴别反应

D. 高效液相色谱法

E. 钾、钠离子的火焰反应

22. 属于 β-内酰胺类的抗生素药物有（　　）

A. 阿莫西林   B. 新霉素

C. 头孢克洛   D. 奈替米星

E. 多西环素

23. 抗生素类药物具有下列特点（　　）

A. 稳定性差   B. 化学纯度低

C. 异构体多   D. 脂溶性小

E. 异物污染可能性大

24. 可发生羟肟酸铁反应的是（　　）

A. 青霉素钠   B. 土霉素

C. 头孢克洛   D. 阿莫西林

E. 罗红霉素

二、填空题

1. 抗生素的常规检查，一般包括_____、_____、_____、_____、降压实验、溶液澄明度检查、

酸碱度检查、水分检查等。

2. 抗生素的有效成分含量测定方法，主要为_____法和理化测定法两大类。生物学检定法是以抗生素_____或_____力作为衡量效价标准的一种方法。

3. 抗生素类药物按化学结构可分为：_____类、_____类、四环素类、_____类。

4. β-内酰胺类抗生素包括_____类和_____类，他们的分子结构中均含有四个原子组成的_____，故统称为β-内酰胺类抗生素。

5. 青霉素类药物的母核是由β-内酰胺环和五元的_____并合而成；头孢菌素类分子的母核是由β-内酰胺环与六元的_____并合而成。

6. 青霉素钠盐在干燥条件下稳定，但其水溶液极不稳定，是因为分子结构中_____易开环裂解而失去抗菌活性，因此青霉素钠注射剂宜制成粉针剂。

7. β-内酰胺类抗生素在临床使用中极易引起过敏反应，主要过敏原是外源性的_____和内源性的_____、_____。

8. 硫酸庆大霉素中庆大霉素 C 组分的检查主要包括_____、_____、_____，这三者对微生物的活性无明显差异，但其毒副作用和耐药性有差异，而影响产品的效价和临床疗效。因此，药典规定应控制各组分的相对含量百分比。

9. 大环内酯类抗生素的结构特点是_____，主要药物有_____、_____、_____。

10. 红霉素在生产发酵过程中，除产生红霉素 A 外，同时还产生_____和红霉素 C 等杂质，其抗菌活性低。

三、简答题

1. β-内酰胺类抗生素具有哪些结构特征和性质？

2. 青霉素类抗生素分子中哪部分结构最不稳定？易被哪些试剂作用发生降解反应失效？

3. 大环内酯类抗生素有哪些？分子具有哪些结构特征？

（李森浩）

实训指导

实训 1 《中国药典》的查阅

《中国药典》是药品研制、生产、经营、使用和监督管理部门均应遵循的法定依据。药典的凡例和附录是正确使用药典进行药品检验的指导原则。

[实训目的]

1. 了解中国药典分几部及各部收载的内容。

2. 熟悉药典的使用方法及相关术语。

3. 掌握药典的主要组成部分及体例格式。

[实训准备]

用物准备 《中国药典》2020 年版一、二、三、四部。

[操作流程]

1. 确定阿司匹林为化学原料药,应从《中国药典》2020 年版二部的原料药中查阅。

2. 查询药典中的片剂制剂通则及其常规检查项目等,了解并查阅涉及到的相关术语。

3、记录查阅的内容。

[实训评价]

实训评价表 1　查阅《中国药典》2020 年版的项目及查阅结果

序号	查阅内容	药典位置(部、部分)	页码	查阅结果	得分
1	盐酸				
2	阿司匹林的鉴别				
3	阴凉的储存规定				
4	片剂的制剂通则				
5	片剂的常规检查项目				
6	关于热水的温度				
7	氯化物的鉴别反应				
8	崩解时限检查法				
9	"精密称定"概念				

[注意事项]

[实训作业]

在《中国药典》2020 年版中,对于"精密称定"与"称定"的规定有何不同?

实训 2 容量瓶、移液管的清洗和使用

移液管用于准确转移一定体积的液体，容量瓶用于配制浓度、体积要求准确的溶液或用作溶液的定量稀释。这 2 种仪器的正确使用是药物分析中最重要的基本操作。

［实训目的］

1. 学会正确的清洗和使用容量瓶、移液管。

2. 学会铬酸洗液的配制。

［实训准备］

用物准备 容量瓶（规格随意）、移液管（规格随意）、重铬酸钾、浓硫酸（工业用）、纯化水。

［操作流程］

1. **铬酸洗液的配制** 取 100ml 水置烧杯中加热，不超过 60℃，加入 50g 重铬酸钾粉末，搅拌，直接少量多次加入浓硫酸（98%）1000ml，混匀即可。

2. **容量瓶的清洗** 如果是新买的容量瓶，应检查瓶塞是否配套，并用线绳拴好，检查是否漏水，倒入铬酸洗液润洗，然后用自来水冲洗，最后用纯化水冲洗三遍，自然晾干；

3. **移液管的清洗** 一般使用后，先用自来水冲洗 1 遍，再用铬酸洗液润洗，之后用自来水将洗液冲洗干净，最后用纯化水冲洗 3 遍，自然晾干。

4. **容量瓶的使用** 配制或稀释溶液时，应在溶液接近标线时，用滴管缓缓滴加至溶液的凹面最低处与标线相切。容量瓶不能久贮溶液，特别是碱性溶液。不能用手拿瓶肚，只能拿瓶颈。

5. **移液管的使用** 使用时，取洁净的移液管，用吸取液洗涤 3 次，放液时应使液体自然流出，流完后保持移液管垂直，容器倾斜 45°，停靠 15 秒钟，移液管上无"吹"字样时残留于管尖的液体不必吹出，但移液管上有"吹"字样时，需将残留于管尖的液体吹出。

［实训评价］

实训评价表 2 容量瓶、移液管的清洗和使用

序号	考核内容	考核要点	考核得分
1	铬酸洗液的配制	1. 正确配制铬酸洗液	
		2. 正确做好防护措施	
2	容量瓶的清洗	1. 倒入铬酸洗液润洗	
		2. 然后用自来水冲洗	
		3. 最后用纯化水冲洗 3 遍，自然晾干	
3	容量瓶的使用	1. 配制或稀释至一定体积溶液时，应在溶液接近标线时，用滴管缓缓滴加至溶液的凹液面最低处与标线相切	
		2. 用手拿瓶颈，不可拿瓶肚	
		3. 定容时，视线应与容量瓶的标线在一个水平面上	
4	移液管的使用	1. 使用时，取洁净的移液管，用吸取液洗涤 3 次	
		2. 移取前，视线应与移液管的标线在一个水平面上，液体的凹液面应与标线相切	
		3. 放液时应使液体自然流出	
		4. 流完后保持移液管垂直，接收容器倾斜 45°，停靠 15 秒钟	

［注意事项］

1. 洗净的仪器倒置在滤纸、干净的架子或专用的橱内，任其自然沥干，洁净的仪器在贮存一定时间后，应重新洗涤。

2. 洗液的配制方法虽然简单，但在反应过程中产生大量的热量，并有迸溅的危险，应注意防止

烫伤。

3. 容量瓶，移液管必须校正合格才能使用。

[实训作业]

1. 移液管的清洗及使用操作步骤包括哪些?

2. 清洗干净的玻璃仪器的标准是什么?

实训3　葡萄糖氯化钠注射液的含量测定

平面偏振光通过含有光学活性的葡萄糖溶液时，能引起旋光现象，使偏振光的平面发生旋转。因此可用旋光法测定药物的含量。

[实训目的]

1. 熟悉旋光仪的使用与注意事项。

2. 掌握旋光法测定药物含量的原理和方法。

[实训准备]

用物准备　旋光仪、容量瓶、葡萄糖氯化钠注射液。

[操作流程]

1. 供试品溶液的配制　精密量取本品适量（约相当于葡萄糖 10g），置 100ml 量瓶中，加氨试液 0.2ml（10% 或 10% 以下规格的本品可直接取样测定），用水稀释至刻度，摇匀，静置 10 分钟。

2. 测定法　取空白溶液和一定量的样品溶液置旋光仪中，依法测定旋光度，读出数值。

3. 计算　将结果与 2.0852（或 1.0426）相乘，即得供试品中含有 $C_6H_{12}O_6 \cdot H_2O$ 的重量（g）。本品为葡萄糖或无水葡萄糖的灭菌水溶液。含葡萄糖（$C_6H_{12}O_6 \cdot H_2O$）应为标示量的 95.0%～105.0%。

$$\text{标示量}\% = \frac{\alpha \times 2.0852}{\text{标示量}} \times 100\%$$

[实训评价]

实训评价表3　葡萄糖氯化钠注射液的含量测定

序号	考核内容	考核要点	考核得分
1	供试品的制备	1. 精密量取葡萄糖氯化钠注射液适量，置 100ml 容量瓶中	
		2. 加氨试液 0.2ml，并用水稀释至刻度供试品溶液摇匀后，静置 10 分钟	
2	旋光仪的校正	1. 启动旋光仪	
		2. 测定的温度条件为（25±0.5）℃	
		3. 用供试品所用的空白溶液将测定管冲洗 3～4 遍	
		4. 测定管中盛装供试品溶液应无气泡	
		5. 用空白试剂校正	
3	供试品的测定	1. 供试品按同法测定读取旋光度 3 次，取 3 次平均值作为测定结果	
		2. 正确应用计算公式，求出供试品的含量结果	
		3. 结果判定葡萄糖应为标示量的 95.0%～105.0%，是否合格	
		4. 及时、正确的填写试验记录	
		5. 及时、正确的填写实验仪器使用记录	

[注意事项]

1. 新配制的葡萄糖容易发生变旋现象（葡萄糖具有 α 和 β 二种互变异构体，比旋度相差很大，但在水溶液中比旋度逐渐达到平衡，趋于恒定的+52.5°～+53.0°），溶液在 pH 值<3 或 pH 值>7 时，变旋速度都可以加快，所以常加入一定量的氨试液，以促进变旋平衡的到达。经高压灭菌并放置很长时间的葡萄糖注射液，因其变旋现象已达平衡，可不加氨试液，直接测定。本次实验测定中因有稀释，故应按比例加入氨试液，并放置 10 分钟，以使变旋稳定后，再进行测定。

2. 溶液测定前，应先用水作空白校正零点，测定后再校正一次，以确定测定时零点有无变化。若第二次校正零点有变化，则应重新测定溶液的旋光度。

3. 配制溶液及测定时，均应调节温度至（25±0.5）℃。

4. 供试溶液应不显浑浊或含有混悬的小粒。如有上述情形时，应预先滤过，并弃去初滤液。

[实训作业]

1. 计算含量是否合格，完成葡萄糖氯化钠注射液的含量测定实验报告。

2. 如果试验结果误差较大，试分析误差产生的原因和解决的方法。

实训 4　药物 pH 值和相对密度的检查

pH 值是水溶液最重要的理化参数之一。在药物实际的生产过程中，pH 值对药物作用的影响很大，但常被疏忽，致使药效降低或产生毒副反应，因此，需要检查 pH 值。

纯物质的相对密度在特定的条件下为不变的常数。如果物质的纯度不够，其相对密度也会随之改变。因此测定药物的相对密度，可以检查其纯度。

[实训目的]

1. 理解 pH 值和相对密度测定的原理。

2. 熟悉 pH 计和比重瓶的使用。

[实训准备]

用物准备　pH 计、标准缓冲溶液、纯化水、比重瓶、温度计、恒温水浴箱、电子分析天平（感量 0.1mg）、布洛芬混悬滴剂

[操作流程]

（一）pH 值的测定

《中国药典》2020 年版规定本品 pH 值应为 2.0～6.5，采用玻璃电极为指示电极，饱和甘汞电极为参比电极的酸度计进行测定。

操作步骤

（1）标准缓冲液的配制

草酸盐标准缓冲液：精密称取在（54±3）℃干燥 4～5 小时的草酸三氢钾 12.71g，加水使溶解并稀释至 1000ml。（20℃时 pH 值为 1.68）

苯二甲酸盐标准缓冲液：精密称取在（115±5）℃干燥 2～3 小时的邻苯二甲酸氢钾 10.21g，加水使溶解并稀释至 1000ml。（20℃时 pH 值为 4.00）

取邻苯二甲酸氢钾标准缓冲液和草酸盐标准缓冲液校正仪器。

（2）pH 计的调节与校准：按 pH 计的使用步骤预热、温度补偿调节、量程调节等，将邻苯二甲酸氢钾标准缓冲液置小烧杯中，将 pH 计电极插入烧杯中，按照该测定温度下标准缓冲液的 pH 值，调节定位调节器旋钮，使仪器上的读数与标准缓冲液的 pH 值一致。再取草酸盐标准缓冲液核对仪器示值，误差应不大于±0.02pH 值单位。若大于此偏差，则应小心调节斜率，使示值与第二种标准缓冲液的表列数值相符。

（3）测定布洛芬混悬滴剂的 pH 值：将布洛芬混悬滴剂置小烧杯中，将 pH 计电极插入烧杯中，读取其 pH 值，并记录数值。

（二）相对密度的测定

《中国药典》2020 年版规定本品的相对密度为 1.090～1.270，采用比重瓶法测定。

操作步骤 取洁净、干燥并精密称定重量的比重瓶，装满供试品（温度应低于 20℃）后，装上温度计（瓶中应无气泡），置 20℃的水浴中放置若干分钟，使内容物的温度达到 20℃，用滤纸除去溢出侧管的液体，立即盖上罩。然后将比重瓶自水浴中取出，再用滤纸将比重瓶的外面擦净，精密称定，减去比重瓶的重量，求得供试品的重量后，将供试品倾去，洗净比重瓶，装满新沸过的冷水，再照上法测得同一温度时水的重量，按下式计算，即得。

$$相对密度 = \frac{供试品的重量}{水的重量}$$

[实训评价]

实训评价表 4　布洛芬混悬滴剂的 pH 值和相对密度的检查

序号	考核内容	考核要点	考核得分
1	pH 值的测定	1. 正确选取 pH 值测量电极	
		2. 正确配制标准缓冲溶液	
		3. 正确选取标准缓冲溶液	
		4. 正确使用标准缓冲溶液进行校正	
		5. 熟练操作 pH 计	
		6. 正确读取供试品 pH 值，并记录	
2	相对密度的测定	1. 水浴温度设定准确	
		2. 比重瓶清洗洁净	
		3. 熟练比重瓶的操作	
		4. 正确读取供试品液、水的质量	
		5. 正确计算出供试品相对密度值，并记录	
		6. 及时、正确的填写试验记录	
		7. 及时、正确的填写实验仪器使用记录	

[注意事项]

1. pH 值测定

（1）测定前，按各品种项下的规定，选择二种 pH 值约相差 3 个单位的标准缓冲液，使供试液的 pH 值处于二者之间。

（2）先取与供试液 pH 值较接近的第一种标准缓冲液对仪器进行校正（定位），使仪器示值与表列数值一致，再用第二种标准缓冲液进行校正。

（3）每次更换标准缓冲液或供试液前，应用纯化水充分洗涤电极，然后将水吸尽，也可用所换的标准缓冲液或供试液洗涤。

（4）配制标准缓冲液与溶解供试品的水，应是新沸过的冷的纯化水，其 pH 值应为 5.5～7.0。

（5）校正后的仪器不得随便搬动或移动，否则再使用时须重新校正。

（6）标准缓冲液一般可保存 2～3 个月，但发现有浑浊、发霉或沉淀等现象时，不能继续使用。

2. 相对密度测定

（1）比重瓶必须洁净、干燥，一定要先称量空比重瓶的重量，再装供试品称重，最后装水称重。

（2）装过供试品的比重瓶必须冲洗干净，如供试品为油剂，测定后应尽量倾去，连同瓶塞先用石油醚和氯仿冲洗数次，待油完全洗去，再用乙醇、水冲洗干净，然后依法测定水的重量。

（3）装供试品或水时，应沿瓶壁小心倒入比重瓶内，避免产生气泡，如有气泡，稍放置待气泡消失后再测。供试品为糖浆剂、甘油等黏稠液体，更应缓慢倒入，以免产生气泡。

（4）温度调好后，将瓶塞小心塞紧。瓶塞毛细管必须充满液体，瓶内应无气泡。用滤纸将瓶塞毛细管顶端溢出的液体拭干，再用洁布将瓶全部拭干，此时只能用手指拿住瓶颈，而不能拿瓶肚，以免液体因手温影响而致体积膨胀外溢。

（5）供试品的温度应略低于20℃。

[实训作业]

1. 为什么选用邻苯二甲酸氢钾和草酸盐标准缓冲液对 pH 计进行校正？

2. 相对密度测定方法中为什么先称供试品重量再称水的重量？

3. 如果试验结果误差过大，试分析误差产生的原因及解决的方法？

实训 5　药物熔点的测定

药物的熔点是指药物由固态变为液态的温度，是检查药物纯度的重要手段。通常纯的有机化合物或原料药物都具有确定的熔点，而且从固体初熔到全熔的温度范围（熔距）很窄，一般不超过 0.5～1℃。但是，如果样品中含有杂质，就会导致熔距变大。

[实训目的]

1. 了解药物熔点的测定意义。

2. 熟悉药物熔点仪的操作。

3. 掌握固体药物熔点的测定方法。

[实训准备]

用物准备　药物熔点测定仪，玻璃棒，玻璃管，毛细管，温度计，表面皿；硅油或液体石蜡、纯的乙酰谷酰胺、不纯的乙酰谷酰胺。

[操作流程]

《中国药典》2020 年版规定乙酰谷酰胺的熔点为 194～198℃。

1. 样品的填装　将毛细管的一端封口，把待测物研成细粉末，将毛细管未封口的一端插入粉末中，使粉末进入毛细管 2～3mm，再将其开口向上的从大玻璃管中垂直滑落，熔点管在玻璃管中反弹蹦跳，使样品粉末进入毛细管的底部。重复以上操作，直至毛细管底部有 2～3mm 粉末并被墩紧。样品粉碎不够细或填装不结实，产生空隙导致不易传热，造成熔程变大。样品量太少不便观察，产生熔点偏低；太多会造成熔程变大，熔点偏高。

2. 仪器的使用　将液体石蜡装入熔点测定仪的烧杯中，将传温液加热，待温度上升至较规定的熔点低限约低 10℃时，将装有供试品的毛细管浸入传温液，贴附在温度计上（可用橡皮圈或毛细管夹固定），位置须使毛细管的内容物恰好在温度计汞球中部。继续加热，调节升温速率为每分钟上升 1.0～1.5℃，加热时需不断搅拌，使传温液温度保持均匀。供试品在毛细管内开始局部液化出现明显液滴时的温度，作为初熔温度；供试品全部液化时的温度，作为全熔时的温度。记录供试品在初熔至全熔时的温度，重复测定 3 次，取其平均值，即得。

[实训评价]

实训评价表 5　乙酰谷酰胺的熔点测定

序号	考核内容	考核要点	考核得分
1	样品的填装	1. 测量前供试品进行干燥	
		2. 毛细管应洁净	
		3. 毛细管一端的熔封好、不漏管	
		4. 供试品研成细粉末	
		5. 供试品填装高度为 2～3mm，并墩实	

序号	考核内容	考核要点	考核得分
2	仪器使用	1. 正确选取传温液	
		2. 熟练操作熔点仪	
		3. 正确放置毛细管与温度计的位置	
		4. 第二次测量应将仪器中的传温液放冷至室温	
3	结果判定	1. 正确判定初熔、全熔的温度	
		2. 记录初熔、全熔的温度	
		3. 测定3次，取其平均值，即得	
		4. 及时、正确的填写试验记录	
		5. 供试品填装高度为2～3mm，并墩实	

[注意事项]

1. 供试品应完全干燥后再测定，水分的存在，影响熔点的观察。
2. 往毛细管内装样品时，一定要反复墩实，无气泡。
3. 测定熔点所用的温度计应校正。
4. 熔点管必须洁净。
5. 供试品的熔点在80℃以下的，传温液用水；熔点在80℃以上的，传温液用硅油或液体石蜡。

[实训作业]

1. 纯净的乙酰谷酰胺和不纯的乙酰谷酰胺熔点为何不同？
2. 如果试验结果误差过大，试分析误差产生的原因及解决的方法？

实训6 药物的杂质限量检查

药物的杂质是药物中不具治疗作用，且会影响药物的疗效和稳定性的物质，有的甚至危害人体健康，因此检查药物中的杂质，控制药物的纯度，是保证药品质量和疗效的一项重要指标。

[实训目的]

1. 了解杂质检查的意义
2. 熟悉氯化物检查法和重金属检查法
3. 熟悉铁盐检查法和干燥失重检查法

[实训准备]

用物准备 电子天平（0.1mg感量）、容量瓶、比色管、烘箱、扁形称量瓶、葡萄糖、氯化钠。

[操作流程]

1. 标准溶液的配制

（1）标准氯化钠溶液的制备：称取氯化钠基准物0.165g，置1000ml量瓶中，加水适量使溶解并稀释至刻度，摇匀，作为贮备液。临用前，精密量取贮备液10ml，置100ml量瓶中，加水稀释至刻度，摇匀，即得（每1ml相当于10μg的Cl）。

（2）标准铁溶液的制备：称取硫酸铁铵基准物［$FeNH_4(SO_4)_2 \cdot 12H_2O$］0.863g，置1000ml量瓶中，加水溶解后，加硫酸2.5ml，用水稀释至刻度，摇匀，作为贮备液。临用前，精密量取贮备液10ml，置100ml量瓶中，加水稀释至刻度，摇匀，即得（每1ml相当于10μg的Fe）。

（3）标准铅溶液的制备：称取硝酸铅0.1599g，置1000ml量瓶中，加硝酸5ml与水50ml溶解后，用水稀释至刻度，摇匀，作为贮备液。精密量取贮备液10ml，置100ml量瓶中，加水稀释至刻度，摇匀，即得（每1ml相当于10μg的Pb）。

2. 葡萄糖中氯化物、重金属的杂质检查

（1）氯化物检查：取 0.60g 葡萄糖，加水稀释成 25ml，再加稀硝酸 10ml；置 50ml 纳氏比色管中，加水约成 40ml，摇匀，即得供试液。另取标准氯化钠溶液 6.0ml 置 50ml 纳氏比色管中加稀硝酸 10ml，用水稀释成约 40ml，即得对照液。向供试液与对照液中分别加入 0.1mol/L 硝酸银试液 1ml，用水稀释成 50ml，暗处放置 5 分钟，同置黑色背景上，自上向下观察，供试液的浑浊不得比对照液更深（0.01%）。

（2）重金属检查：采用硫代乙酰胺法检查，取三支比色管，A 管：取标准铅溶液一定量与乙酸盐缓冲液（pH 值 3.5）2ml 后，加水稀释使成 25ml。B 管：取葡萄糖 4.0g，置 25ml 纳氏比色管中，加水 23ml 溶解后，加乙酸盐缓冲液（pH 值 3.5）2ml 与水适量使成 25ml。C 管：管中加入与 B 管相同量的供试品，加水适量溶解，再加 A 管相同量的标准铅溶液与乙酸盐缓冲液（pH 值 3.5）2ml 后，用水稀释成 25ml。若供试品溶液带颜色，可在 A 管中滴加少量的稀焦糖溶液或其他无干扰的有色溶液，使之与 B 管、C 管一致。分别在 A、B、C 管中加硫代乙酰胺试液各 2ml，摇匀，放置 2 分钟。同置于白色背景上自上向下透视，当 C 管中显出的颜色不浅于 A 管时，B 管中显示的颜色与 A 管比较，不得更深。含重金属不得超过百万分之五。

3. 氯化钠中铁盐和干燥失重的检查

（1）铁盐检查：取 5.0g 氯化钠，加水溶解使成 25ml，移置 50ml 纳氏比色管中，加稀盐酸 4ml 与过硫酸铵 50mg，用水稀释使成 35ml 后，加 30%硫氰酸铵溶液 3ml，再加水适量稀释成 50ml，摇匀；如显色，立即与标准铁溶液 1.5ml 制成的对照溶液（取 1.5ml 标准铁溶液，置 50ml 纳氏比色管中，加水使成 25ml，加稀盐酸 4ml 与过硫酸铵 50mg，用水稀释使成 35ml，加 30%硫氰酸铵溶液 3ml，再加水适量稀释成 50ml，摇匀）比较，不得更深（0.0003%）。

（2）干燥失重的检查：采用常压恒温干燥法，取氯化钠约 1g，置与供试品同样条件下干燥至恒重的扁形称量瓶中（供试品平铺厚度不可超过 5mm，如为疏松物质，厚度不可超过 10mm），精密称定。置于 105℃烘箱中干燥 5 小时。干燥时，应将瓶盖取下，置称量瓶旁，或将瓶盖半开，取出时须将瓶盖盖好。干燥后取出置于干燥器中，放冷至室温（一般需 30～60 分钟），取出称定重量。再一次放入烘箱中继续干燥 1 小时，取出称定重量，连续两次称重达到恒重。如不恒重，继续干燥，直至恒重。计算求得干燥失重的百分率。减失重量不得过 0.5%。

［实训评价］

实训评价表 6　药物的杂质限量检查

序号	考核内容	考核要点	考核得分
1	标准溶液的制备	1. 正确选取天平进行称量	
		2. 正确选取试剂	
		3. 对照溶液临用的稀释	
2	氯化物的检查	1. 取用配套的纳氏比色管	
		2. 供试品溶液的处理遵守平行操作	
		3. 选用黑色背景	
		4. 正确比浊	
		5. 及时、正确的填写试验记录	
3	重金属的检查	1. 供试品溶液的处理	
		2. 平行操作	
		3. 取用配套的纳氏比色管三支	
		4. 选用白色背景	
		5. 正确比色	
4	铁盐的检查	1. 取用配套的纳氏比色管	
		2. 选用白色背景	
		3. 正确比色	

序号	考核内容	考核要点	考核得分
5	干燥失重的检查	1. 称量瓶是否配套，做好标记	
		2. 称量时，正确使用电子分析天平	
		3. 操作过程中是否全程戴手套	
		4. 烘箱的正确使用	
		5. 样品的取出与称量	
		6. 样品恒重	
		7. 正确计算出干燥失重的百分率	
		8. 及时、正确的填写试验记录	
		9. 及时、正确的填写实验仪器使用记录	

[注意事项]

1. 药物杂质检查必须注意按规定的检查条件，严格遵守平行原则。平行原则是指样品与对照品必须在同一条件下进行反应与比较。即应尽量选择容积、口径和色泽相同的比色管，在同一光源、同衬底上，以相同的方式（一般是自上而下）观察，所加入的试药种类、用量、加入顺序和反应时间等也应一致。

2. 应选用配对、无色、直径大小相等、刻度高低一致的纳氏比色管。用后的比色管应立即清洗，不得用毛刷刷洗，以免损伤比色管，影响观察结果，可用重铬酸钾洗液浸泡。

3. 重金属的检查时，配制与储存用的玻璃容器均不得含铅。

4. 硫代乙酰胺试液不稳定，应新鲜配制。

5. 干燥失重应同时做平行试验两份。

6. 干燥失重检查的整个操作过程必须戴手套，不能裸手直接接触称量瓶。

7. 称量瓶和盖应标记，避免混淆。放入烘箱或干燥器进行干燥时，应将瓶盖取下，置称量瓶旁，或将瓶盖半开进行干燥；取出时，须将称量瓶盖好。置烘箱内干燥的供试品，应在干燥后取出置干燥器中放冷至室温（一般需 30～60 分钟），然后精密称重。

8. 仪器不得随意搬动或移动。

9. 用电子分析天平称量供试品后，填写电子分析天平使用记录。

[实训作业]

如果试验结果误差过大，试分析误差产生的原因及解决方法？

实训 7　片剂的重量差异和崩解时限的检查

重量差异的检查是保证片剂间的主药含量相同，以保证用药安全。崩解时限是检查药物在模拟人的内环境的条件下全部崩解并溶散的时间，以保证药物在体内的吸收。

[实训目的]

1. 了解重量差异和崩解时限检查的目的。

2. 熟悉药物崩解仪的使用；

3. 掌握重量差异和崩解时限检查的方法和结果的判断；

[实训准备]

用物准备　智能崩解仪、分析天平（0.1mg）、对乙酰氨基酚片、镊子。

[操作流程]

1. **重量差异的检查**　开启分析天平，将称量纸放在天平上，去皮，随机取对乙酰氨基酚片 20 片，置称量纸上，称定其总重量，记录，求出平均片重，根据平均片重计算出规定的限度，按减重法依次精密称出每片的重量，再与平均片重相比，超出限度的不得多于 2 片，并不得有 1 片超出限度的一倍。

片剂重量差异的限度

平均片重	重量差异限度
0.30g 以下	±7.5%
0.30g 或 0.30g 以上	±5%

2. 崩解时限的检查　开启崩解仪，加入规定的介质，设置温度为（37±0.5）℃，待介质中的温度恒定后，取对乙酰氨基酚片 6 片，分别置玻璃管中检查，观察药片崩解的情况，各片均应在 15 分钟内崩解。如有 1 片未完全崩解，应另取 6 片复试。

[实训评价]

实训评价表 7　对乙酰氨基酚片的重量差异、崩解时限检查

序号	考核内容	考核要点	考核得分
1	重量差异检查	1. 确保天平是否处于校正合格状态	
		2. 正确选取天平进行称量	
		3. 按照取样原则进行取样	
		4. 核对取样数量	
		5. 天平使用是否正确	
		6. 是否采用递减法称量	
		7. 检验记录填写应及时、准确、完整	
		8. 片重和平均片重的计算	
		9. 确定并计算限度	
		10. 正确判定结果	
2	崩解时限检查	1. 检测介质的选取	
		2. 熟练操作崩解仪	
		3. 介质温度的设置	
		4. 核对取样数量	
		5. 介质温度是否符合规定	
		6. 正确判定崩解情况	
		7. 记录崩解时间	
		8. 及时、正确的填写试验记录	
		9. 及时、正确的填写实验仪器使用记录	

[注意事项]

1. 称量过程中不能用手直接接触药品，应用镊子。

2. 确定片剂的重量差异的限度。

3. 糖衣片应在包衣前检查片芯的重量差异，包衣后不再检查。

4. 薄膜衣片应在包衣后检查重量差异。

5. 凡检查含量均匀度的片剂，一般不再进行重量差异的检查。

6. 凡规定检查溶出度、释放度或分散均匀性的片剂，不再进行崩解时限检查。

[实训作业]

1. 肠溶片剂的崩解时限检查，与本实验有何不同？

2. 如果结果错误或误差过大，试分析产生的原因及解决方法？

实训 8　阿司匹林片的质量分析

[实训目的]

1. 学会药物溶出仪和高效液相色谱仪的使用。

2. 熟悉含量计算方法。

3. 掌握阿司匹林片鉴别、检查、含量测定的原理。

[实训准备]

用物准备　药物溶出仪、电子天平（0.1mg 感量）、高效液相色谱仪、阿司匹林片、阿司匹林对照品、水杨酸对照品。

[操作流程]

（一）鉴别

1. 取本品的细粉适量（约相当于阿司匹林 0.1g），加水 10ml，煮沸，放冷，加三氯化铁试液 1 滴，即显紫堇色。（三氯化铁反应）

2. 在含量测定项下记录的色谱图中，供试品溶液主峰的保留时间应与对照品溶液主峰的保留时间一致。

（二）检查

1. 游离水杨酸

（1）供试品溶液的制备：取本品细粉适量（约相当于阿司匹林 0.5g），精密称定，置 100ml 量瓶中，加 1% 冰醋酸的甲醇溶液振摇使阿司匹林溶解并稀释至刻度，摇匀，滤膜滤过，取续滤液。

（2）对照品溶液的制备：取水杨酸对照品约 15mg，精密称定，置 50ml 量瓶中，加 1% 冰醋酸的甲醇溶液溶解并稀释至刻度，摇匀，精密量取 5ml，置 100ml 量瓶中，用溶剂稀释至刻度，摇匀。

（3）色谱条件：用十八烷基硅烷键合硅胶为填充剂；以乙腈-四氢呋喃-冰醋酸-水（20∶5∶5∶70）为流动相；检测波长为 303nm；进样体积 10μl。

（4）系统适用性要求：理论板数按水杨酸峰计算不低于 5000。阿司匹林峰与水杨酸峰之间的分离度应符合要求。

（5）测定法：精密量取供试品溶液与对照品溶液，分别注入液相色谱仪，记录色谱图。

（6）限度：供试品溶液色谱图中如有与水杨酸峰保留时间一致的色谱峰，按外标法以峰面积计算，不得过阿司匹林标示量的 0.3%。

2. 溶出度

（1）溶出条件：以盐酸溶液（稀盐酸 24ml 加水至 1000ml）500ml（50mg 规格）或 1000ml（0.1g、0.3g、0.5g 规格）为溶出介质，转速为每分钟 100 转，取 6 片依法操作，经 30 分钟时取样。

（2）供试品溶液的制备：取溶出液 10ml 滤过，取续滤液。

（3）阿司匹林对照品溶液的制备：取阿司匹林对照品适量，精密称定，加溶剂溶解并定量稀释制成每 1ml 中约含 0.08mg（50mg、0.1g 规格）、0.24mg（0.3g 规格）或 0.4mg（0.5g 规格）的溶液。

（4）水杨酸对照品溶液的制备：取水杨酸对照品适量，精密称定，加溶剂溶解并定量稀释制成每 1ml 中约含 10μg（50mg、0.1g 规格）、30μg（0.3g 规格）或 50μg（0.5g 规格）的溶液。

（5）溶剂、色谱条件与系统适用性要求：见含量测定项下。

（6）测定法：精密量取供试品溶液、阿司匹林对照品溶液与水杨酸对照品溶液，分别注入液相色谱仪，记录色谱图。按外标法以峰面积分别计算每片中阿司匹林与水杨酸含量，将水杨酸含量乘以 1.304 后，与阿司匹林含量相加即得每片溶出量。

（7）限度：标示量的 80%，应符合规定。

（三）含量测定（高效液相色谱法）

1. 色谱条件与系统适用性试验 用十八烷基硅烷键合硅胶为填充剂；以乙腈-四氢呋喃-冰乙酸-水（20：5：5：70）为流动相；检测波长为 276nm。理论板数按阿司匹林峰计算不低于 3000，阿司匹林峰与水杨酸峰的分离度应符合要求。

2. 测定方法

（1）供试品溶液的制备：取本品 20 片，精密称定，充分研细，精密称取细粉适量（约相当于阿司匹林 10mg），置 100ml 量瓶中，用 1%冰醋酸的甲醇溶液强烈振摇使阿司匹林溶解，并用 1%冰醋酸的甲醇溶液稀释至刻度，摇匀，滤膜滤过，取续滤液。

（2）对照品溶液的制备：取阿司匹林对照品适量，精密称定，加 1%冰醋酸的甲醇溶液振摇使溶解并定榴稀释制成每 1ml 中约含 0.1mg 的溶液。

（3）色谱条件：用十八烷基硅烷键合硅胶为填充剂；以乙腈-四氢呋喃-冰醋酸-水（20：5：5：70）为流动相；检测波长为 276nm；进样体积 10μl。

（4）系统适用性要求：理论板数按阿司匹林峰计算不低于 3000。阿司匹林峰与水杨酸峰之间的分离度应符合要求。

（5）测定法：精密量取供试品溶液与对照品溶液，分别注入高效液相色谱仪，记录色谱图。

（6）计算：按外标法以峰面积计算。本品含阿司匹林（$C_9H_8O_4$）应为标示量的 95.0%～105.0%。

[实训评价]

实训评价表 8 阿司匹林片的质量分析

序号	考核内容	考核要点	考核得分
1	鉴别检查	1. 能够正确鉴别操作	
		2. 准确配制鉴别试液	
2	溶出度检查	1. 熟悉高效液相色谱仪的操作流程	
		2. 正确配制流动相	
		3. 正确配制对照品溶液	
		4. 正确配制溶出介质	
		5. 熟练操作药物溶出仪	
		6. 按规定时间完成取样	
		7. 计算并判断结果	
2	含量测定	1. 正确选择色谱柱	
		2. 正确配制流动相	
		3. 确定高效液相色谱仪的检测波长	
		4. 正确处理供试品溶液	
		5. 正确配制对照品溶液	
		6. 根据分析数据，计算其含量	
		7. 及时、正确的填写试验记录	
		8. 及时、正确的填写实验仪器使用记录	

[注意事项]

1. 检查溶出度是利用在碱性条件下，加热，使阿司匹林水解，测定水解产物水杨酸的吸收度，按（$E_{1cm}^{1\%}$）为 265 计算水杨酸的含量，故用阿司匹林的含量表示溶出度时应乘以换算因数。换算因数=M_{ASP}/M_{SA}=1.304。

2. 高效液相色谱仪在使用前应先开启电源，仪器预热 20 分钟后再使用。

[实训作业]

如果结果错误或误差过大，试分析产生的原因及解决方法？

实训9　维生素 B_1 片的质量分析

维生素 B_1 片，为维生素类药物。用于预防和治疗维生素 B_1 缺乏症，如脚气病、神经炎、消化不良等。

［实训目的］

1. 熟悉紫外-可见分光光度计的原理和操作。

2. 掌握维生素 B_1 的鉴别原理和方法。

3. 掌握吸收系数法测定药物含量的方法与计算。

［实训准备］

用物准备　紫外-可见分光光度计、电子天平（感量0.1mg）、维生素 B_1 片。

［操作流程］

1. 鉴别　取本品的细粉适量，加水搅拌，滤过，滤液蒸干。

（1）取残渣适量，加氢氧化钠试液2.5ml溶解后，加铁氰化钾试液0.5ml与正丁醇5ml，强力振摇2分钟，放置使分层，上面的醇层显强烈的蓝色荧光；加酸使成酸性，荧光即消失；再加碱使成碱性，荧光又显出。（硫色素反应）

（2）取残渣少许，加水溶解，加稀硝酸使成酸性后，加硝酸银试液，即生成白色凝乳状沉淀；分离，沉淀加氨试液即溶解，再加稀硝酸酸化后，沉淀复生成。（氯化物的鉴别）

2. 含量测定

（1）操作步骤：取本品20片，精密称定，研细，精密称取适量（约相当于维生素 B_1 25mg），置100ml量瓶中，加盐酸溶液（9→1000）约70ml，振摇15分钟使维生素 B_1 溶解，加盐酸溶液（9→1000）稀释至刻度，摇匀，用干燥滤纸滤过，精密量取续滤液5ml，置另一个100ml量瓶中，再加盐酸溶液（9→1000）稀释至刻度，摇匀，照紫外-可见分光光度法，在246nm的波长处测定吸光度，按 $C_{12}H_{17}ClN_4OS \cdot HCl$ 的吸收系数（ $E_{1cm}^{1\%}$ ）为421计算，即得。

（2）计算：本品含维生素 B_1（ $C_{12}H_{17}ClN_4OS \cdot HCl$ ）应为标示量的90.0%～110.0%。

$$标示量 = \frac{\dfrac{A}{E_{1cm}^{1\%} \times L \times 100} \times V \times 稀释倍数 \times 平均片重}{M_{样品} \times 标示量} \times 100\%$$

［实训评价］

实训评价表9　维生素 B_1 片的质量分析

序号	考核内容	考核要点	考核得分
1	鉴别检查	1. 能够正确按方法操作	
		2. 准确配制鉴别试液	
		3. 正确使用分液漏斗	
		4. 正确判定鉴别结果	
2	含量测定	1. 熟悉操作紫外-可见分光光度计的使用	
		2. 正确设置检测波长	
		3. 取样量准确，操作无误	
		4. 能够准确按检测方法进行检测	
		5. 根据检测数据计算出检测结果	
		6. 正确判定标示量的百分含量是否合格	
		7. 及时、正确的填写试验记录	
		8. 及时、正确的填写实验仪器使用记录	

[注意事项]

1. 紫外-可见分光光度计在使用前应先开启电源，仪器预热 20 分钟后再使用。

2. 维生素 B₁ 紫外吸收峰随溶液 pH 值的变化而不同，因此要严格控制溶液的 pH 值。

[实训作业]

如果误差过大，试分析其产生的原因及解决的方法？

实训 10　注射液的质量分析

一、概　　述

注射剂系指药物制成的供注入体内的无菌溶液。注射剂作用迅速可靠，不受 pH 值、酶、食物等影响，无首过效应，可发挥全身或局部定位作用，适用于不宜口服药物和不能口服的病人。因此，注射剂的常规检查的项目要求很严格。

[实训目的]

1. 了解注射剂含量测定时，排除附加剂（稳定剂）干扰的常用方法。

2. 掌握维生素 C 注射液鉴别、含量测定的原理和方法。

[实训准备]

用物准备　滴定管、烧杯、滴管、锥形瓶、维生素 C 注射液、丙酮、移液管。

[操作流程]

（一）鉴别

取本品，用水稀释制成 1ml 中含维生素 C10mg 的溶液，取 4ml，加 0.1mol/L 盐酸溶液 4ml，混匀，加 0.05%亚甲蓝乙醇溶液 4 滴，置 40℃水浴中加热，3 分钟内溶液应由深蓝色变为浅蓝色或完全褪色。

（二）含量测定

1. 操作步骤　精密量取本品适量（约相当于维生素 C 0.2g），加水 15ml 与丙酮 2ml，摇匀，放置 5 分钟，加稀醋酸 4ml 与淀粉指示液 1ml，用碘滴定液（0.05mol/L）滴定，至溶液显蓝色并持续 30 秒钟不褪。每 1ml 碘滴定液（0.05mol/L）相当于 8.806mg 的 $C_6H_8O_6$。

2. 计算　本品为维生素 C 的灭菌水溶液，含维生素 C（$C_6H_8O_6$）应为标示量的 93.0%～107.0%。

$$标示量 = \frac{V \times F \times T \times 平均装量}{S \times 标示量} \times 100\%$$

[实训评价]

实训评价表 10　维生素 C 注射液的质量分析

序号	考核内容	考核要点	考核得分
1	鉴别检查	1. 能够按试验方法操作	
		2. 准确配制鉴别试液	
		3. 正确判定鉴别结果	
2	含量测定	1. 正确使用移液管	
		2. 正确配制滴定液	
		3. 正确标定滴定液	
		4. 正确判定终点	
		5. 正确清洗使用滴定管	
		6. 学会滴定操作（半滴操作）	
		7. 正确读取消耗滴定液的体积，并正确进行计算	
		8. 及时、正确地填写试验记录	

［注意事项］

1. 滴定操作多在酸性溶液中进行，因在酸性溶液中维生素 C 受空气中氧的氧化速度减慢，较为稳定。但供试液加稀乙酸后仍需立即进行。

2. 用碘量瓶进行滴定操作，放置时应将碘量瓶瓶塞盖住，以避免空气中的氧氧化维生素 C。放置 5 分钟是为了使丙酮与供试品中的附加剂充分反应完全。

3. 加的水应为新沸过的冷水，防止水中溶解的氧对维生素 C 的氧化。

［实训作业］

1. 在维生素 C 注射液的含量测定中，加入丙酮起到什么作用？

2. 如果误差过大，试分析其产生的原因及解决的方法？

实训 11　阿莫西林胶囊的含量测定

［实训目的］

1. 学会 HPLC 仪器的操作。

2. 熟悉 HPLC 法测定的原理。

3. 掌握外标法测定阿莫西林胶囊含量的计算方法。

［实训准备］

用物准备　高效液相色谱仪及其配套装置（包括 0.45μm 的微孔滤膜）、电子分析天平（感量 0.1mg）、阿莫西林胶囊、阿莫西林对照品。

［操作流程］

1. **色谱条件与系统适用性试验**　用十八烷基硅烷键合硅胶为填充剂；以 0.05mol/L 磷酸二氢钾溶液（用 2mol/L 氢氧化钾溶液调节 pH 值至 5.0）-乙腈（97.5∶2.5）为流动相；流速为每分钟约 1.0ml；检测波长 254nm。理论板数按阿莫西林峰计算应不低于 2000。

2. **对照溶液的制备**　取阿莫西林对照品约 25mg，精密称定，置 50ml 量瓶中，加流动相溶解并稀释至刻度，摇匀即得。

3. **供试品溶液的制备**　取阿莫西林胶囊的内容物，混合均匀，精密称取适量（约相当于阿莫西林，按 $C_{16}H_{19}N_3O_5S$ 计 0.125g）加流动相溶解并稀释成每 1ml 中约含阿莫西林（按 $C_{16}H_{19}N_3O_5S$ 计）0.5mg 的溶液。

4. **测定法**　取供试品续滤液 20μl 注入液相色谱仪，记录色谱图；另取阿莫西林对照溶液同法测定。

5. **计算**　按外标法以峰面积计算样品中阿莫西林（$C_{19}H_{19}N_3O_5S$）的含量。本品含阿莫西林（$C_{19}H_{19}N_3O_5S$）应为标示量的 90.0%～110.0%。

$$标示量 = \frac{A_样 \times C_对 \times T \times 平均装量}{A_对 \times \frac{M_样}{V} \times 标示量} \times 100\%$$

［实训评价］

实训评价表 11　阿莫西林胶囊的含量测定

序号	考核内容	考核要点	考核得分
1	色谱条件与系统适用性试验	1. 正确选择色谱柱	
		2. 正确配制流动相	
		3. 确定高效液相色谱仪的检测波长	
2	供试品与对照品的制备	1. 正确处理供试品溶液	
		2. 正确配制对照品溶液	

序号	考核内容	考核要点	考核得分
3	测定法	1. 熟悉高效液相色谱仪的操作流程	
		2. 正确选择	
4	计算与记录的填写	1. 根据分析数据，计算其含量	
		2. 及时、正确的填写试验记录	

[注意事项]

1. 流动相配制时，应按比例量取再混合，比如配制 100ml，不能先量取 97.5ml 的磷酸二氢钾溶液，再加乙腈至 100ml；配好的流动相经脱气后再使用。

2. 使用微量注射器进样时，应注意每次进样的准确性、一致性。

3. 供试品的色谱峰的分离度应大于 1.5。

[实训作业]

如果测试结果误差过大，试分析其产生的原因及解决的方法？

（田　洋）

主要参考文献

国家药典委员会，2020. 中华人民共和国药典. 北京：中国医药科技出版社

王艳秋，2015. 药物分析技术. 第 2 版. 北京：科学出版社

教学基本要求

一、课程性质和任务

药物分析基础是中等职业学校药剂专业的一门主干专业课程，其主要内容包括药典和药物分析的基本知识、常用的分析方法及其在药品检验中的应用、药物的杂质检查、常用药物及其制剂的质量分析。其主要任务是使学生在掌握一定理论知识的基础上，培养学生具备强烈的药品质量全面控制的观念，具备药物分析基本操作技能，使学生能胜任药品生产、供应和临床使用过程中的分析检验工作。

二、课程教学目标

（一）思想教育目标

1. 通过对药物分析课程的学习，加强学生的法典意识，强化学生对药品分析检验过程依法行政，依法工作重要性的认识。

2. 通过市场上近年出现的伪劣药品的危害，使学生牢固树立药品质量第一的观念。

3. 具有良好的职业道德修养、人际沟通能力和团结协作精神。

4. 具有严谨的学习态度、科学的思维能力敢于创新的精神。

（二）知识教学目标

1. 掌握《中国药典》的基本组成、正确使用和药物的鉴别、检查和含量测定的基本规律与基本方法。

2. 理解常用药物的结构、理化性质与质量分析的基本方法与原理。

3. 了解药品质量标准的制订。

（三）能力培养目标

1. 熟悉常见分析仪器的使用。

2. 能够熟练、规范基本实践操作技能。

3. 由药物结构（官能团）分析导出其理化性质，再由理化性质（反应原理）引出分析方法，强调对药物结构与分析方法的关系的理解。以掌握原理为主和引导学生思路为目的，强调培养分析问题和解决问题的能力，以期更好地培养学生的创新能力和实践能力。

三、教学内容和要求

教学内容	教学要求 了解	教学要求 理解	教学要求 掌握	教学活动参考	教学内容	教学要求 了解	教学要求 理解	教学要求 掌握	教学活动参考
第1篇 总论					3. 药物分析课程的学习方法和要求	√			理论讲授
第1章 药物分析概述		√			4. 药物分析的新进展	√			多媒体演示
一、药物分析的性质和任务				理论讲授	5. 药品的全面质量控制				
1. 药物分析的性质	√			多媒体演示	1）药品非临床研究质量管理规定	√			
2. 药物分析的任务	√				2）药品生产质量管理规范			√	

续表

教学内容	了解	理解	掌握	教学活动参考
3）药品经营质量管理规范	✓			理论讲授
4）药品临床试验质量管理规范	✓			多媒体演示
二、药品的质量标准				实物演示
1. 药品质量标准的定义	✓			
2. 药品质量标准的分类	✓	✓		
3. 药品质量标准的内容和实例		✓		
4. 药品质量标准制订的基本原则	✓			
第2章 药典概况				理论讲授
1.《中国药典》			✓	多媒体演示
2. 主要国外药典	✓			实物演示
第3章 药品检验工作的机构、基本程序和要求				理论讲授 多媒体演示
一、药品检验工作的机构	✓			实物演示
二、药品检验工作的基本程序		✓		
三、药品检验工作的基本要求				
1. 计量器具的检定	✓			
2. 常用分析仪器的使用和校正				
1）分析天平		✓		
2）精密玻璃仪器、温度计等		✓		
3. 误差与分析数据的处理				
1）准确度与误差		✓		
2）精密度与偏差		✓		
3）提高分析结果准确度的方法	✓			
第4章 药物的鉴别试验				理论讲授
一、鉴别试验的项目				多媒体演示
1. 性状（外观、溶解度、物理常数）	✓			实物演示
2. 一般鉴别试验		✓		
3. 专属性鉴别试验	✓			
二、鉴别方法				
1. 化学鉴别法		✓		
2. 光谱法		✓		
3. 色谱法			✓	
三、鉴别试验条件	✓			
四、常用物理常数的测定				
1. 熔点			✓	
2. 比旋度	✓			
3. pH值		✓		
4. 折光率	✓			
5. 相对密度		✓		

教学内容	了解	理解	掌握	教学活动参考
第5章 药物的杂质检查				理论讲授
一、药物的纯度与杂质				多媒体演示
1. 药物的纯度		✓		实物演示
2. 杂质的来源和种类	✓			
二、杂质的限量检查与计算				
1. 杂质的限量			✓	
2. 杂质的限量检查与计算			✓	
三、一般杂质检查法				
1. 氯化物检查法		✓		
2. 硫酸盐检查法		✓		
3. 铁盐检查法		✓		
4. 重金属检查法			✓	
5. 砷盐检查法	✓			
6. 溶液颜色检查法		✓		
7. 澄清度检查法		✓		
8. 炽灼残渣检查法			✓	
9. 易炭化物检查法		✓		
10. 干燥失重测定法			✓	
11. 水分测定法		✓		
12. 残留溶剂测定法		✓		
四、特殊杂质检查				
1. 利用药物和杂质在物理性质上的差异进行检查		✓		
2. 利用药物和杂质在化学性质上的差异进行检查		✓		
3. 利用药物和杂质在色谱行为上的差异进行检查		✓		
第6章 药物的含量测定方法				理论讲授
一、容量分析法				多媒体演示
1. 概述		✓		实物演示
2. 滴定液的配制和标定			✓	案例分析讨论
3. 滴定的分类		✓		
二、分光光度法				
1. 紫外-可见分光光度法				
1）基本原理		✓		
2）仪器的基本结构	✓			
3）仪器的校正和检定	✓			
4）吸光度的测定		✓		
5）应用		✓		

教学内容	了解	理解	掌握	教学活动参考
三、色谱分析法				理论讲授
1. 高效液相色谱法				多媒体演示
1）基本概念		√		实物演示
2）基本原理	√			案例分析讨论
3）固定相和流动相			√	
4）仪器的基本结构	√			
5）系统适用性试验	√			
6）在杂质检查和含量测定中的应用			√	
2. 气相色谱法				
1）气相色谱的分离原理	√			
2）色谱仪的基本结构	√			
3）色谱系统适用性试验	√			
4）在杂质检查和含量测定中的应用	√			
第7章 药物制剂分析				理论讲授
一、概述				多媒体演示
1. 制剂分析的特点	√			案例分析
2. 药物及其制剂的稳定性考察	√			
二、片剂的质量分析				
1. 检查项目和方法		√		
2. 片剂常见附加剂的干扰和排除	√			
三、注射剂的质量分析				
1. 检查项目和方法		√		
2. 注射剂常见附加剂的干扰及排除	√			
第2篇 各论				
第8章 芳酸及其酯类药物的分析				理论讲授
一、水杨酸类药物的分析				多媒体演示
1. 结构与性质		√		案例分析讨论
2. 鉴别试验			√	
3. 杂质检查	√			
4. 含量测定			√	
二、其他芳酸类药物的分析				
1. 结构与性质		√		
2. 鉴别试验			√	
3. 杂质检查	√			
4. 含量测定			√	
第9章 胺类药物的分析				理论讲授
一、芳胺类药物的分析				多媒体演示
1. 结构与性质		√		案例分析讨论
1）对氨基苯甲酸酯类				

教学内容	了解	理解	掌握	教学活动参考
2）芳酰胺类				理论讲授
2. 鉴别试验			√	多媒体演示
3. 特殊杂质检查	√			案例分析讨论
4. 含量测定			√	
二、苯乙胺类药物的分析				
1. 结构与性质		√		
2. 鉴别试验			√	
3. 杂质检查	√			
4. 含量测定			√	
三、苯丙胺类药物的分析				
1. 结构与性质		√		
2. 鉴别试验			√	
3. 杂质检查	√			
4. 含量测定			√	
第10章 巴比妥类药物的分析				理论讲授
1. 结构与性质		√		多媒体演示
2. 鉴别试验			√	案例分析讨论
3. 杂质检查	√			
4. 含量测定			√	
第11章 杂环类药物的分析				理论讲授
一、吡啶类药物的分析				多媒体演示
1. 结构与性质		√		案例分析讨论
2. 鉴别试验			√	
3. 杂质检查	√			
4. 含量测定			√	
二、喹诺酮类药物的分析				
1. 结构与性质		√		
2. 鉴别试验			√	
3. 杂质检查	√			
4. 含量测定			√	
三、托烷类药物的分析				
1. 结构与性质		√		
2. 鉴别试验			√	
3. 杂质检查	√			
4. 含量测定			√	
四、吩噻嗪类药物的分析				
1. 结构与性质		√		
2. 鉴别试验			√	
3. 杂质检查	√			

续表

教学内容	了解	理解	掌握	教学活动参考
4. 含量测定			✓	理论讲授
五、苯并二氮杂䓬类药物的分析				多媒体演示
1. 结构与性质		✓		案例分析讨论
2. 鉴别试验			✓	
3. 杂质检查	✓			
4. 含量测定			✓	
第12章 维生素类药物的分析				理论讲授
一、维生素A的分析				多媒体演示
1. 结构与性质		✓		案例分析
2. 鉴别试验			✓	
3. 含量测定			✓	
二、维生素B的分析				
1. 结构与性质		✓		
2. 鉴别试验			✓	
3. 杂质检查	✓			
4. 含量测定			✓	
三、维生素C的分析				
1. 结构与性质		✓		
2. 鉴别试验			✓	
3. 杂质检查	✓			
4. 含量测定			✓	
四、维生素D的分析				
1. 结构与性质		✓		
2. 鉴别试验			✓	
3. 杂质检查	✓			
4. 含量测定			✓	
五、维生素E的分析				

教学内容	了解	理解	掌握	教学活动参考
1. 结构与性质		✓		理论讲授
2. 鉴别试验			✓	多媒体演示
3. 杂质检查	✓			案例分析
4. 含量测定			✓	
第13章 甾体激素类药物的分析				理论讲授
1. 结构与性质		✓		多媒体演示
2. 鉴别试验			✓	案例分析讨论
3. 杂质检查	✓			
4. 含量测定			✓	
第14章 抗生素类药物的分析				理论讲授
一、抗生素类药物的特点与常规检查				多媒体演示
二、β-内酰胺类抗生素的分析				案例分析讨论
1. 结构与性质		✓		
2. 鉴别试验			✓	
3. 特殊杂质检查	✓			
4. 含量测定			✓	
三、氨基糖苷类抗生素的分析				
1. 结构与性质		✓		
2. 鉴别试验			✓	
3. 特殊杂质检查	✓			
4. 含量测定			✓	
四、大环内酯类抗生素的分析				
1. 结构与性质		✓		
2. 鉴别试验			✓	
3. 特殊杂质检查	✓			
4. 含量测定			✓	

学时分配建议（108学时）

序号	教学内容	理论	实践	合计
1	药物分析概述	2	0	2
2	药典概况	2	2	4
3	药品检验工作机构、基本程序和要求	4	2	6
4	药物的鉴别	4	4	8
5	药物的杂质检查	6	6	12
6	药物的含量测定方法	8	10	18
7	药物制剂分析	4	6	10
8	芳酸及其酯类药物的分析	2	2	4

序号	教学内容	学时数		
		理论	实践	合计
9	胺类药物的分析	4	4	8
10	巴比妥类药物的分析	2	2	4
11	杂环类药物的分析	4	4	8
12	维生素类药物的分析	4	4	8
13	甾体激素类药物的分析	4	0	4
14	抗生素类药物的分析	4	4	8
机动		2	2	4
合计		56	52	108

四、教学基本要求说明

（一）适用对象与参考学时

本教学基本要求可供药剂、制药技术、中药制药、药品食品检验及相关专业使用，总学时为 108 学时，其中理论教学 56 学时，实践教学 52 学时。

（二）教学要求

1. 本课程对理论教学部分要求有掌握、理解、了解三个层次。掌握是指学生对药物分析中所学的基本知识、基本理论具有深刻的认识，并能灵活地应用所学知识解决药物分析与检验中出现的各种问题。理解是指能够解释、领会概念的基本含义，对药物分析中的检验方法与基本操作技能能熟练、规范操作。了解是指能够简单理解、记忆所学知识。

2. 本课程突出以基本操作为主的教学理念，在实践技能方面分为熟练掌握和学会两个层次。熟练掌握是指能够独立规范地进行各项实践技能操作。学会是指能够在教师指导下进行实践技能操作。

（三）教学建议

1. 在教学过程中要积极采用现代化教学手段、实物演示等，加强直观教学，充分发挥教师的主导作用和学生的主体作用。注重理论联系实际，并组织学生参观药厂的质量检验部门，使学生对所学知识的应用有充分的了解，并加深对教学内容的理解和掌握。

2. 实践教学要充分利用教学资源，或应用多媒体，尽量以实际操作为主等，采用理论讲授、实验操作、案例分析讨论等教学形式，充分调动学生学习的积极性和主观能动性，强化学生的动手能力和专业实践技能操作。

3. 教学评价应通过课堂提问、布置作业、单元目标测试、案例分析讨论、实践考核、期末考试等多种形式，对学生进行学习能力、实践能力和应用新知识能力的综合考核，以期达到教学目标提出的各项任务。

自测题选择题参考答案

第1章

1. D 2. C 3. A 4. B 5. D 6. D 7. C 8. A 9. D 10. D

第2章

1. D 2. E 3. D 4. E 5. B 6. A 7. A 8. D 9. C 10. E 11. B 12. B 13. B 14. E 15. A

16. B

第3章

1. C 2. C 3. E 4. A 5. C 6. B 7. E 8. A 9. B 10. E 11. A 12. E 13. E 14. D 15. B

16. B 17. E 18. C 19. D 20. A 21. B 22. C 23. D 24. E 25. BCD 26. ADE 27. ABC

28. BCD 29. ABCD 30. ABCDE

第4章

1. C 2. A 3. D 4. C 5. A 6. B 7. D 8. D 9. E 10. B 11. A 12. D 13. D 14. ABCDE

15. ABC 16. ADE 17. BC 18. ABCDE

第5章

1. A 2. D 3. C 4. A 5. E 6. B 7. D 8. B 9. C 10. B 11. C 12. C 13. D 14. B 15. B

16. C 17. D 18. E 19. C 20. A 21. E 22. D 23. B 24. A 25. C 26. C 27. A 28. A

29. D 30. A 31. AD 32. ACD 33. AD 34. ABDE 35. ABCDE

第6章

1. B 2. E 3. D 4. A 5. D 6. A 7. C 8. A 9. D 10. A 11. C 12. E 13. B 14. D 15. E

16. B 17. D 18. A 19. C 20. E 21. A 22. C 23. B 24. D 25. E 26. ABCD 27. ACE

28. ABC 29. ABDE 30. ABCD 31. ACDE 32. AC 33. AC 34. ABCDE 35. BCE 36. ACDE

37. ABDE 38. ABC 39. ABCDE

第7章

1. D 2. C 3. B 4. D 5. B 6. E 7. C 8. D 9. D 10. A 11. B 12. C 13. E 14. D 15. A

16. A 17. B 18. A 19. C 20. A 21. C 22. E 23. D 24. E 25. ABCDE 26. ABC 27. CDE

28. ABC 29. CE 30. ABCDE 31. ABC 32. ABCDE 33. ABCDE

第8章

1. C 2. A 3. C 4. B 5. C 6. A 7. E 8. C 9. C 10. A 11. B 12. B 13. A 14. C 15. A

16. A 17. C 18. B 19. C 20. E 21. B 22. D 23. A 24. ABCDE 25. BCE 26. ABCDE

27. ABCD 28. ABC 29. BCD 30. ABC

第9章

1. D 2. A 3. C 4. D 5. E 6. A 7. D 8. E 9. C 10. A 11. B 12. E 13. D 14. A 15. B

16. D 17. C 18. B 19. D 20. B 21. A 22. BCD 23. BD 24. ABCDE 25. AC 26. AD

27. ABCDE 28. ABCE 29. AB

第10章

1. B 2. C 3. E 4. B 5. E 6. C 7. B 8. D 9. D 10. E 11. A 12. B 13. C 14. A 15. B

16. E   17. D   18. C   19. AB   20. AB   21. BE   22. ABDE

第11章

1. B   2. D   3. A   4. C   5. C   6. C   7. D   8. E   9. B   10. C   11. B   12. E   13. A   14. B   15. C
16. D   17. E   18. D   19. C   20. C   21. D   22. C   23. B   24. C   25. D   26. E   27. ABE
28. ABCE   29. ABCDE   30. ABCE

第12章

1. A   2. B   3. E   4. D   5. D   6. A   7. B   8. A   9. B   10. E   11. E   12. E   13. A   14. B   15. C
16. D   17. A   18. C   19. D   20. E   21. B   22. B   23. B   24. B   25. A   26. ADE   27. ABC
28. DE   29. CE

第13章

1. D   2. E   3. D   4. B   5. A   6. E   7. C   8. C   9. B   10. D   11. A   12. D   13. A   14. B   15. E
16. D   17. C   18. E   19. A   20. D   21. B   22. ABCD   23. BD   24. ACE   25. ACD   26. ABDE

第14章

1. D   2. D   3. D   4. A   5. A   6. D   7. E   8. A   9. D   10. B   11. D   12. C   13. E   14. A   15. A
16. E   17. B   18. C   19. D   20. ABD   21. BDE   22. AC   23. ABC   24. ACDE